Procedimentos com Ultrassom

no pronto-socorro

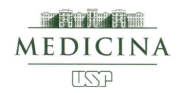 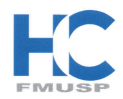 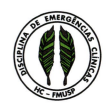

Procedimentos com Ultrassom

no pronto-socorro

EDITORES

Irineu Tadeu Velasco
Júlio César Garcia de Alencar
Carla Andrade Petrini

MANOLE

Copyright © Editora Manole Ltda., 2021, por meio de contrato com os editores.

Editora: Eliane Usui
Projeto gráfico: HiDesign Estúdio
Diagramação: HiDesign Estúdio e Luargraf Serviços Gráficos Ltda.
Ilustrações: HiDesign Estúdio e Luargraf Serviços Gráficos Ltda.
Capa: Departamento de Arte da Editora Manole

CIP-BRASIL. CATALOGAÇÃO NA PUBLICAÇÃO
SINDICATO NACIONAL DOS EDITORES DE LIVROS, RJ

P956

Procedimentos com ultrassom no pronto-socorro / editores Irineu Tadeu Velasco, Júlio César Garcia de Alencar, Carla Andrade Petrini. - 1. ed. - Barueri[SP] : Manole, 2021.

: il.

Inclui bibliografia e índice
ISBN 9786555760477

1. Medicina de emergência. 2. Diagnóstico por ultrassom. 3. Ultrassonografia. I. Velasco, Irineu Tadeu. II. Alencar, Júlio César Garcia de. III. Petrini, Carla Andrade.

20-67907   CDD: 616.07543
     CDU: 616.073

Meri Gleice Rodrigues de Souza - Bibliotecária - CRB-7/6439

Todos os direitos reservados.
Nenhuma parte deste livro poderá ser reproduzida, por qualquer processo, sem a permissão expressa dos editores.
É proibida a reprodução por fotocópia.

A Editora Manole é filiada à ABDR – Associação Brasileira de Direitos Reprográficos.

1ª edição – 2021
Reimpressões – 2021 e 2025

Editora Manole Ltda.
Alameda Rio Negro, 967 – cj. 717 – Alphaville
06454-000 – Barueri – SP – Brasil
Fone: (11) 4196-6000
www.manole.com.br | https://atendimento.manole.com.br/

Impresso no Brasil
Printed in Brazil

Sobre os editores

IRINEU TADEU VELASCO
Professor Titular do Departamento de Clínica Médica e Responsável pela Disciplina de Emergências Clínicas do Hospital das Clínicas da Faculdade de Medicina da Universidade de São Paulo (HCFMUSP).

JÚLIO CÉSAR GARCIA DE ALENCAR
Médico Assistente e Supervisor Adjunto do Pronto-socorro de Clínica Médica do HCFMUSP. Professor da Faculdade de Medicina da Universidade Municipal de São Caetano do Sul.

CARLA ANDRADE PETRINI
Médica Cardiologista, Ecocardiografista e Especialista em Ultrassom *Point of Care*. Doutoranda da Disciplina de Emergências Clínicas do HCFMUSP.

A Medicina é uma área do conhecimento em constante evolução. Os protocolos de segurança devem ser seguidos, porém novas pesquisas e testes clínicos podem merecer análises e revisões, inclusive de regulação, normas técnicas e regras do órgão de classe, como códigos de ética, aplicáveis à matéria. Alterações em tratamentos medicamentosos ou decorrentes de procedimentos tornam-se necessárias e adequadas. Os leitores, profissionais da saúde que se sirvam desta obra como apoio ao conhecimento, são aconselhados a conferir as informações fornecidas pelo fabricante de cada medicamento a ser administrado, verificando as condições clínicas e de saúde do paciente, dose recomendada, o modo e a duração da administração, bem como as contraindicações e os efeitos adversos. Da mesma forma, são aconselhados a verificar também as informações fornecidas sobre a utilização de equipamentos médicos e/ou a interpretação de seus resultados em respectivos manuais do fabricante. É responsabilidade do médico, com base na sua experiência e na avaliação clínica do paciente e de suas condições de saúde e de eventuais comorbidades, determinar as dosagens e o melhor tratamento aplicável a cada situação. As linhas de pesquisa ou de argumentação do autor, assim como suas opiniões, não são necessariamente as da Editora.

Esta obra serve apenas de apoio complementar a estudantes e à prática médica, mas não substitui a avaliação clínica e de saúde de pacientes, sendo do leitor – estudante ou profissional da saúde – a responsabilidade pelo uso da obra como instrumento complementar à sua experiência e ao seu conhecimento próprio e individual.

Do mesmo modo, foram empregados todos os esforços para garantir a proteção dos direitos de autor envolvidos na obra, inclusive quanto às obras de terceiros e imagens e ilustrações aqui reproduzidas. Caso algum autor se sinta prejudicado, favor entrar em contato com a Editora.

Finalmente, cabe orientar o leitor que a citação de passagens desta obra com o objetivo de debate ou exemplificação ou ainda a reprodução de pequenos trechos desta obra para uso privado, sem intuito comercial e desde que não prejudique a normal exploração da obra, são, por um lado, permitidas pela Lei de Direitos Autorais, art. 46, incisos II e III. Por outro, a mesma Lei de Direitos Autorais, no art. 29, incisos I, VI e VII, proíbe a reprodução parcial ou integral desta obra, sem prévia autorização, para uso coletivo, bem como o compartilhamento indiscriminado de cópias não autorizadas, inclusive em grupos de grande audiência em redes sociais e aplicativos de mensagens instantâneas. Essa prática prejudica a normal exploração da obra pelo seu autor, ameaçando a edição técnica e universitária de livros científicos e didáticos e a produção de novas obras de qualquer autor.

Editora Manole

Sobre os autores

ADRIANA BRENTEGANI
Graduada pela Faculdade de Medicina de Marília (FAMEMA). Cardiologista e Ecocardiografista Formada pelo Instituto do Coração (InCor-HCFMUSP) com Título de Especialista pela Sociedade Brasileira de Cardiologia (SBC). Plantonista da UTI Cardiológica do Hospital Sírio-Libanês. Ecocardiografista do Hospital Alemão Oswaldo Cruz, do Hospital Moriah, do Hospital Sepaco e do United Health Group.

ADRIANO SILVA
Médico Radiologista pelo Hospital do Servidor Público Estadual de São Paulo. Especialista em Radiologia Musculoesquelética pelo Hospital do Coração de São Paulo. Médico Radiologista Assistente pelo Hospital Universitário (HU) da USP. Doutorando em Anatomia pela USP. Membro do Colégio Brasileiro de Radiologia, Sociedade Paulista de Radiologia e Sociedade Brasileira de Anatomia.

AURELIANO TORQUATO BRANDÃO
Médico Radiologista do Hospital Albert Einstein. Graduado pela USP. Residência Médica, Especialização em Imagens do Sistema Musculoesquelético e Doutorado em Radiologia pelo Instituto de Radiologia (InRad) da USP.

BRAIAN VALÉRIO CASSIANO DE CASTRO
Graduado em Medicina pela Faculdade de Ciências Médicas da Santa Casa de São Paulo. Residência em Medicina de Emergência pelo HCFMUSP. Mestrando do Programa de Pós-graduação em Saúde Baseada em Evidências da Unifesp. Docente da Disciplina de Emergências Clínicas da Faculdade de Ciências Médicas da Santa Casa de São Paulo.

BRENDA MARGATHO RAMOS MARTINES
Graduação e Residência no Hospital das Clínicas da Faculdade de Medicina de Ribeirão Preto da USP (HCFMRP-USP). Especialista em Radiologia e Diagnóstico por Imagem pela AMB/CBR. Médica Assistente do HU-USP.

BRUNO MARQUES
Graduado pela Faculdade de Medicina de Botucatu (UNESP). Residência em Medicina de Emergência pelo HCFMUSP.

CARLOS AUGUSTO METIDIERI MENEGOZZO
Médico Assistente da Disciplina de Cirurgia Geral e Trauma da FMUSP. Chefe do Grupo de Ultrassonografia *Point of Care* Aplicada à Cirurgia. Membro Titular do Colégio Brasileiro de Cirurgiões.

DANIEL RODRIGUES RIBEIRO
Graduado pela FMRP-USP. Residência Médica em Medicina de Emergência pelo HCFMUSP.

DANILO DIAS DE FRANCESCO
Graduado em Medicina pela Universidade Cidade de São Paulo. Médico Residente em Medicina de Emergência pelo HCFMUSP.

DEBORA TERRIBILLI DA COSTA
Graduada pela FMUSP. Residência Médica em Radiologia Médica e Diagnóstico por Imagem pelo InRad-HCFMUSP. Complementação Especializada em Radiologia Abdominal pelo InRad-HCFMUSP. Médica Assistente do HU-USP.

FELIPE GUIMARÃES PUGLIESI
Graduado e Cirurgião Geral pela Faculdade de Medicina de Botucatu (UNESP). Urologista pelo Centro de Referência de Urologia do Estado de São Paulo – Hospital Brigadeiro. Preceptor da Residência de Urologia do Centro de Referência de Urologia do Estado de São Paulo – Hospital Brigadeiro.

FELIPE LIGER MOREIRA
Médico Residente em Medicina de Emergência pelo HCFMUSP. Membro do American College of Emergency Physicians.

FERNANDO ARTURO EFFIO SOLIS
Graduado pela FMUSP. Cardiologista e Ecocardiografista Formado pelo InCor-HCFMUSP, com Título de Especialista pela SBC. Médico Assistente do Hospital Universitário da USP. Ecocardiografista do Hospital Israelita Albert Einstein, do Hospital Alemão Oswaldo Cruz e do Hospital Moriah.

IAGO NAVAS PERISSINOTTI
Médico Neurologista pelo HCFMUSP. Complementando em Doenças Cerebrovasculares no HCFMUSP. Médico Assistente do Departamento de Clínica Médica, Responsável pelo Ambulatório de Neurologia do HU-USP. Médico Assistente da UTI do Instituto do Câncer do Estado de São Paulo.

IAN WARD ABDALLA MAIA
Médico Emergencista pelo Hospital de Clínicas de Porto Alegre. Médico Assistente da Emergência do HCFMUSP.

JEAMMY ANDREA PEREZ PARRA
Cirurgiã Geral e Trauma. Assistente do Pronto-socorro do HCFMUSP. Instrutora do Curso de Ultrassom *Point of Care* da Disciplina de Cirurgia Geral e Trauma do HCFMUSP.

JOÃO AUGUSTO MARTINES
Graduação e Residência no HCFMRP-USP. Especialista em Radiologia e Diagnóstico por Imagem pela AMB/CBR. Médico Assistente do HU-USP.

JOAQUIM LUIZ DE FIGUEIREDO NETO
Médico pela Universidade Federal do Rio Grande do Norte (UFRN). Especialista em Clínica Médica pela Escola Paulista de Medicina da Unifesp (EPM/Unifesp) e em Cardiologia pelo InCor-HCFMUSP. Pós-graduando de Ecocardiografia do Hospital Alemão Oswaldo Cruz.

JONATAS BRITO DE ALENCAR NETO
Membro da Sociedade Brasileira de Ortopedia e Traumatologia (SBOT), da Sociedade de Trauma Ortopédico (SBTO) e da Sociedade Brasileira de Cirurgia do Joelho (SBCJ). Mestrado em Ortopedia. *Fellowship* em Hannover (Alemanha).

JÚLIO AUGUSTO GURGEL ALVES

Mestre em Patologia pela Universidade Federal do Ceará e Doutor em Saúde Coletiva pela Associação de IES – AMPLA AA – UECE/UFC/UNIFOR. Preceptor de Obstetrícia da Universidade Federal do Ceará. Professor Assistente de Medicina da Universidade de Fortaleza (UNIFOR).

KARINA TURAÇA

Graduada pela FMUSP. Residente de Medicina de Emergência no HCFMUSP.

LAYANA VIEIRA NOBRE

Médica Anestesiologista. Mestre em Ciências da Saúde Aplicada ao Aparelho Locomotor. Especialista em Dor e Anestesia Regional.

LUCAS OLIVEIRA MARINO

Médico Assistente e Diarista do Pronto-socorro do HCFMUSP. Intensivista pela Associação de Medicina Intensiva Brasileira (AMIB). Médico Diarista da UTI Geral do Hospital Nipo-Brasileiro. Doutorado em Ciências Médicas pelo HCFMUSP.

MARCELO DE LIMA OLIVEIRA

Médico Colaborador do Departamento de Neurossonologia do HCFMUSP.

MÁRCIO BEZERRA GADELHA LOPES

Membro Titular da Sociedade Brasileira de Ortopedia e Traumatologia (SBOT), da Sociedade Brasileira de Medicina do Esporte e Exercício (SBMEE) e da Sociedade Brasileira de Cirurgia do Joelho (SBCJ). Coordenador de Residência Médica do Módulo de Joelho e Integrante da Comissão Científica da SBOT – Regional Ceará.

MARIA CRISTINA CHAMMAS

Diretora do Serviço de Ultrassonografia do InRad-HCFMUSP.

MARINA CARLOS CAVALCANTE GURGEL

Especialista em Ginecologia e Obstetrícia.

MILLENA GOMES PINHEIRO COSTA

Graduada em Medicina pela Universidade Federal de Goiás (UFG). Residente de Medicina de Emergência pelo HCFMUSP.

PAULA CRISTINA DIAS DA ROCHA BICUDO

Graduada pela FMUSP. Residência e Especialização em Diagnóstico por Imagem no InRad-FMUSP. Médica Radiologista Assistente do HU-USP e Médica Radiologista do Instituto do Câncer do Estado de São Paulo.

RAFAELA ALMEIDA ALQUÉRES

Neurologista pela Faculdade de Medicina do ABC. Especialista em Doenças Cerebrovasculares e Neurossonologia pelo HCFMUSP.

RODOLFO AFFONSO XAVIER

Médico Residente de Medicina de Emergência pela FMUSP.

RODRIGO ANTONIO BRANDÃO NETO

Médico Supervisor do Pronto-socorro do HCFMUSP e do Programa de Residência de Medicina de Emergência do HCFMUSP. Doutorado em Ciências Médicas pelo HCFMUSP.

SAMMYA BEZERRA MAIA E HOLANDA MOURA

Doutora em Saúde Coletiva pela Associação UECE/UNIFOR/UFC. Mestre em Tocoginecologia pela UFC. Professora Adjunta do Curso de Medicina da UNIFOR. Graduação em Medicina pela UFC/CE.

SARAH DE CASTRO E VASCONCELOS

Graduada em Medicina e Especialização em Saúde da Família pela Universidade Federal do Maranhão (UFMA). Residência em Radiologia e Diagnóstico por Imagem no Hospital Universitário da UFMA. Título em Radiologia e Diagnóstico por Imagem pela Associação Médica Brasileira. Especialização em Diagnóstico por Imagem Geral – Ultrassonografia, Ressonância Magnética e Tomografia Computadorizada pelo Hospital Israelita Albert Einstein (HIAE). Médica Ultrassonografista do HIAE e do Hospital Universitário da Universidade Federal de São Carlos (UFSCAR). Médica Radiologista do HU-USP.

THIAGO POTRICH RODRIGUES

Clínica Médica pelo Hospital de Base da Faculdade de Medicina de São José do Rio Preto (HB-FAMERP). Residente do InRad-HCFMUSP.

VICTOR MARINHO SILVA

Neurologista pela Santa Casa de Belo Horizonte. Complementação Especializada em Doenças Cerebrovasculares pelo HCFMUSP. Complementação Especializada em Neurossonologia, Hemodinâmica Encefálica e Cuidados Neurocríticos pelo HCFMUSP.

VITOR MACHADO BENINCÁ

Graduado em Medicina pela Universidade do Extremo Sul Catarinense (UNESC). Especialista em Clínica Médica pela SBCM e em Medicina de Emergência pela ABRAMEDE. Professor do Programa de Pós-graduação em Saúde da UNESC.

YAGO HENRIQUE PADOVAN CHIO

Graduado pela Faculdade de Medicina de Botucatu – UNESP. Residente em Medicina de Emergência pelo HCFMUSP.

Dedicatórias

Dedico às minhas filhas Cristiane, Giuliana e Patricia, à minha neta Dora e à minha mulher Sandra; sem elas, nada seria possível.

Irineu Tadeu Velasco

Para Papai e Alex, que riem alto enquanto preparam juntos o almoço de domingo. Daqui desse momento, nessa curva do universo, o agora é o que me interessa.

Júlio César Garcia de Alencar

Para meus pais, Antonio Carlos e Rosana, fontes infinitas de amor.
Para meu irmão Júnior, minha cunhada Camila e meus lindos sobrinhos Ana Catarina e Thomas.
Para meu esposo, Alexandre, a maior razão de minha felicidade.

Carla Andrade Petrini

Sumário

Apresentação XIV
Agradecimentos XVI
Prefácio XVII

Seção I – Ultrassom *Point of Care*

1 Princípios físicos do ultrassom 2
  João Augusto Martines

2 Ecocardiograma 11
  Carla Andrade Petrini, Lucas Oliveira Marino, Joaquim Luiz de Figueiredo Neto

3 Pulmão e sistema respiratório 23
  Júlio César Garcia de Alencar, Rodrigo Antonio Brandão Neto, Vitor Machado Benincá

4 FAST 32
  Carlos Augusto Metidieri Menegozzo, Jeammy Andrea Perez Parra

5 Sistema nervoso central 38
  Rafaela Almeida Alquéres, Victor Marinho Silva, Marcelo de Lima Oliveira

6 Gestação e puerpério 50
  Marina Carlos Cavalcante Gurgel, Júlio Augusto Gurgel Alves,
  Sammya Bezerra Maia e Holanda Moura

7 Aorta abdominal 59
  Brenda Margatho Ramos Martines, Debora Terribilli da Costa

8 Trato gastrointestinal 65
  Debora Terribilli da Costa, Brenda Margatho Ramos Martines

9 Rins e vias urinárias 74
  Thiago Potrich Rodrigues, Maria Cristina Chammas

10	Sistema venoso profundo de membros inferiores 85	

Paula Cristina Dias da Rocha Bicudo

11	Partes moles e musculoesquelético 92	

Sarah de Castro e Vasconcelos, Aureliano Torquato Brandão

12	Pediatria 111	

Adriano Silva

13	Choque 125	

Danilo Dias de Francesco, Rodolfo Affonso Xavier, Ian Ward Abdalla Maia, Júlio César Garcia de Alencar

14	Parada cardiorrespiratória 131	

Braian Valério Cassiano de Castro

Seção II – Ultrassonografia para procedimentos

15	Acesso venoso central 140	

Karina Turaça

16	Via aérea 150	

Júlio César Garcia de Alencar

17	Toracocentese 155	

Felipe Liger Moreira, Júlio César Garcia de Alencar

18	Paracentese 162	

Yago Henrique Padovan Chio, Júlio César Garcia de Alencar

19	Artrocentese 166	

Márcio Bezerra Gadelha Lopes, Jonatas Brito de Alencar Neto

20	Drenagem de abscesso 171	

Millena Gomes Pinheiro Costa

21	Punção lombar 174	

Iago Navas Perissinotti, Júlio César Garcia de Alencar

22	Pericardiocentese 179	

Adriana Brentegani, Fernando Arturo Effio Solis

23	Cistostomia 186	

Bruno Marques, Felipe Guimarães Pugliesi

24	Bloqueios regionais 192	

Daniel Rodrigues Ribeiro, Layana Vieira Nobre

25	Procedimentos em pediatria 205	

Adriano Silva

Índice remissivo 211

Apresentação

A ultrassonografia é uma forma segura, rápida, reprodutível e eficaz de aquisição de imagens que tem sido utilizada por médicos há mais de meio século para auxiliar no diagnóstico e orientar procedimentos terapêuticos. Nas últimas duas décadas, os equipamentos de ultrassom se tornaram mais compactos, de melhor qualidade e mais baratos, o que facilitou o crescimento do ultrassom *point of care* (POCUS) – ou seja, a ultrassonografia realizada e interpretada pelo médico, radiologista ou não, à beira do leito e em tempo real –, permitindo que os achados sejam diretamente correlacionados com os sinais e sintomas apresentados pelo paciente. Inicialmente adotado por radiologistas, cardiologistas e obstetras, o POCUS atualmente tem papel fundamental no atendimento do paciente crítico no departamento de emergência, centro cirúrgico ou unidade de terapia intensiva e tem aplicações diagnósticas, prognósticas e terapêuticas, sobretudo na realização de procedimentos.

O conceito do POCUS de "exame focado" ("direcionado a um objetivo") torna a ultrassonografia uma tecnologia rápida e eficiente para diagnosticar ou descartar diagnósticos em pacientes críticos com síndromes prevalentes, como choque, dor torácica, dispneia ou hipertensão intracraniana. Em pacientes politraumatizados, por exemplo, a abordagem conhecida como e-FAST (*Extended Focused Abdominal Sonography in Trauma* – Avaliação Ultrassonográfica Focada no Trauma Estendida) permite avaliação indolor, imediata, dinâmica e repetida, capaz de detectar hemorragia intra-abdominal ou pneumotórax, antes invisíveis aos olhos e ao exame físico dos médicos mais experientes, tornando-se imprescindível no planejamento terapêutico e na condução clínica de pacientes nos últimos anos.

Além disso, em resposta ao relatório *To Err Is Human* do *Institute of Medicine*, a *Agency for Healthcare Research and Quality* listou "o uso da ultrassonografia em tempo real durante a inserção de cateter venoso central para prevenir complicações" como uma das 12 práticas de segurança do paciente mais bem estudadas e conceituadas para diminuir erros médicos. O POCUS pode aumentar as chances de sucesso e diminuir complicações não só na passagem de cateteres, mas em procedimentos como toracocentese, paracentese, artrocentese, punção lombar, anestesia regional e incisão e drenagem de abscessos: todos abordados neste livro!

A ultrassonografia é uma tecnologia operador-dependente e, à medida que seu uso se dissemina, é necessário garantir competências, definir os objetivos e os benefícios do uso apropriado e limitar exames desnecessários e suas consequências. À medida que cursos de POCUS se espalham e ensinam a habilidade no país, um desafio presente é uma obra que revise e compile as melhores e mais atualizadas evidências científicas sobre o assunto, idealizada e realizada por profissionais experientes na área, ilustrada com imagens de qualidade (mesmo que adquiridas em situações de emergência) e escrita com uma linguagem clara e não fragmentada do básico ao avançado.

Assim, apresentamos *Procedimentos com ultrassom no pronto-socorro*, o livro-texto brasileiro referência em ultrassom *point of care*!

Este livro é dividido em duas seções: a primeira, "Ultrassom *point of care*", abordará o POCUS enquanto exame focado. Dividida em órgãos e sistemas (i.e. respiratório, trato gastrointestinal) ou síndromes ou condições emergenciais (i. e. choque, hipertensão intracraniana, parada cardiorrespiratória), os capítulos dessa seção são iniciados com o objetivo ou perguntas que o exame focado é capaz de responder. Além disso, traz uma revisão breve de anatomia, técnica de aquisição de imagens, imagens normais, imagens alteradas e dicas, esta última, uma seção dialogada escrita por profissionais experientes especialmente para você, nosso leitor.

A segunda seção, "Ultrassonografia para Procedimentos", foi construída a partir da revisão crítica de indicações, contraindicações e passo a passo dos principais procedimentos médicos (desde acesso venoso central a bloqueios de nervos periféricos), tendo sido adicionado um guia prático de como realizá-los com maior segurança utilizando o POCUS.

A presença deste livro, seu estudo aplicado e sua revisão constante são fundamentais em qualquer cenário em que se atenda pacientes críticos.

Sejam bem-vindos à maior revolução da Medicina dos últimos anos!

Agradecimentos

Rodrigo Antonio Brandão Neto foi o idealizador, apoiador, motivador, cérebro e alma deste projeto. Nosso muito obrigado por ser chefe, líder, mentor e amigo tão querido, e por ter posto um pedaço desse coração enorme neste livro!

À Editora Manole por acreditar em e impulsionar dois jovens autores, relativamente inexperientes, a tocar um projeto tão importante e sem precedentes na literatura brasileira.

À Disciplina de Emergências Clínicas da Faculdade de Medicina da Universidade de São Paulo, na figura do professor Irineu Tadeu Valesco, por nos possibilitar aprender todos os dias, enquanto nos acolhe como segunda casa.

A todos os autores que compartilharam suas competências conosco e, agora, com médicos Brasil afora.

Muito obrigado aos nossos pacientes: vocês são o motivo maior deste projeto!

Prefácio

A utilização da ultrassonografia (US) na sala de emergência apresenta um papel fundamental e foi um grande avanço no cuidado com o paciente que precisa ser assistido.

Atualmente se concretiza como uma ferramenta essencial para quem milita na Medicina de Emergência, devendo conhecer e desenvolver essa habilidade para aplicar na sua prática diária.

A US tem se beneficiado com desenvolvimento tecnológico, possibilitando a criação de equipamentos portáteis, alguns tão pequenos que cabem na palma da mão, apresentando imagens de qualidade ótima, incorporando outras modalidades à ultrassonografia modo-B, como o método Doppler. Atualmente, alguns equipamentos ultrassonográficos contam inclusive com baterias embutidas, o que facilitou seu uso na sala de emergência, assim como transdutores sem cabos.

O espectro de aplicação deste método é enorme, especialmente na emergência, dividindo-se tanto na avaliação à beira do leito para fins diagnósticos do paciente crítico, por exemplo a ecocardiografia e US do coração, US de tórax, US para triagem abdominal ou mesmo do leito vascular periférico (pesquisa de trombose venosa profunda), como para avaliação do paciente vítima de trauma (FAST) e a US para guiar procedimentos invasivos. Assim sendo, temos aqui a US realizada a fim de responder a uma questão pontual aguda e/ou grave (chamada de US *point of care* – POCUS), auxiliando na escolha do melhor tratamento a ser instituído.

Desta forma, novos conceitos são agregados, atraindo numeroso contingente de interessados em extrair o potencial máximo que o recurso ultrassonográfico agrega ao diagnóstico do paciente na emergência. O trabalho na prática requer conhecimento básico dos controles do equipamento ("botonologia"), que devem estar ajustados, e da técnica empregada, que deve ser adequada ao exame de cada território avaliado.

Este livro tem o objetivo de oferecer àqueles que desejam ingressar ou já militam nesta área, experientes ou em início de formação, um texto abrangente. Estando incluídos desde princípios físicos, capítulo essencial para utilização correta do método, como também US nos diferentes contextos e situações em que nos deparamos na emergência, como na avaliação no choque, do paciente pediátrico e na gestante, estende-se até a US para guiar procedimentos invasivos como drenagens, punções etc., preenchendo uma lacuna existente na literatura brasileira. Conta com texto primoroso, atual e de fácil compreensão para o leitor, além das excelentes figuras ilustrativas dispostas ao longo dos capítulos.

Em um esforço conjunto, os autores e seus colaboradores, expoentes na área e em sua maioria médicos do Hospital das Clínicas da Faculdade de Medicina da Universidade de São Paulo, se esmeraram na produção de um livro que teve por missão abordar em seus capítulos a sua experiência prática com ultrassonografia de emergência, nos auxiliando a compreender melhor os fascinantes e diferentes domínios dessa modalidade de imagem.

Particularmente, esta obra é motivo de grande orgulho para mim, uma vez que a Residência em Medicina de Emergência teve seus primeiros contatos com a ultrassonografia por meio do nosso Serviço de Ultrassonografia do HCFMUSP, com o intuito de desenvolver essa área em sua magnitude como ferramenta auxiliar no setor, que desde então tem rendido muitos frutos, culminando com este livro.

Certamente esta obra tornar-se-á uma referência obrigatória devido à sua abrangência e atualidade, possibilitando ao leitor aprimorar seus conhecimentos e mergulhar em mais um desafio que se impõe no exercício da Medicina de Emergência, em uma era de inovações constantes e inteligência artificial.

Maria Cristina Chammas

Mestre e Doutora em Medicina.
Diretora do Serviço de Ultrassonografia – Instituto de Radiologia do Hospital das Clínicas da Faculdade de Medicina da Universidade de São Paulo (InRad-HCFMUSP).
Professora do Programa de Pós-graduação da Disciplina de Radiologia da FMUSP.
Diretora do Serviço de Ultrassonografia do InRad-HCFMUSP e Professora da Pós-graduação da mesma instituição.
Membro fundadora da ICUS (*International Contrast Ultrasound Society*) e Diretora da Área de Radiologia da América Latina.
Presidente Eleita da Federação Mundial de Ultrassom em Medicina e Biologia (*World Federation for Ultrasound in Biology and Medicine*, WFUMB).
Past Presidente da Federação de Ultrassonografia da América Latina (FLAUS) no biênio 2013-2015.
Coordenadora do Setor de Ultrassonografia do Grupo DASA – SP.

SEÇÃO I

Ultrassom *Point of Care*

CAPÍTULO 1

Princípios físicos do ultrassom

João Augusto Martines

INTRODUÇÃO

A ultrassonografia é um método diagnóstico versátil, rápido, de custo relativamente baixo e que pode ser realizado em ambientes diversos, inclusive em salas de emergência.

A principal vantagem do ultrassom em um ambiente de pronto-socorro é a capacidade de avaliar o paciente à beira do leito, adquirindo imagens:

- seccionais e multiplanares;
- dinâmicas, em tempo real, permitindo a realização de manobras clínicas;
- não invasivas ou minimamente invasivas;
- sem uso de radiação ionizante;
- que não requerem uso rotineiro de contraste;
- que permitem guiar procedimentos percutâneos;
- com possibilidade de estudo hemodinâmico por meio do Doppler.

Apresenta como desvantagem a incapacidade de demonstrar a anatomia de estruturas protegidas por ossos (p. ex.: sistema nervoso central) ou interpostas por gases (p. ex.: algumas situações no tórax e abdome), além de depender da experiência e do conhecimento anatômico e patológico do operador. Daí o papel importante do conhecimento dos princípios físicos relacionados à formação da imagem na curva de aprendizado do operador do ultrassom.

PRINCÍPIOS FÍSICOS

Ultrassom é definido como a onda mecânica com vibração de frequência superior a 20 KHz (milhares de Hz), inaudível para os humanos (Figura 1). Contudo, no exame ultrassonográfico utilizamos frequências de 2 a 18 MHz (milhões de Hz).

PROPRIEDADES ACÚSTICAS

Impedância acústica

Como toda onda mecânica, o ultrassom necessita de um meio físico para se propagar. Impedância acústica é a dificuldade ou resistência do meio (tecido) na condução do feixe sonoro, sendo definida pelo produto da velocidade do som e a densidade do meio. Assim, cada meio possuirá sua própria impedância (água, gases, partes moles etc.). Ao longo de seu caminho, ao entrar em contato com a superfície entre dois meios de impedâncias acústicas distintas, a onda é refletida e retorna à fonte emissora.

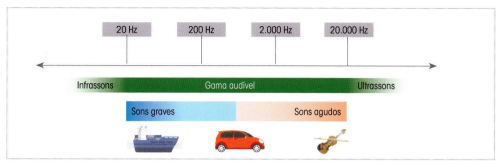

FIGURA 1 Espectro de frequências do som.

Portanto, a ultrassonografia é o resultado da leitura dos ecos gerados pelas reflexões do feixe sonoro nos diversos meios ao longo de seu caminho. Daí o nome *ecografia*.

Amplitude

Magnitude ou intensidade da onda sonora. Medida em decibéis, podendo ser descrita como o "volume" do som audível ou a intensidade do eco ultrassonográfico.

O aparelho de ultrassom pode medir a intensidade da onda refletida (eco) e a análise dessa informação se traduz no brilho do eco no monitor. Quanto maior a intensidade do eco, maior o brilho (hiperecogenicidade) na tela. Retorno muito fraco do eco corresponde a área de cinza escuro ou preta (hipoecoico ou anecoico). Portanto, a imagem ultrassonográfica é interpretada por escalas de cinza, representando as diferentes intensidades das ondas sonoras refletidas.

Velocidade

A velocidade do som é constante para um dado meio e varia muito nos meios biológicos, tais como:

- 340 m/s no ar;
- 1.200 m/s líquido;
- 4.000 m/s nos ossos.

Como a maior parte dos elementos constituintes do corpo humano apresenta impedâncias acústicas semelhantes (exceto ar e ossos), os equipamentos são calibrados para uma velocidade-padrão de partes moles (1.540 m/s).

Com base nesse princípio pode-se medir a distância ou profundidade de uma estrutura calculando o tempo gasto para que uma onda sonora emitida seja refletida de volta à fonte emissora. Trata-se do mesmo princípio usado por sonares de submarinos.

Frequência

É o número de ciclos repetidos por unidade de tempo (Figura 2). Um Hertz (Hz) é igual a um ciclo por segundo. O ultrassom diagnóstico trabalha com frequências variando entre 2 e 18 MHz.

Ondas sonoras de alta frequência, ou seja, que demandam maior energia para gerar muitos ciclos por segundo, produzem mais ecos retornando ao transdutor e, portanto, mais informação chegando ao monitor, traduzindo em maior detalhe na imagem. Entretanto, há perda mais rápida de energia com menor capacidade de penetração nos tecidos. Assim, as imagens geradas com ondas de alta frequência apresentam maior definição de estruturas superficiais. Por outro lado, frequências menores, embora não produzam imagens com igual alta definição, são capazes de penetrar mais profundamente nos tecidos.

Deste modo, a frequência se correlaciona diretamente com a resolução da imagem e inversamente com a profundidade do campo de visão.

INTERAÇÃO DAS ONDAS SONORAS COM O MEIO

A energia do ultrassom é modificada constantemente ao longo de seu trajeto pelos tecidos.

Atenuação é o enfraquecimento progressivo de uma onda sonora na medida em que ela se propaga através de um meio. Alguns fatores que contribuem para a atenuação do feixe sonoro são a densidade do meio, a quantidade de interfaces e o comprimento de onda.

Os coeficientes de atenuação para diferentes densidades dos tecidos corporais estão demonstrados na Tabela 1.

TABELA 1 Coeficiente de atenuação pelos tecidos

Tecido	Coeficiente de atenuação
Ar	4.500
Osso	870
Músculo	350
Fígado	90
Gordura	60
Líquido	6

Considerando-se que a velocidade do som é constante para um determinado meio, o comprimento de onda é inversamente proporcional à frequência. Ondas de maior frequência (menor comprimento de onda) são atenuadas mais facilmente (menor penetração tecidual).

A atenuação ocorre por vários mecanismos, como absorção, dispersão e reflexão do feixe sonoro.

A absorção resulta da transferência de energia do ultrassom para os tecidos, produzindo calor.

Reflexão é o redirecionamento de parte da onda sonora de volta à sua fonte emissora.

Refração ocorre quando o som cruza a fronteira de meios diferentes, ou seja, entre tecidos com diferentes velocidades de propagação sonora, tal como do músculo para o osso.

Já quando o feixe encontra uma interface pequena ou irregular na sua forma, o som se dispersa. Isso acontece quando o som se propaga nos gases.

Outro exemplo é a interface pele-ar. Quando o transdutor é colocado diretamente na pele do paciente, a interposição do ar não permitirá a formação de imagens no monitor. Daí a necessidade do gel de contato sobre pele, permitindo a passagem do feixe sonoro.

Se determinada estrutura tem alta absorção ou uma interface muito refletora, há pouca ou

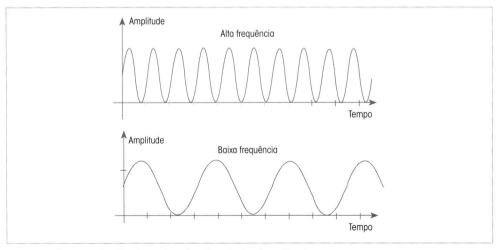

FIGURA 2 Representação de ondas de alta e baixa frequência.

nenhuma transmissão do som para os tecidos distais que não emitirão ecos e, portanto, apresentarão uma imagem mais escura, fenômeno chamado de *sombra acústica posterior* (Figura 3).

Se, por outro lado, uma estrutura absorve menos do que os outros tecidos, ocorre o efeito inverso, chamado de *reforço acústico posterior*, típico de cistos e estruturas contendo líquido (Figura 4).

RESOLUÇÃO

Resolução espacial é a capacidade de se diferenciar dois pontos contíguos como sendo dois pontos diferentes. O aumento da frequência do transdutor melhora a resolução espacial.

Resolução espacial axial se refere à capacidade de individualização de dois pontos no sentido da propagação do feixe sonoro, reconhecendo como pontos distintos um logo mais profundo que o outro (Figura 5A).

Resolução espacial lateral se refere à capacidade de discriminação de dois pontos contíguos no sentido perpendicular ao da propagação do som, reconhecendo como pontos distintos um ao lado do outro (Figura 5B).

O foco do campo ultrassônico corresponde à zona de melhor resolução espacial de um transdutor e representa a menor espessura do feixe acústico. Os equipamentos permitem em alguns transdutores manipular a profundidade e o número de zonas focais, contribuindo para uma melhor resolução espacial lateral.

Resolução temporal é a capacidade de produzir o maior número de quadros em um mesmo intervalo de tempo ("*frame rate*"), o que permite o registro da movimentação de estruturas com maior fidelidade em um estudo dinâmico.

Ecos provenientes de estruturas muito profundas percorrem distâncias maiores. A focalização excessiva do feixe sonoro também demanda tempo maior que o ideal na formação da imagem. Portanto, uma maior resolução temporal é obtida à custa de menor resolução espacial. Quando necessário, pode-se obter maior resolução temporal utilizando-se uma menor profundidade e reduzindo-se as zonas focais.

TRANSDUTOR

O transdutor é a parte da unidade de ultrassom que entra em contato com o paciente e é conectado ao equipamento (gerador e monitor) por meio de um cabo flexível.

As ondas de ultrassom são geradas por cristais piezoelétricos localizados no interior do transdutor, que possuem a característica de mudar a sua forma, contraindo-se ou expandindo-se ao receber um estímulo elétrico (efeito piezoelétrico), gerando ondas ultrassônicas;

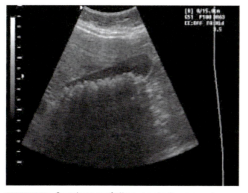

FIGURA 3   Sombra acústica posterior gerada por cálculos na vesícula biliar.

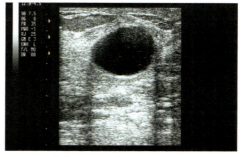

FIGURA 4   Reforço acústico posterior. Aumento da ecogenicidade dos tecidos distais a um cisto mamário.

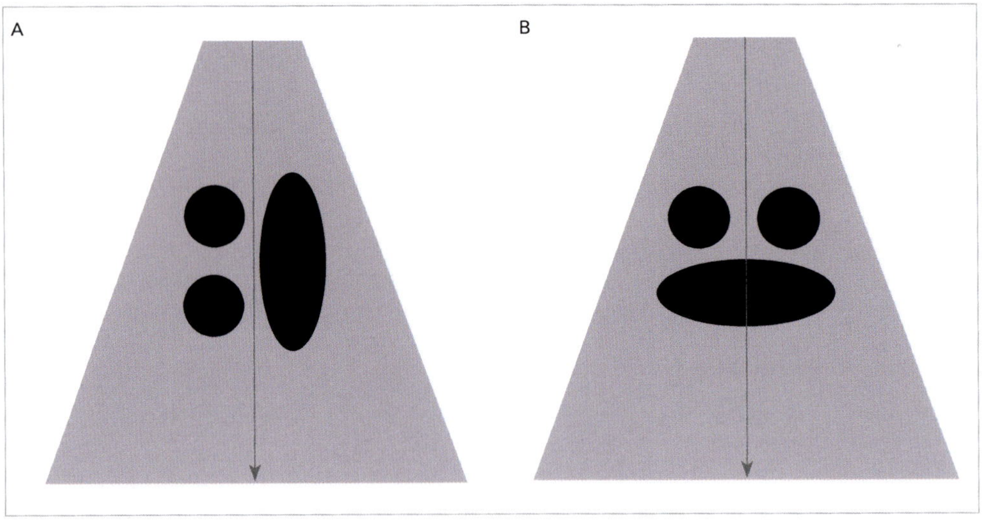

FIGURA 5 (A) Resolução espacial axial. (B) Resolução axial lateral.

portanto, é capaz de transformar a energia elétrica em mecânica. O oposto também ocorre, ou seja, ao receber um estímulo mecânico, sua contração/expansão gera uma diferença de potencial elétrico em sua superfície, formando um sinal elétrico que é lido pelo aparelho. Desse modo, o mesmo transdutor é capaz de emitir e receber os sinais.

O feixe ultrassônico é emitido intermitentemente, com duração de um microssegundo a cada milissegundo, captando as ondas refletidas no período de repouso (período em que não está emitindo pulsos). Dessa forma, os aparelhos modernos permitem a formação de 10 a 60 imagens por segundo, possibilitando a visualização "em tempo real" dos órgãos examinados.

Tipos de transdutores:

- Convexo: varredura setorial produzindo imagem em forma de leque, com ângulo de abertura de até 80° e frequências baixas (2 a 6 MHz). Aplicação voltada para estudo de regiões mais profundas, com maior campo de visão, como no abdome.
- Linear: varredura linear produzindo imagem em forma de um retângulo e com frequências altas (5 a 20 MHz). Aplicação voltada para exames de estruturas superficiais como a região cervical, com campo de visão variando conforme a largura do transdutor.
- Setorial: varredura setorial com ângulo de visão de 90° e frequência de 2 a 8 MHz. Apresenta pequena área de contato permitindo uma varredura intercostal, sendo utilizado em exames cardiovasculares.
- Convexo endocavitário: transdutor convexo, porém com maior ângulo de abertura (120 a 160°) e maior frequência (4 a 10 MHz). Utilizado no exame transretal e transvaginal.

INSTRUMENTAÇÃO BÁSICA

- Identificação do paciente.
- Escolha do transdutor e protocolo de estudo utilizado. A grande maioria dos equipamentos apresenta diversos protocolos de estudo predefinidos para diferentes tipos de exames ou transdutores selecionados. A escolha do transdutor deve ser baseada no tipo de exame ou órgão avaliado e também levando em conta o biotipo do paciente. O melhor trans-

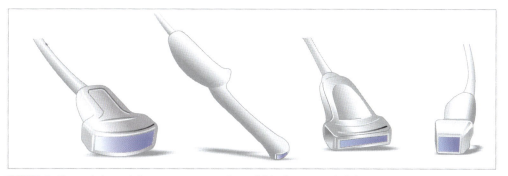

FIGURA 6 Tipos de transdutores: convexo, endocavitário, linear e setorial.

dutor para uso abdominal geral é o transdutor convexo de 3,5 MHz focado a 7-9 cm. Em crianças e adultos magros, pode-se aumentar a frequência para 5 MHz e focar a 5-7 cm. Para avaliação de estruturas superficiais o transdutor linear é o indicado. Quanto maior a frequência do transdutor, maior a resolução da imagem e menor a profundidade atingida e vice-versa.

- Gel: para iniciar o estudo deve-se utilizar uma quantidade de gel suficiente para que haja adequado acoplamento do transdutor com a pele, sem interposição do ar e que, ao mesmo tempo, permita o deslizamento do transdutor.
- Orientação: em uma das faces laterais dos transdutores há um marcador que coincide com o marcador destacado no monitor, que, em geral, fica à esquerda da imagem. Dessa forma, em um corte longitudinal mediano do abdome superior com o marcador do transdutor situado em região subxifoide as estruturas mais altas do abdome aparecerão à esquerda da imagem do monitor. Igualmente, em um corte axial na linha mediana, a margem esquerda do monitor mostrará as estruturas à direita da linha mediana. Entretanto, existem atalhos no console da maioria dos aparelhos que trocam ou invertem a orientação da imagem do monitor, se necessário.
- Profundidade: ajuste conforme a região a ser examinada e o biotipo do paciente. Há diversos outros tipos de ajustes, seja do monitor (contraste e brilho, p. ex.) ou da aquisição da imagem ("*dinamic range*", "*echo/edge enhancement*", "*softening*", persistência). No entanto, a maioria dos equipamentos atuais já vem ajustada pelos fabricantes ou encontram-se predefinidos nos protocolos de estudo ("*presets*") e, em geral, não necessitam ser alterados.
- Ajuste do ganho ou amplificação do feixe sonoro: os ecos que retornam de estruturas profundas não têm a mesma força que aqueles que chegam de tecidos superficiais e devem, portando, ser amplificados na ultrassonografia pelo amplificador de compensação ganho-tempo (TGC). Todos os equipamentos permitem variar o grau de amplificação para compensar a atenuação do ultrassom e melhorar a qualidade da imagem final, seja modulando o ganho geral ou o ganho na profundidade.
- Ajuste da zona focal: em geral indicada como uma cabeça de seta na tela. É possível variar a posição e a quantidade de zonas focais. Deve ser ajustada na porção média do campo ultrassônico ou em determinada área de maior interesse.

MODOS DE APRESENTAÇÃO

Os equipamentos de ultrassonografia podem processar os sinais provenientes das reflexões do feixe sonoro transformando-os em gráficos de amplitude (A), gráficos de movimentação temporal (M) ou traduzindo a intensidade dos ecos em brilho formando as imagens bidimensionais (B).

- Modo A: ainda muito utilizado em oftalmologia. Apresenta gráfico de amplitude em relação à profundidade, onde cada interface refletora é representada por um pico de amplitude em uma dada profundidade que é estimada pelo tempo de retorno do eco (Figura 7).
- Modo B: largamente utilizado na ultrassonografia diagnóstica. Conforme discutido previamente, o modo B é a apresentação da imagem bidimensional em escalas de cinza (em geral preto, branco e 254 tons intermediários de cinza).
- Modo M: demonstra, em um longo período de tempo, a movimentação de diversas estruturas (interfaces refletoras) ao longo da direção da propagação do feixe sonoro. Associa-se à imagem em modo B. Uma linha no sentido da propagação do feixe ultrassônico é colocada passando em uma região de interesse exibida na imagem em modo B e um gráfico demonstrará a amplitude e velocidade do movimento das estruturas analisadas, como, por exemplo, o movimento das válvulas cardíacas (Figura 8).

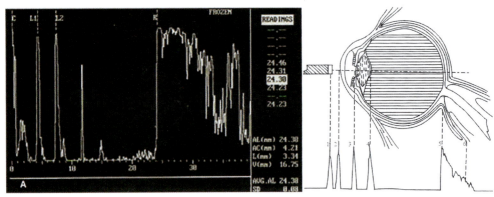

FIGURA 7 Modo A.

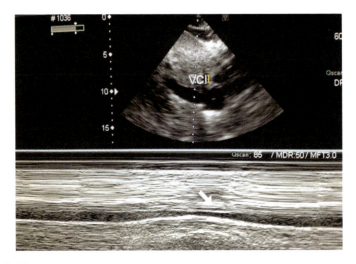

FIGURA 8 Modo M.

DOPPLER

O efeito Doppler, descrito por Christian Andréas Doppler em 1842, é uma característica de ondas que são emitidas ou refletidas por uma fonte ou objeto em movimento, mas que são percebidas por um observador estático. O exemplo típico é aquele de uma ambulância em movimento com a sirene ligada. O motorista dentro da ambulância não perceberá mudanças no som, mas um pedestre (observador estático) notará que o som se torna mais agudo conforme a ambulância se aproxima dele, tornando-se mais grave à medida que ela se afasta (Figura 9).

Na ultrassonografia, o transdutor emite o som e recebe os ecos, portanto se torna fonte emissora e observador. O fluxo sanguíneo corresponde ao objeto em movimento. Com a movimentação do sangue, as ondas refletidas pelos vasos sanguíneos chegarão ao transdutor com uma frequência diferente daquela que foi emitida, podendo estar aumentada (aproximação entre a fonte emissora e o objeto e no caso fluxo em direção ao transdutor) ou diminuída (fluxo sanguíneo afastando do transdutor). Quanto maior a velocidade do fluxo, maior a mudança da frequência da onda ultrassônica refletida.

Desta forma, o efeito Doppler permite identificação do sentido e da velocidade do fluxo, que pode ser demonstrado por meio da emissão de som (equipamentos utilizados por angiologistas), preenchimento de cor no interior dos vasos (Doppler colorido, Figura 10) ou por meio de gráficos de velocidade ao longo do tempo (modo espectral, Figura 11).

EFEITOS BIOLÓGICOS

- *Térmicos*: relacionados ao aquecimento de estruturas decorrente da conversão de energia ultrassônica em energia térmica. No exame ultrassonográfico, esses efeitos são mínimos e rapidamente dissipados.
- *Não térmicos*: são complexos, sendo que o principal é a cavitação, decorrente do rompimento de ligações celulares causado pela formação e vibração de microbolhas nos tecidos. A cavitação ocorre somente com insonação contínua e é improvável com pulsos de pequena duração como na ultrassonografia convencional diagnóstica.

Não há dúvida de que os benefícios da ultrassonografia ultrapassam seus potenciais riscos, justificando seu uso em situações quando há indicação definida, como na avaliação de pacientes graves admitidos em pronto-socorro.

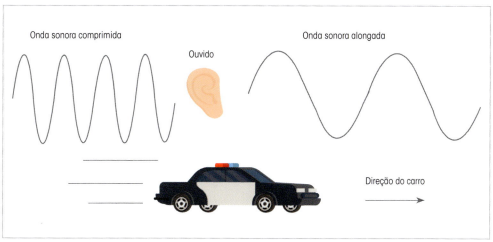

FIGURA 9

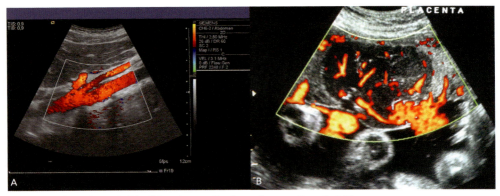

FIGURA 10 Doppler colorido (A) e de amplitude ou "*power Doppler*" (B).

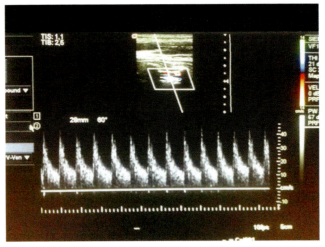

FIGURA 11 Doppler espectral.

LEITURA ADICIONAL

1. Kodaira SK. Física. In: Cerri GG, Oliveira IRS (eds.). Ultrassonografia abdominal. 1. ed. Rio de Janeiro: Revinter; 2002. p.1-30.
2. Noble VE, Nelson BP. Fundamentals. Manual of emergency and critical care ultrasound. 2. ed. Cambridge: University Press; 2011. P.1-21.
3. George L, Lai J. Ultrasound physics – An introduction. AACA Pre-conference Workshop perioperative ultrasound Nov 5-6th 2006. Auckland, New Zealand; 2006.
4. Middleton WD, Kurtz AB, Hertzberg BS. Física prática. Requisitos em ultra-sonografia. 2. ed. São Paulo: Elsevier; 2005. p.3-27.

CAPÍTULO 2

Ecocardiograma

Carla Andrade Petrini
Lucas Oliveira Marino
Joaquim Luiz de Figueiredo Neto

INTRODUÇÃO

Nas últimas décadas, a ultrassonografia desenvolveu-se como exame prioritário para a avaliação cardíaca de pacientes sintomáticos com queixas relacionadas ao sistema cardiovascular. O desenvolvimento tecnológico dos aparelhos e dos transdutores, assim como o crescente interesse por tal método diagnóstico têm facilitado a integração de um estudo ecocardiográfico à prática médica, especialmente na medicina de emergência, onde tornou-se ferramenta fundamental para agilizar a avaliação diagnóstica à beira do leito e para a tomada de decisões, permitindo ao médico elaborar e implementar planos terapêuticos precocemente.

As principais indicações do ecocardiograma na sala de emergência são: avaliar o estado hemodinâmico de um paciente em choque circulatório (avaliação da pré-carga, pós-carga, função cardíaca e débito cardíaco) e auxiliar no diagnóstico diferencial das causas (tamponamento cardíaco, insuficiência cardíaca, síndromes coronarianas agudas, dissecção de aorta, tromboembolismo pulmonar e hipovolemia).

ANATOMIA

Ao se realizar a avaliação ecocardiográfica à beira do leito, é importante lembrar que o coração geralmente está em um ângulo oblíquo no mediastino, com o ápice cardíaco apontando para o quadril esquerdo.

O ventrículo direito é uma câmara mais anterior (mais próxima a parede torácica) do que o ventrículo esquerdo; isso significa que, na maioria das imagens ultrassonográficas, o ventrículo direito será mais anterior ou mais próximo do transdutor do que o ventrículo esquerdo.

Outra diferença anatômica entre os ventrículos é que, por ser uma câmara de maior pressão, as paredes miocárdicas do ventrículo esquerdo normalmente são mais espessas (Figura 1).

TÉCNICA

Utiliza-se aparelho de ultrassonografia com *software* específico para cardiologia e transdutor setorial de baixa frequência (entre 2 e 5 MHz – em geral aqueles com extremidade retangular).

As imagens bidimensionais obtidas pelo exame transtorácico são denominadas janelas ecocardiográficas ou acústica.

No ecocardiograma, identificam-se quatro janelas acústicas principais:

- Janela paraesternal esquerda – eixo longo.
- Janela paraesternal esquerda – eixo curto.
- Janela apical – quatro câmaras, cinco câmaras, duas câmaras e três câmaras.
- Janela subcostal ou subxifóidea.

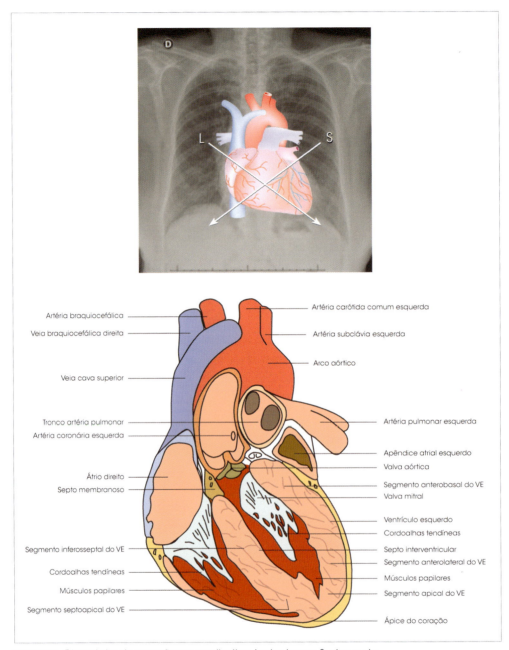

FIGURA 1   Disposição do coração no mediastino. L: eixo longo; S: eixo curto.

Para médicos não ecocardiografistas, recomenda-se iniciar a avaliação pela janela subcostal, pois ela possibilita uma rápida pesquisa de derrame pericárdico. Vale lembrar que esta é a mesma janela utilizada no FAST (*focused assessment with sonography for trauma*) para avaliação de derrame pericárdico traumático.

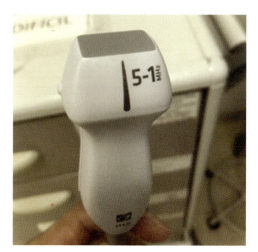

FIGURA 2 Transdutor setorial.

JANELA SUBCOSTAL

Com o paciente em decúbito dorsal horizontal, com os braços estendidos ao longo do corpo e se possível com os joelhos levemente flexionados para reduzir a tensão da musculatura abdominal, o transdutor é colocado na região subxifóidea em um ângulo de 15° com a pele apontado para o ombro esquerdo do paciente, e seu marcador (apontador do transdutor) voltado para a esquerda. Nesta visão, observam-se as câmaras direitas próximas ao vértice superior da janela acústica e próxima ao fígado, e as câmaras esquerdas no lado oposto, na parte inferior da janela. Rastreiam-se aqui o pericárdio, o tamanho das cavidades ventriculares e a função global de ambos os ventrículos. Também nesta janela, com o transdutor perpendicular a parede abdominal e o marcador apontado para fúrcula esternal, visualiza-se a veia cava inferior (VCI) e, assim, estimam-se a pressão venosa central (PVC) e indiretamente a volemia (Figura 3).

JANELA PARAESTERNAL ESQUERDA – EIXO LONGO

Idealmente com o paciente em decúbito lateral esquerdo, coloca-se o transdutor no terceiro ou quarto espaço intercostal na linha paraesternal esquerda com o marcador apontado para o ombro direito do paciente. Nessa visão, observam-se o ventrículo direito (VD), septo interventricular, raiz de aorta, parede posterior do ventrículo esquerdo (VE), átrio esquerdo (AE) e valvas mitral e aórtica. Essa também é uma ótima janela para avaliação de derrame pericárdico (Figura 4).

JANELA PARAESTERNAL ESQUERDA – EIXO CURTO

Com o transdutor na mesma posição da janela paraesternal esquerda – eixo longo –, faz-se uma rotação de 90° em sentido horário para uma visão transversal do coração. Vários cortes ul-

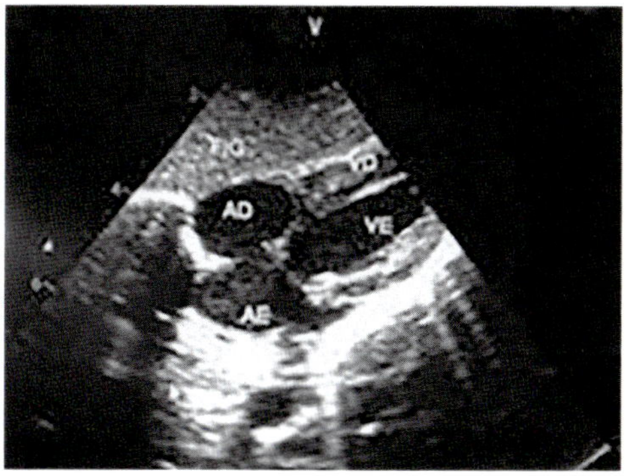

FIGURA 3 Janela subcostal. AE: átrio esquerdo; AD: átrio direito; FIG: fígado; VD: ventrículo direito; VE: ventrículo esquerdo.

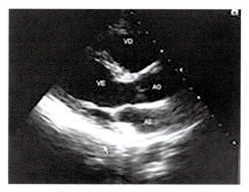

FIGURA 4 Janela paraesternal esquerda – eixo longo. AE: átrio esquerdo; AO – aorta; VD: ventrículo direito; VE: ventrículo esquerdo.

trassonográficos são obtidos com suaves inclinações do transdutor com o objetivo de rastrear toda a circunferência do VE em todos os seus níveis (basal – nível do anel mitral, médio – nível dos músculos papilares, e apical – ponta do VE), permitindo, assim, uma avaliação da função global e segmentar ventricular (Figuras 5A a C).

JANELA APICAL

O transdutor deve ser colocado sobre o *ictus cordis*, normalmente no quinto espaço intercostal na linha hemiclavicular esquerda com o marcador apontando para a esquerda. Pode-se, então, avaliar as dimensões das câmaras cardíacas, as espessuras das paredes miocárdicas, a função ventricular esquerda e direita e a movimentação septal. Considera-se um aumento anormal do VD quando a relação dos diâmetros VD/VE for maior ou igual a 1.

São obtidos, a partir da janela apical, os cortes apicais de 4, 5, 2 e 3 câmaras a partir da progressiva rotação anti-horária do transdutor. O ápice cardíaco é observado na parte superior do monitor (câmaras ventriculares) e a base do coração na parte inferior (câmaras atriais), sendo que as câmaras esquerdas devem aparecer à direita da imagem (nos cortes de 4 e 5 câmaras) e as câmaras direitas à esquerda. Para a janela apical de 5 câmaras faz-se discreta anteriorização do transdutor (transdutor levemente apontado para a fúrcula esternal do paciente) para observarmos a via de saída do ventrículo esquerdo (VSVE) e o início da aorta ascendente.

Nas janelas apicais 2 e 3 câmaras, as câmaras direitas não são visualizadas (Figuras 6A a D).

AVALIAÇÃO DA FUNÇÃO CARDÍACA

Vários estudos têm demonstrado que a análise qualitativa da fração de ejeção do ventrículo esquerdo (FEVE) pode ser tão boa quanto a FEVE calculada quando realizada por um médico treinado.

A avaliação deve ser realizada no maior número possível de janelas acústicas por meio da estimativa visual do tamanho do VE e da sua movimentação global. Em corações normais, espera-se uma contração simétrica e espessamento de todas as regiões em todas as paredes até o centro da cavidade ventricular (com redução da cavidade ventricular em torno de 60 a 70%) (Figuras 7 e 8).

Já a avaliação quantitativa é realizada pelo ecocardiograma bidimensional e pelo modo M, que permitem medir alterações no tamanho e do volume ventricular ou pelo Doppler (pela estimativa do volume sistólico e do débito cardíaco).

Existem vários métodos para se calcular a fração de ejeção do VE (FEVE). Um dos mais usados na prática clínica é o método de Teichholz.

O método de Teichholz calcula os volumes do ventrículo a partir do tamanho da cavidade de VE no final da diástole e da sístole. Para isso, mede-se o diâmetro diastólico final do VE (DDVE) e o diâmetro sistólico final do VE (DSVE)

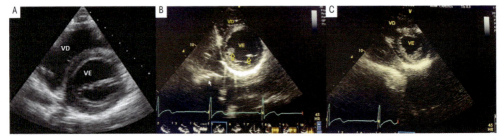

FIGURA 5 A à C: (A) Janela paraesternal esquerda – eixo curto, porção basal. (B) Janela paraesternal esquerda – eixo curto, porção medial. Setas: músculos papilares. (C) Janela paraesternal esquerda – eixo curto, porção apical. VD: ventrículo direito; VE: ventrículo esquerdo.

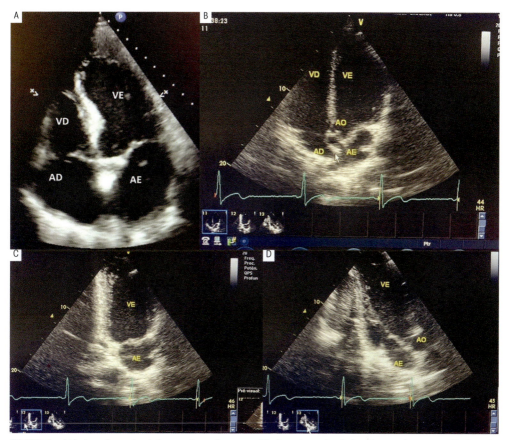

FIGURA 6 (A) Janela apical de quatro câmaras. (B) Janela apical de cinco câmaras. (C) Janela apical de duas câmaras. (D) Janela apical de três câmaras. AD: átrio direito; AE: átrio esquerdo; AO: aorta; VD: ventrículo direito; VE: ventrículo esquerdo.

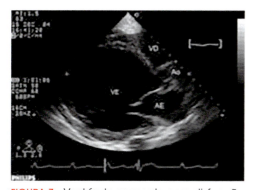

FIGURA 7 Ventrículo esquerdo com disfunção sistólica grave apresentando dilatação importante no corte paraesternal esquerdo – eixo longo. AE: átrio esquerdo; AO: aorta; VD: ventrículo direito; VE: ventrículo esquerdo.

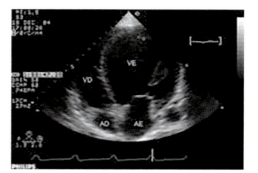

FIGURA 8 Ventrículo esquerdo com disfunção sistólica grave apresentando dilatação importante no corte apical de quatro câmaras. AD: átrio direito; AE: átrio esquerdo; VD: ventrículo direito; VE: ventrículo esquerdo.

no nível dos músculos papilares (pelo método bidimensional ou modo M). Assumindo-se que o VE tem um formato esférico e através de pequenas correções da fórmula de cubo (volume diastólico final do VE é calculado através do DDVE elevado ao cubo) tem-se o volume diastólico final do VE. O mesmo cálculo é realizado para o volume sistólico final. Devemos lembrar que esse método só pode ser utilizado em casos de VE sem alterações da contratilidade segmentar, pois todo o cálculo baseia-se em apenas uma janela acústica (paraesternal esquerda eixo longo ou paraesternal esquerda eixo curto no nível dos músculos papilares), ou seja, não contemplando a movimentação de todas as paredes (Figura 9).

Outro método utilizado para medir a FEVE é o de Simpson. Nele, avalia-se o VE em duas projeções (apical 4 e 2 câmaras). O ventrículo é fragmentado assemelhando-se ao empilhamento de várias moedas e então calcula-se o volume do VE. A vantagem é que ele não assume que o ventrículo tem uma forma específica e as alterações de contratilidade segmentar são incluídas nos cálculos. Porém, possui a desvantagem de ser uma técnica mais trabalhosa devido à dificuldade em definir precisamente as bordas do endocárdio do VE (Figura 10).

AVALIAÇÃO DO DÉBITO CARDÍACO

Uma das utilidades do ecocardiograma cada vez mais incorporada à prática clínica em ambientes de emergência é a quantificação do débito cardíaco. Tal dado é extremamente útil no diagnóstico diferencial de estados de choque, principalmente aqueles cujo diagnóstico não é claramente evidente. Dessa forma, pode-se estabelecer um diagnóstico de choque cardiogênico puro ou choque misto de forma não invasiva sem que se precise recorrer a métodos invasivos como implante de cateter de Swan-Ganz. Embora exija uma curva de aprendizado maior, é uma habilidade que deve ser incorporada por médicos não ecocardiografistas.

Os seguintes passos precisam ser realizados para obtenção dessa variável:

1. Na janela paraesternal eixo longo, calcular o diâmetro da via de saída do ventrículo esquerdo logo abaixo do plano da valva aórtica, na sístole (valva aórtica aberta).
2. Na janela apical quatro câmaras, inclinar o transdutor anteriormente (de modo que ele fique mais perpendicular à parede torácica e com sua extremidade voltada mais cranialmente) com o objetivo de evidenciar a via de saída do ventrículo esquerdo e a valva aórtica. Com uso do Doppler pulsátil (PW), posicionar o indicador na via de saída do ventrículo esquerdo de modo a obter a curva tempo/velocidade do fluxo sanguíneo nessa região. Depois, realiza-se o cálculo do

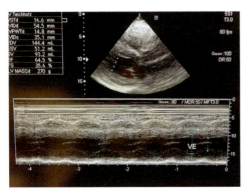

FIGURA 9 Cálculo da fração de ejeção do ventrículo esquerdo (FEVE) pelo método de Teichholz.

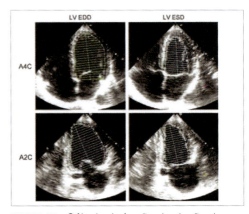

FIGURA 10 Cálculo da fração de ejeção do ventrículo esquerdo (FEVE) pelo método de Simpson. A4C: janela apical 4C; A2C: janela apical 2C; LVEDD: diâmetro diastólico final de VE; LVESD: diâmetro sistólico final de VE.

VTI (integral da velocidade/tempo) por meio do contorno traçado de pelo menos três curvas para obter uma média do VTI do fluxo da via de saída do VE.
3. Cálculo do *stroke volume* (volume sistólico): tal parâmetro pode ser estimado pela multiplicação do VTI pela área da VSVE. Para obter a área da VSVE, dividimos o diâmetro obtido por dois de modo a obter o raio (VSVE é um trajeto circunferencial) e dessa forma podemos calcular a área através da equação 3,14 (equivalente ao *pi*) x r^2. Após multiplicar o valor obtido pelo VTI, obtemos o *stroke volume* em mL (valor normal de 60-90 mL).
4. Cálculo do débito cardíaco: tal parâmetro reflete a quantidade de sangue ejetada pelo VE em cada ciclo cardíaco em 1 minuto. Dessa forma, para obtê-lo, basta multiplicar o *stroke volume* pela frequência cardíaca (FC). Valor da normalidade de 4-7 L/min. Para obter o índice cardíaco, basta indexar o valor obtido pela superfície corpórea em m^2 (valor normal de 2,5-4,5 L/min/m^2).

DERRAME PERICÁRDICO E TAMPONAMENTO CARDÍACO

Derrame pericárdico (DP) é definido como a presença de líquido no espaço pericárdico. No ecocardiograma, o DP é visto como uma coleção fluida anecoica ou hipoecoica entre o pericárdio visceral e o parietal. Em indivíduos normais, pode ser encontrada pequena quantidade de líquido no espaço pericárdico sem significado patológico, em torno de até 25 mL.

O DP é quantitativamente classificado em: mínimo, discreto, moderado ou importante (Figura 13).

- DP mínimo corresponde a uma fina lâmina líquida, normalmente localizada em regiões posterior e inferior do coração (efeito gravitacional) e observada somente durante a sístole ventricular.
- DP discreto corresponde a uma lâmina fina de derrame, em geral localizada e não circunferencial em todo o coração, mais comumente em região posteroinferior (efeito gravitacional), observada durante todo o ciclo cardíaco com até 10 mm de espessura em seu maior bolsão na diástole.
- DP moderado pode ser localizado ou circunferencial, com maior bolsão medindo de 10 a 20 mm na diástole.
- DP importante em geral apresenta-se circunferencial, com maior lâmina medindo acima de 20 mm na diástole.

O tamponamento cardíaco é uma **entidade clínica** caracterizada por bulhas cardíacas aba-

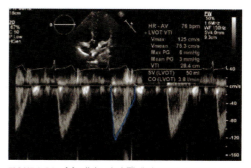

FIGURA 12 Medida do VTI (integral da velocidade/tempo) da via de saída do ventrículo esquerdo (tracejado azul) obtido por meio da aplicação do Doppler pulsátil na via de saída do ventrículo esquerdo na janela apical 5 câmeras. Adaptada de: Gaspar HA, Morhy SS. The role of focused echocardiography in pediatric intensive care: a critical appraisal. Biomed Res Int. 2015;2015:596451.

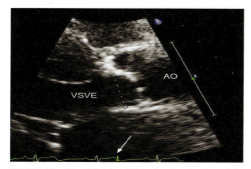

FIGURA 11 Medida do diâmetro da via de saída do ventrículo esquerdo em cm (durante a sístole) na janela paraesternal eixo longo em zoom. AO: aorta; VSVE: via de saída do ventrículo esquerdo.

fadas, hipotensão/pulso paradoxal e estase jugular e é representado ecocardiograficamente pela presença de derrame pericárdico que gera restrição diastólica dos fluxos transvalvares mitral e tricúspide, prejudicando o enchimento ventricular e consequentemente o débito cardíaco. Vale ressaltar que a restrição diastólica decorre da compressão cardíaca pelo derrame e depende mais da velocidade do acúmulo do líquido do que de sua quantidade. Quanto maior a velocidade de acúmulo, menor a capacidade de adaptação do coração à nova condição hemodinâmica. Os principais achados ecocardiográficos de restrição ao fluxo são:

- Presença de derrame pericárdico circunferencial em coração hiperdinâmico.
- Sinais de colabamento diastólico de câmaras cardíacas (principalmente o ventrículo direito – as câmaras direitas trabalham em regime de menor pressão e, portanto, são mais facilmente compressíveis do que as esquerdas).
- Variação respiratória exagerada dos fluxos mitral e tricuspídeo (visualizadas através do Doppler contínuo): redução do fluxo mitral maior que 25% na inspiração e/ou do fluxo tricuspídeo maior que 50%.
- Dilatação e/ou redução menor que 50% da variação inspiratória do diâmetro da veia cava inferior (VCI).
- Desvio septal para o interior do VE na inspiração e para o VD na expiração.
- *Swing heart*: movimento em balanço do coração dentro do derrame pericárdico.

Deve-se lembrar de que esses sinais são descritos para pacientes em ventilação espontânea e são mais dificilmente avaliados em pacientes submetidos à ventilação mecânica.

Após o diagnóstico confirmado de tamponamento cardíaco, o ecocardiograma também se mostra como uma ferramenta muito útil para guiar a pericardiocentese, facilitando o procedimento e diminuindo o risco de complicações (ver Capítulo "Pericardiocentese").

AVALIAÇÃO DA VOLEMIA

A veia cava inferior (VCI) é o vaso responsável por 75% do retorno venoso do AD e, portanto, sua avaliação é um dos parâmetros que

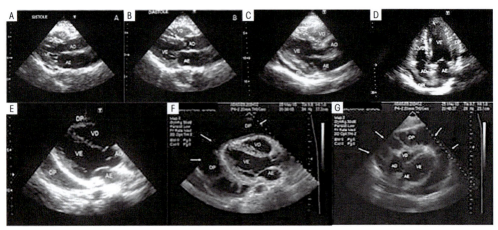

FIGURA 13 (A) Derrame pericárdico mínimo no corte paraesternal esquerdo – eixo longo (durante a sístole ventricular). (B) Ausência de derrame pericárdico durante a diástole ventricular. (C) Derrame pericárdico discreto no corte paraesternal esquerdo – eixo longo. (D) Derrame pericárdico discreto no corte apical de quatro câmaras. (E) Derrame pericárdico moderado no corte paraesternal esquerdo – eixo longo. (F) Derrame pericárdico importante com septações no corte paraesternal esquerdo – eixo longo. (G) Derrame pericárdico importante com septações no corte subcostal. AD: átrio direito; AE: átrio esquerdo; DP: derrame pericárdico; VD: ventrículo direito; VE: ventrículo esquerdo.

auxiliam na constatação do estado volêmico do indivíduo. Em condições fisiológicas (ventilação espontânea), a VCI possui um diâmetro de até 2,5 cm e colabamento inspiratório maior que 50%. Ela apresenta discreta dilatação antes da sua desembocadura no AD e seu diâmetro deve ser medido anteriormente a essa dilatação, próximo à desembocadura da veia supra-hepática.

O principal sinal de hipervolemia ao ecocardiograma é a presença da VCI dilatada com colapso inspiratório diminuído ou ausente. Pacientes hipovolêmicos se apresentam com VCI de dimensões reduzidas, índice de colabamento aumentado, VE hipercinético com FEVE maior que 70% e colapso sistólico da cavidade ventricular (Tabela 1).

Como já abordado anteriormente, essas variáveis podem estar prejudicadas nos pacientes em ventilação mecânica ou com hipertensão pulmonar e *cor pulmonale*, que podem apresentar previamente PVC elevada e VCI dilatada (Figuras 14A a 14D). Importante salientar que a avaliação da VCI sozinha não é capaz de predizer fluidorresponsividade.

TABELA 1 Avaliação da volemia

Tamanho da veia cava inferior (VCI)	Índice de colabamento	Pressão de átrio direito
< 1,5 cm	100%	0 a 5 mmHg
Entre 1,5 e 2,5 cm	> 50%	5 a 10 mmHg
Entre 1,5 e 2,5 cm	< 50%	10 a 15 mmHg
> 2,5 cm	< 50%	15 a 20 mmHg
< 2,5 cm	Sem alterações	> 20 mmHg

AVALIAÇÃO ECOCARDIOGRÁFICA DO VD

O ventrículo direito (VD) tem importante papel na morbidade e mortalidade de pacientes com sinais e sintomas de doença cardiopulmonar aguda. Para uma adequada avaliação do VD, o médico deve examiná-lo através de múltiplas janelas acústicas e se basear em parâmetros quantitativos e qualitativos. Tais parâmetros devem incluir uma medida do tamanho do ventrículo direito (VD), função sistólica de VD e pressão sistólica da artéria pulmonar (AP) com estimativa de pressão do AD com base no tamanho e colapso da veia cava inferior (VCI).

A dimensão do VD é estimada no fim da diástole a partir de um corte apical 4 câmaras focado no VD. Deve-se ter cuidado ao obter essa imagem demonstrando o diâmetro máximo do ventrículo direito sem seu encurtamento. Diâmetros maiores que 42 mm na base e maiores que 35 mm no nível médio indicam dilatação de VD, assim como diâmetro longitudinal maior que 86 mm indica aumento do VD (Figura 15).

A função sistólica de VD tem sido avaliada por meio de diversos parâmetros ecocardiográficos. Os estudos têm demonstrado maior utilidade clínica do TAPSE, FAC e a onda S' do ânulo tricúspide, apesar da FE do VD em 3D parecer ser mais confiável, com menor erro de reprodutibilidade. Neste capítulo abordaremos o TAPSE, por ser uma medida facilmente obtida e demonstrar boa correlação com demais técnicas de estimativa de função sistólica global de VD.

O TAPSE ou excursão sistólica do plano do anel tricúspide é um método para medir a distância da movimentação sistólica da região anular lateral tricúspide ao longo do seu plano longitudinal a partir do corte apical de 4 câmaras. Ele representa a função longitudinal do ventrículo direito. Preconiza-se que quanto maior a movimentação inferior da base de anel tricuspídeo na sístole, melhor a função sistólica do VD. TAPSE menor que 16 mm indica disfunção sistólica de VD.

O TAPSE é geralmente obtido pelo posicionamento do cursor do modo M no anel tricúspide lateral e assim mede-se a movimentação longitudinal desse anel no pico da sístole (Figura 16).

SÍNDROME DO DESCONFORTO RESPIRATÓRIO AGUDO E TROMBOEMBOLISMO PULMONAR

A síndrome do desconforto respiratório agudo e o tromboembolismo pulmonar são entidades

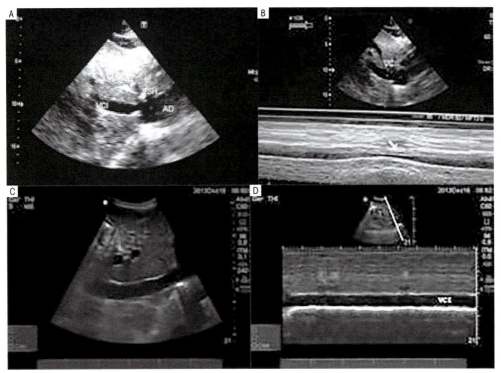

FIGURA 14 (A) Veia cava inferior com diâmetro normal no corte subcostal. (B) Veia cava inferior com índice de colabamento normal no modo M. (C) Veia cava inferior dilatada no corte subcostal. (D) Veia cava inferior com índice de colabamento reduzido ao modo M. AD: átrio direito; FIG: fígado; VCI: veia cava inferior; VSH: veia supra-hepática.

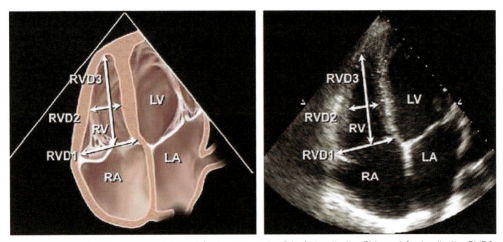

FIGURA 15 LA: átrio esquerdo; LV: ventrículo esquerdo; RA: átrio direito; RV: ventrículo direito; RVD1: diâmetro basal de ventrículo direito; RVD2: diâmetro médio de ventrículo direito; RVD3: diâmetro longitudinal de ventrículo direito.

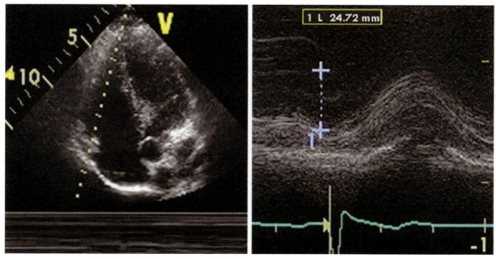

FIGURA 16 Cálculo do TAPSE.

clínicas que se apresentam com regime de hipertensão pulmonar (HP) e aumento da pós-carga do VD. Ao ecocardiograma, são vistos sinais de dilatação do VD, movimento paradoxal do septo interventricular, hipocinesia do ventrículo direito e insuficiência tricúspide secundária. Também são observados aumento da pressão sistólica da artéria pulmonar (PSAP) ou presença de outros sinais indiretos de HP, como dilatação de tronco e/ou artéria brônquicas e, eventualmente, a presença de trombo nas artérias pulmonares.

A PSAP pode ser estimada por meio da avaliação da velocidade do refluxo tricúspide acrescida ao valor da PVC (Figura 17).

O sinal de McConnell é um achado ecocardiográfico descrito especificamente em pacientes com tromboembolismo pulmonar (TEP) agudo. Há um padrão segmentar de disfunção do ventrículo direito, com acinesia da parede lateral (ou parede livre), mas com movimento normal do ápice. São três os mecanismos propostos para explicar esses achados:

1. O ápice do VE está hiperdinâmico, pois a frequência cardíaca está aumentada; isso leva a um repuxamento do ápice do ventrículo direito (VD), explicando assim os movimentos preservados nessa região.
2. O VD pode ter uma forma mais esférica para equalizar o estresse das paredes regionais quando sujeito a um aumento abrupto na pós-carga.
3. Isquemia segmentar da parede livre do VD devido ao aumento da compressão da parede.

OUTRAS INDICAÇÕES

Parada cardiorrespiratória

O ecocardiograma vem sendo utilizado em contexto de parada cardiorrespiratória com o objetivo de melhorar o desfecho da ressuscitação cardiopulmonar por meio da:

1. Identificação da presença de contratilidade cardíaca organizada, diferenciando e atividade elétrica sem pulso verdadeira (AESP) da pseudo-AESP.
2. Determinação da causa da parada cardíaca.
3. Orientação dos procedimentos de ressuscitação à beira do leito.

Estudos demonstram que a identificação das causas pelo exame com interrupção mínima (ou nenhuma) das manobras de ressuscitação cardiopulmonar melhora os desfechos por diminuir

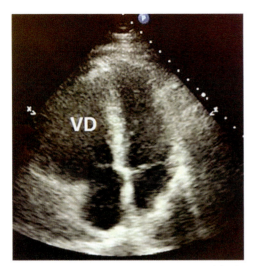

FIGURA 17 Dilatação importante do ventrículo direito (VD) em contexto de paciente com tromboembolismo pulmonar (TEP) agudo visualizado na janela apical de quatro câmaras.

o tempo para o início do tratamento específico e, consequentemente, para o restabelecimento da circulação espontânea. Esta é uma situação em que, pela rapidez que o exame deve ser feito (em segundos), este deverá ser realizado pelo médico com maior experiência no método (ver Capítulo "Parada cardiorrespiratória").

LEITURA ADICIONAL

1. Vicki EN, Bret N. Manual of emergency and critical care ultrasound. 2. ed. Cambridge: Cambridge University Press; 2011.
2. Otto CM. Textbook of clinical echocardiography. 5. ed. Philadelphia: Elsevier Saunders; 2013.
3. Labovitz AJ, Noble VE, Bierig M, Goldstein SA, Jones R, Kort S, et al. Focused cardiac ultrasound in the emergent setting: a consensus statement of the American Society of Echocardiography and American College of Emergency Physicians. J Am Soc Echocardiogr. 2010;23(12):1225-30.
4. American College of Emergency Physicians. Emergency Ultrasound Imaging Compendium. 2006. Disponível em: http://www.acep.org.
5. Tajik AJ, Deward JB, Oh JK. The echo manual. 3. ed. Philadelphia: Lippincott Williams & Wilkins; 2007.
6. Mathias Jr. W. Manual de ecocardiografia. Barueri: Manole; 2009.
7. Feigenbaum H, Armstrong WF, Ryan T. Feigenbaum's echocardiography. 6. ed. Philadelphia: Lippincott Williams & Wilkins; 2005.
8. Mansencal N, Vieillard-Baron A, Beauchet A, Farcot JC, El Hajjam M, Dufaitre G, et al. Triage patients with suspected pulmonary embolism in the emergency department using a portable ultrasound device. Echocardiography. 2008;25:451-6.
9. De Backer D, et al. Hemodynamical monitoring using echocardiography in the critical ill. Springer-Verlag; 2011.
10. Imazio M, et al. Triage and management of pericardial effusion. Journal of Cardiovascular Medicine. 2010.
11. Spodick DH. Current concepts: Acute cardiac tamponade. New England Journal of Medicine. 2003;349(7):684-90.
12. Hutchison M, et al. Transthoracic echocardiography to identify or exclude cardiac cause of shock. Chest. 2004;126;1592-7.
13. Bodson L, et al. Cardiac tamponade. Current Opinion in Critical Care. 2011;17.
14. Rudski LG, Lai WW, Afilalo J, Hua L, Handschumacher MD, Chandrasekaran K. Diretrizes para avaliação ecocardiográfica do coração direito em adultos: um informe da Sociedade Americana de Ecocardiografia aprovado pela Associação Europeia de Ecocardiografia (registrada pela Sociedade Européia de Cardiologia), e pela Sociedade Canadense de Ecocardiografia. J Am Soc Echocardiogr. 2010;23:685-713.
15. Gaspar HA, Morhy SS. The role of focused echodiography in pediatric intensive care: a critical appraisal. Biomed Res Int. 2015;2015:596451.

CAPÍTULO 3

Pulmão e sistema respiratório

Júlio César Garcia de Alencar
Rodrigo Antonio Brandão Neto
Vitor Machado Benincá

INTRODUÇÃO

O papel da ultrassonografia no sistema respiratório tem tido um crescimento exponencial nas últimas décadas. Se anteriormente acreditávamos que o coeficiente de atenuação de ondas ultrassonográficas pelo ar seria um impeditivo do uso clínico nesse sistema, atualmente o apoio diagnóstico e terapêutico da ultrassonografia do sistema respiratório em patologias pulmonares ou de auxílio em procedimentos como toracocentese, intubação ou acesso cirúrgico a via aérea é um campo crescente e excitante.[1]

Os avanços em pesquisas, publicações e usos clínicos trouxeram a necessidade de se padronizar protocolos de avaliação e padrões de imagem.[2]

O principal objetivo da ultrassonografia pulmonar no departamento de emergência é identificar o padrão ou perfil de acometimento pulmonar do paciente em insuficiência respiratória e, caso possível, associá-lo à clínica para realizar o diagnóstico etiológico do acometimento.

ANATOMIA

Os pulmões direito e esquerdo estão contidos na caixa torácica, protegidos pelas costelas e separados pelo mediastino. Cada pulmão é envolvido pelas pleuras visceral e parietal e dividido em lobos, cada um com seu próprio suprimento brônquico, arterial e venoso.

O pulmão direito tem três lobos (superior, médio e inferior) e 10 segmentos. O pulmão esquerdo é ligeiramente menor do que o direito, o pulmão esquerdo possui dois lobos (superior e inferior) e oito segmentos. O lobo superior esquerdo pode ser dividido em superior e lingular. A divisão superior é anatomicamente semelhante ao lobo superior direito, enquanto a divisão lingular é comparável ao lobo médio direito. A fissura oblíqua de cada lado divide os lobos inferiores do restante do pulmão, ou seja, o lobo superior à esquerda e os lobos superior e médio à direita. A fissura horizontal está localizada apenas no pulmão direito e divide os lobos superior e médio.

O pulmão requer ventilação e perfusão adequadas para a troca gasosa. Ventilação refere-se ao movimento de ar para dentro e para fora dos pulmões, e perfusão é a quantidade de fluxo sanguíneo através do pulmão. A quantidade de ventilação e perfusão varia entre os diferentes lobos do pulmão devido à gravidade e às variações de pressão entre os sistemas alveolar, arterial e venoso.

TÉCNICA

O transdutor curvilíneo ou microconvexo de 2 a 5 MHz é o mais frequentemente utilizado em ultrassonografia pulmonar, pois garante que as ondas sonoras penetrem através do tecido da parede torácica no parênquima pulmonar.[1]

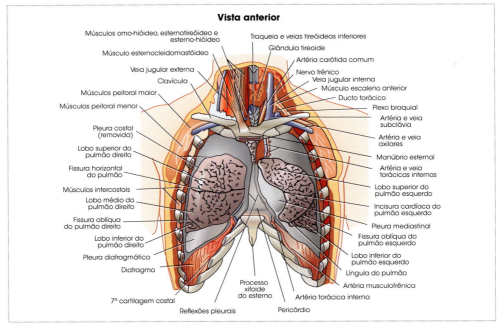

FIGURA 1 Anatomia pulmonar. Adaptada de: Netter FH. Netter atlas de anatomia humana. 5 ed. Rio de Janeiro: Elsevier; 2011.

Transdutores lineares de alta frequência podem ser utilizados, mas como sua penetração é limitada, seu uso deve se restringir à avaliação da pleura.

O pulmão é um órgão composto sobretudo por ar e estruturas com densidade líquida (Figura 2). O ar não é um bom condutor de ondas sonoras, pois tende a espalhar essas ondas em direções infinitas, tornando difícil para o transdutor receber qualquer informação organizada de retorno. Essa propriedade, no entanto, pode ser útil na ultrassonografia de tórax, já que, em um o pulmão normal, não veremos nenhuma imagem além de um artefato de reverberação horizontal (os artefatos são chamados de linhas A, Figura 3), que ocorre quando o som é espalhado distalmente à pleura e não é refletido de volta para o transdutor de ultrassom.

A ausência de linhas A indica que a fisiologia pulmonar sofreu alguma alteração, de modo que o tecido pulmonar passou a transmitir ondas sonoras em um padrão diferente do fisiológico. A mudança mais comum acontece quando o interstício pulmonar, e os alvéolos em última análise, começam a se encher de líquido (Figura 2). Isso ocorre em situações como edema agudo de pulmão cardiogênico, síndrome do desconforto respiratório agudo, infecção, contusão e muitos outros diagnósticos etiológicos, como a pneumonia por COVID-19. Em vez de ser espalhado, o som é transmitido através do interstício anormal, já que onde anteriormente havia um tecido fino da parede alveolar rodeado por ar, agora há um alvéolo cheio de fluido, e as ondas sonoras geram artefatos chamados linhas B (Figura 4). Além disso, quanto mais fluido, mais linhas B ultrassonográficas aparecem e podem começar a coalescer (Figura 5).

IMAGENS ALTERADAS

Síndrome intersticial

Síndrome intersticial é definida como mais de duas linhas B em um espaço intercostal. Esse é um diagnóstico sindrômico e, como qualquer padrão pulmonar, deve ser correlacionado com

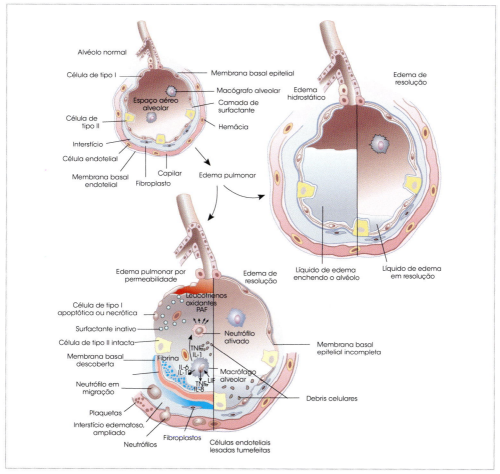

FIGURA 2 Membrana alveolocapilar pulmonar fisiológica e patológica.

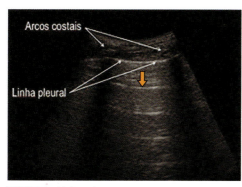

FIGURA 3 Linhas A.

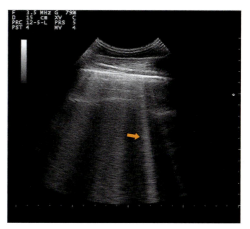

FIGURA 4 Linhas B.

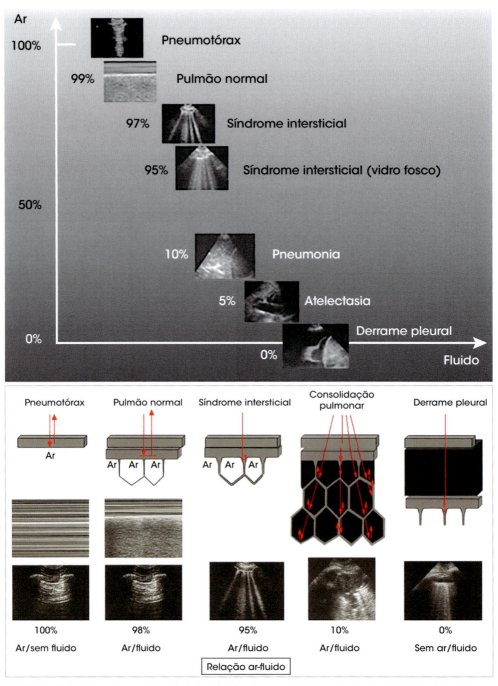

FIGURA 5 Relação entre ar e líquido intersticial pulmonar. Fonte: adaptada de Lichtenstein D. Lung ultrassound in the critically ill.

a clínica do paciente para se definir um diagnóstico etiológico para a insuficiência respiratória aguda no departamento de emergência. Em pacientes com síndrome intersticial bilateral, podemos considerar o diagnóstico diferencial de congestão pulmonar (Figura 6), pneumonia intersticial difusa ou fibrose pulmonar.

Por outro lado, esse padrão exclui pneumotórax, já que para a presença de linhas B confirma a presença de parênquima pulmonar, mesmo que lesado.

Consolidação pulmonar

Consolidações pulmonares são geralmente associadas a pneumonia, mas não significam necessariamente esse diagnóstico etiológico (Figura 7). Atelectasia, contusão, infarto pulmonar, neoplasia e até edema agudo de pulmão grave podem gerar consolidações.

A limitação da avaliação ultrassonográfica da consolidação comparada com a radiografia de tórax convencional é que a consolidação geralmente precisa se estender até a linha pleural para ser identificada.

Ressalte-se que o padrão ultrassonográfico de pneumonia pode variar: padrão B' (linhas B com abolição de deslizamento pleural), padrão A/B (padrão A em um pulmão e padrão B no pulmão contralateral), padrão C (paciente com consolidação) têm especificidade próxima a 100% em pacientes com quadro clínico compatível com pneumonia, embora a sensibilidade varie entre 11 e 20%.

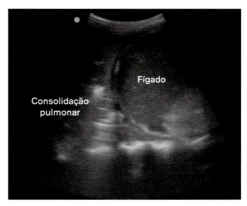

FIGURA 7 Paciente com padrão C - consolidação na imagem. À direita, o fígado; a esquerda, pulmão consolidado.

Derrame pleural

A imagem de derrame pleural é geralmente (mas não sempre) hipoecogênica, acumulada na região inferior de um ou ambos os pulmões. A ultrassonografia pulmonar pode demonstrar complicações, como loculações do derrame pleural (Figuras 8 a 10).

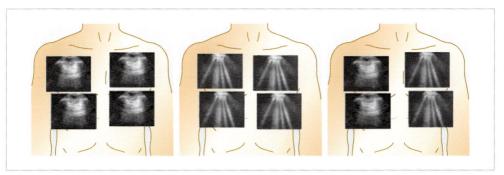

FIGURA 6 Perfis A, B e A/B respectivamente. Painel esquerdo: o perfil A é definido pela presença de linhas A e deslizamento pleural e, em pacientes em insuficiência respiratória aguda, sugere doença pulmonar obstrutiva crônica (DPOC), tromboembolismo pulmonar ou pneumonia não visualizada ao método. Painel central: o perfil B é definido como linhas B predominantes com deslizamento pleural, sugere edema pulmonar cardiogênico e exclui pneumotórax. Painel direito: o perfil A/B é geralmente associado a pneumonia.

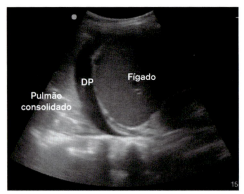

FIGURA 8 Paciente com pulmão consolidado e DP: derrame pleural.

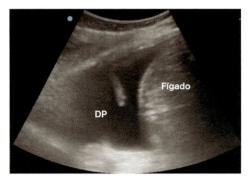

FIGURA 9 Derrame pleural (DP).

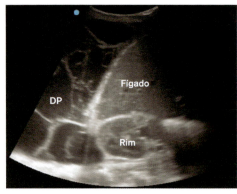

FIGURA 10 Derrame pleural (DP) septado.

Pneumotórax

Em pacientes com pneumotórax, não há deslizamento pleural (sensibilidade 100%, especificidade 27%), necessariamente se encontra um padrão A (sensibilidade 100% e especificidade 60%), já que o padrão B indica que há interstício pulmonar, e que no ponto avaliado não há pneumotórax. Podemos encontrar o ponto pulmonar (sensibilidade 66%, especificidade 100%), que é o local onde se inicia o pneumotórax (local imediatamente onde o sinal da praia torna-se o sinal do código de barras no modo M – Figura 11).

COVID-19

Em pacientes com pneumonia por SARS-CoV-2, a ultrassonografia pulmonar rotineiramente demonstra linhas B bilaterais.

Embora o padrão de acometimento não seja específico, a ultrassonografia pode trazer importante correlação prognóstica. A aplicação do escore LUS (*lung ultrasound score*)[4], um escore semiquantitativo que avalia 12 áreas pulmonares:

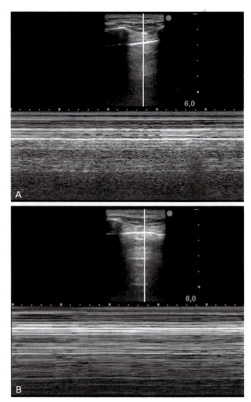

FIGURA 11 Modo M: (A) Pulmão normal, sinal da areia da praia. (B) Pneumotórax, sinal do código de barras.

- 2 quadrantes anteriores (delimitados pelas linhas paraesternal, axilar anterior e mamilar);
- 2 quadrantes laterais (delimitados pelas linhas axilar anterior, axilar posterior e mamilar);
- 2 quadrantes posteriores (delimitados pelas linhas axilar posterior, paravertebral e prolongamento da linha mamilar);
- totalizando seis quadrantes em cada hemitórax.

Cada quadrante examinado recebe uma pontuação de 0-3 pontos de acordo com o padrão de acometimento, com pontuação máxima de 36 pontos (Tabela 1). O escore LUS é relacionável com o percentual de acometimento pulmonar na tomografia e, quanto maior o escore na apresentação do paciente no departamento de emergência, maiores as chances de necessidade de intubação orotraqueal e mortalidade (Tabela 2).

PROTOCOLOS

Protocolos de ultrassonografia pulmonar variam de mais objetivos e quantitativos a protocolos mais subjetivos e qualitativos. O protocolo ideal depende do cenário clínico, e pacientes no departamento de emergência geralmente precisam de avaliações mais rápidas e qualitativas.

TABELA 1   Escore LUS

Pontuação	Pior padrão ultrassonográfico encontrado no segmento analisado
0	Pulmão com aeração normal (Padrão A)
1	Síndrome intersticial (3-5 linhas B, ocupando < 50% do espaço intercostal)
2	Edema alveolar (> 5 linhas B, ocupando > 50% do espaço intercostal)
3	Consolidação

TABELA 2   Escore LUS e desfechos

	LUSS cutoff	Sensibilidade	Especificidade
Alta hospitalar	< 16	40%	90%
Mortalidade	≥ 26	23%	90%
Intubação não necessária	< 15	41%	90%
Necessidade de intubação	≥ 25	27%	93%

Lichtenstein descreveu o protocolo *Bedside Lung Ultrasound in Emergency* (BLUE, ultrassom pulmonar à beira do leito em situações de emergência), que demonstrou elevada acurácia diagnóstica em pacientes com insuficiência respiratória aguda. A avaliação do BLUE pulmonar deve ser realizada em seis pontos, conforme as Figuras 12 e 13.

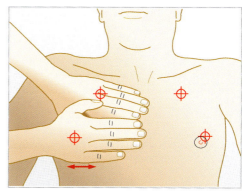

FIGURA 12   Pontos BLUE anteriores. O dedo mínimo do examinador é posto na borda inferior da clavícula (em seu eixo longo), as pontas dos dedos devem tocar a linha média e a mão inferior é posta imediatamente abaixo da superior, excluindo os polegares. O ponto superior está entre o 3 e o 4° dedos da mão superior (cruz superior). O ponto inferior está no meio da palma da mão inferior (cruz inferior). A borda inferior da mão inferior indica aproximadamente a linha frênica (seta), ou seja, o final do pulmão.

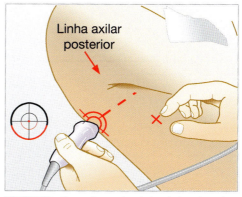

FIGURA 13   O ponto posterolateral alveolar e/ou ponto da síndrome pleural (PLAPS) é obtido no cruzamento entre a linha axilar posterior e a projeção dorsal do ponto BLUE inferior.

De acordo com o protocolo BLUE, as etiologias para a insuficiência respiratória aguda no departamento de emergência são aventadas conforme os padrões de análise dos pontos avaliados (Figura 14):

- O perfil A retrata o deslizamento pleural bilateral de acordo com o ciclo respiratório (*lung sliding*) exclusivamente com a presença de linhas A (ou até 2 linhas B por campo pulmonar). Está presente em pulmões normalmente ventilados e pode indicar distúrbio de perfusão em pacientes com insuficiencia respiratória aguda, como um tromboembolismo pulmonar (TEP). Assim, deve ser realizada a pesquisa de compressão e presença de trombos em veias dos membros inferiores. A presença de trombose venosa profunda sugere TEP.
- O perfil B é caracterizado pela presença de mais de duas linhas B simétricas bilaterais. Elas estão presentes quando há um espessamento dos septos interlobulares secundários a um acúmulo de líquido neste espaço. Esse perfil sugere edema pulmonar.
- O perfil B', ou seja, três ou mais linhas B por campo pulmonar bilaterais sem deslizamento pleural, sugere pneumonia.
- O perfil C demonstra uma imagem de consolidação, que aparece como uma estrutura de tecido contendo múltiplos pontos brancos no parênquima e geralmente pneumonia.

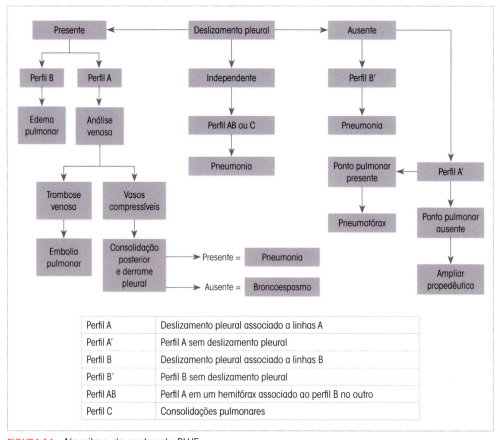

FIGURA 14 Algoritmo do protocolo BLUE.

- Um perfil assimétrico pode estar presente, por exemplo, perfil A em um hemitórax e perfil B no contralateral, o que sugere pneumonia. Caso o lado contralateral apresente ponto pulmonar e falta de deslizamento pleural, sugere pneumotórax.

Por fim, a avaliação do ponto PLAPS pode demonstrar a presença de derrame pleural ou consolidação.

LEITURA ADICIONAL

1. Noble V, Nelson B. Emergency and critical care ultrasound. New York: Cambridge University Press; 2011.
2. Lichtenstein DA (ed.). General ultrasound in the critically ill. New York: Springer; 2004.
3. Lichtenstein DA, Meziere GA. Relevance of lung ultrasound in the diagnosis of acute respiratory failure: the BLUE protocol. Chest. 2008;134:117-25.
4. Volpicelli G, Mussa A, Garofalo G, et al. Bedside lung ultrasound in the assessment of alveolar-interstitial syndrome. Am J Emerg Med. 2006;24:689-96.
5. Volpicelli G, Caramello V, Cardinale L, et al. Bedside ultrasound of the lung for the monitoring of acute decompensated heart failure. Am J Emerg Med. 2008;26:585-91.

CAPÍTULO 4

FAST

Carlos Augusto Metidieri Menegozzo
Jeammy Andrea Perez Parra

INTRODUÇÃO

Desde que apareceu como uma ferramenta de diagnóstico durante a Segunda Guerra Mundial e após a publicação do primeiro caso sobre seu uso na Alemanha em 1971 por Kristensen, a ultrassonografia ganhou um papel cada vez mais importante na avaliação do paciente traumatizado. O termo FAST (*Focused Assessment with Sonography*) foi criado em 1995 para descrever uma ferramenta de diagnóstico acessível, portátil, não invasiva e confiável.[1]

O próprio *Advanced Trauma Life Support* (ATLS) incorporou o uso do FAST e o recomenda para o diagnóstico diferencial de choque no contexto de trauma, em substituição ao lavado peritoneal diagnóstico (LPD) por considerá-lo mais invasivo e com acurácia semelhante à do FAST. Esse exame é indicado principalmente para o paciente hemodinamicamente instável com trauma abdominal contuso ou com ferimento penetrante na zona de Ziedler (precórdio). Entretanto, pode ser realizado virtualmente em qualquer vítima de trauma.[2,3]

Além dos benefícios do ultrassom *point of care* (POCUS) em relação a outros métodos de imagem, o FAST é rápido (1 a 3 minutos), portátil e pode ser facilmente repetido à beira do leito, principalmente em casos de alta suspeita clínica. Esse aspecto é particularmente importante, considerando que aproximadamente um terço dos traumatizados hemodinamicamente estáveis podem apresentar lesões intra-abdominais significativas mesmo na ausência de líquido livre no FAST inicial.

A Tabela 1 resume o desempenho diagnóstico do FAST comparado ao padrão-ouro (tomografia ou procedimento cirúrgico) conforme uma metanálise de 2019[4] que incluiu 75 estudos e 24.350 pacientes.

O FAST evoluiu para um exame de maior abrangência, englobando também alterações traumáticas torácicas. Atualmente aplica-se o e-FAST (FAST estendido), que envolve a pesquisa de pneumotórax e hemotórax.[5]

TABELA 1 Desempenho diagnóstico do FAST

	Sensibilidade	Especificidade	Acurácia
Pesquisa de líquido livre intra-abdominal	74%	98%	88%
Pesquisa de líquido no pericárdio	91%	94%	93%

Adaptada de Netherton et al. 2019.[4]

O objetivo principal do FAST é determinar a presença de líquido livre intraperitoneal ou no pericárdio.

ANATOMIA

A Tabela 2 resume os principais aspectos relacionados à posição do transdutor, às estruturas que devem ser identificadas e o que deve ser pesquisado em cada janela do FAST.

TÉCNICA

Segundo as diretrizes do ATLS, o FAST é habitualmente realizado durante a etapa "C" na avaliação da circulação e da perfusão para pesquisa da fonte de sangramento (diagnóstico diferencial da causa de choque).

O transdutor utilizado é o convexo por ser de baixa frequência (2,5 a 5 MHz) e permitir uma profundidade apropriada para o exame. O transdutor setorial, que apresenta características semelhantes às do convexo, também pode ser usado. Deve-se observar que, por convenção, o *probe marker* deve ficar orientado para cranial ou para a direita do paciente, a depender da posição do transdutor.

O paciente vai estar em decúbito dorsal horizontal na maior parte das vezes e o médico deve se posicionar à direita do paciente, com o equipamento de ultrassom à sua frente. Antes de iniciar o exame, deve se certificar de escolher o *preset* adequado ou configurar manualmente o equipamento para o seu exame.

Na hora de realizar o FAST, é importante lembrar que o fluido livre se acumula principalmente na área do quadrante superior direito conhecida como espaço de Morrison. Cerca de 70% das vítimas de trauma abdominal com líquido livre apresentarão FAST positivo nessa região.[6] Assim, sugere-se que a avaliação de vítimas de trauma abdominal contuso comece por essa janela, diminuindo o tempo para definição da conduta. Em contrapartida, em casos de ferimentos penetrantes precordiais, sugere-se que o FAST seja iniciado pela avaliação da janela pericárdica.

IMAGENS NORMAIS

As Figuras 1 a 4 são exemplos de janelas acústicas normais do FAST em pacientes vítimas de trauma.

IMAGENS ALTERADAS

As Figuras 5 a 11 são exemplos de FAST positivo em pacientes vítimas de trauma.

LIMITAÇÕES E DICAS

Dicas

É importante lembrar que o sangue com coágulos pode se apresentar hipoecogênico ao

TABELA 2 Aspectos de posicionamento e identificação de estruturas e padrões no FAST

Janela	Posição e orientação do transdutor	Estruturas visualizadas	O que procurar?
Pericárdica	1-2 cm abaixo do processo xifoide, em posição transversal, orientando o feixe sonoro para cranial (15-30 graus)	Ventrículos direito (em contato com o fígado) e esquerdo, átrios e pericárdio	Líquido entre o pericárdio e o miocárdio (estruturas hiperecogênicas)
Hepatorrenal	10º-12ª costela, linha axilar média, em posição longitudinal	Fígado e rim direito	Líquido livre na interface entre as estruturas (espaço de Morrison)
Esplenorrenal	9ª-11ª costela, linha axilar média para posterior, em posição longitudinal	Baço, rim esquerdo e a interface entre eles, e diafragma	Líquido livre na interface entre as estruturas ou subdiafragmático
Pelve	1-2 cm da sínfise púbica, em posição transversal, orientando o feixe sonoro caudalmente (ângulo de 30-45 graus)	Bexiga, psoas bilateralmente, útero/próstata	Líquido livre fora da bexiga (parede hiperecogênica)

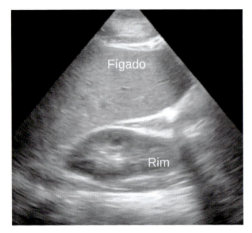

FIGURA 1 Janela hepatorrenal negativa (sem líquido livre). Arquivo pessoal.

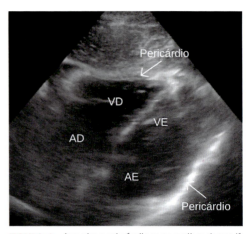

FIGURA 4 Janela pericárdica negativa (sem líquido livre). Arquivo pessoal.

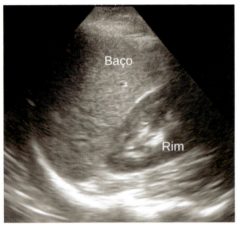

FIGURA 2 Janela esplenorrenal negativa (sem líquido livre). Arquivo pessoal.

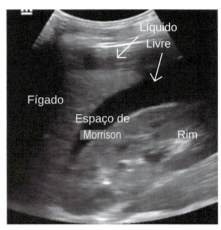

FIGURA 5 Janela hepatorrenal positiva. Nota-se líquido livre no espaço de Morrison e também na região subdiafragmática e anterior do fígado, o que pode ocorrer quando há um volume grande de líquido intraperitoneal.

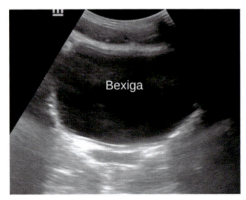

FIGURA 3 Janela pélvica negativa (sem líquido livre). Arquivo pessoal.

ultrassom, e não anecogênico como o líquido livre. Mesmo nessa situação, o FAST deve ser considerado positivo.

Um erro comum na obtenção das janelas subxifóidea e pélvica é não angular suficientemente o transdutor em relação à pele. A janela pericárdica deve ser obtida com o transdutor virtualmente paralelo à pele.

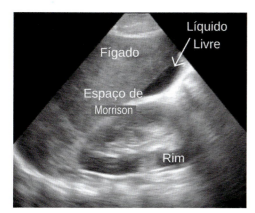

FIGURA 6 Janela hepatorrenal positiva, em que se observa uma pequena quantidade de líquido livre na região subdiafragmática. Essa imagem pode confundir um examinador menos experiente, pois o líquido assume um aspecto semelhante ao da vesícula biliar.

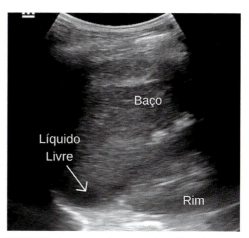

FIGURA 8 Janela esplenorrenal positiva, demonstrando líquido na região subdiafragmática esquerda, local mais frequente de acúmulo de líquido nessa região.

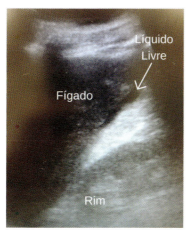

FIGURA 7 Janela hepatorrenal positiva, notando-se que o líquido não está localizado no espaço de Morrison, mas sim na borda hepática que não está em contato com o rim. Isso pode ocorrer com pequenas quantidades de líquido intraperitoneal e é uma das armadilhas que podem gerar um exame falso-negativo.

Na janela hepatorrenal, é essencial que o examinador avalie toda a extensão do fígado, avaliando suas bordas anterior e lateral. Não é infrequente observar um exame falso-negativo em que pequena quantidade de líquido estava acumulada no aspecto mais inferior do fígado.

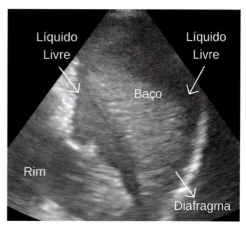

FIGURA 9 Janela esplenorrenal positiva, demonstrando líquido na região subdiafragmática esquerda e no espaço esplenorrenal.

A janela esplenorrenal é mais difícil de ser obtida pois, quando comparada à do hipocôndrio direito, o baço tem uma posição mais cranial e posterior e sua ecogenicidade é mais semelhante às estruturas adjacentes. Além disso, é imprescindível, especialmente nessa janela, que o diafragma seja visualizado, pois, na maior parte das vezes em que essa janela é positiva, o líquido está acumulado na região subdiafragmática, e não no espaço esplenorrenal.

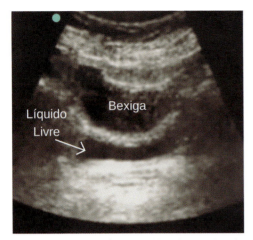

FIGURA 10 Janela pélvica positiva, demonstrando líquido no espaço retrovesical. Note que o líquido livre intraperitoneal é separado do conteúdo intravesical pela parede da bexiga (hiperecogênica) e que tanto a urina quanto o sangue apresentam-se anecoicos.

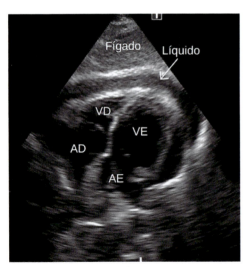

FIGURA 11 Janela pericárdica positiva, demonstrando líquido pericárdico envolvendo o coração nos aspectos anterior e posterior.

Procure avaliar a janela pélvica antes da sondagem vesical, pois a plenitude vesical facilita a avaliação dessa janela. Caso a sonda tenha sido passada, procure fechá-la antes que todo o conteúdo seja drenado para o coletor.

Limitações

O valor preditivo negativo do FAST para pesquisa de líquido livre não é alto. Dessa forma, é importante lembrar que um exame inicialmente negativo não exclui sangramento intra-abdominal, o qual deve ser ativamente pesquisado com um novo FAST após alguns minutos ou outro exame de imagem, por exemplo a tomografia, caso o paciente tenha condições clínicas para tal.

A presença de enfisema de subcutâneo ou de gás intraluminal (estômago e cólon) é uma limitação importante para qualquer exame ultrassonográfico. Assim, casos de pneumotórax ou lesões de vias aéreas, por exemplo, com extenso enfisema que disseca a região abdominal, impedem a realização adequada do FAST. O mesmo ocorre se houver interposição de alças intestinais ou do estômago nas janelas avaliadas.

1. Janela subxifóidea:
A. Apesar da elevada acurácia para a identificação de hemopericárdio secundário a uma lesão cardíaca,[7] é importante ressaltar que os casos de falso-negativo estão geralmente associados à presença concomitante de pneumopericárdio e hemotórax.[8,9] Esta é uma condição frequente no paciente politraumatizado e sua presença deve levar o médico a considerar lesões cardíacas mesmo com FAST negativo.
B. Pacientes obesos ou longilíneos podem dificultar muito a obtenção de uma janela subxifóidea adequada. Nessas situações, o médico pode utilizar alguma outra janela cardíaca, que não faz parte do FAST, para visualização das estruturas.

2. Janelas abdominais:
A. O FAST não é um exame adequado para avaliar lesões de órgãos sólidos ou de vísceras retroperitoneais10. Esse exame identifica, na verdade, a consequência das lesões (líquido livre intraperitoneal). Além disso, de maneira geral, o FAST não diferencia a natureza do líquido livre (sangue, urina, bile etc.).

B. Hematomas extraperitoneais secundários a fraturas de pelve podem resultar em um FAST falso-positivo. Ressalta-se também que pacientes femininas podem apresentar pequena quantidade de líquido pélvico fisiológico, além de patologias císticas anexiais, que podem resultar em um falso-positivo.
C. Em algumas circunstâncias o exame pode ser limitado pelas comorbidades do paciente, a exemplo de obesidade, ascite e doença pulmonar crônica.
D. Falsos-positivos podem ocorrer se o médico confundir o líquido no interior de vísceras (intestino e vesícula biliar) ou de cistos (rim e ovário) com o líquido livre intraperitoneal. Além disso, em pacientes obesos a gordura perirrenal mais exuberante pode confundir um examinador menos experiente, gerando um exame falso-positivo.

LEITURA ADICIONAL

1. Rozycki G, Ochsner M, Schmidt J, Frankel H, Davis T, Wang D. A prospective study of surgeon-performed ultrasound as the primary adjuvant modality for injured patient assessment. J Trauma. 1995;39:492-8 [discussion 498-500].
2. Governatori NJ, Saul T, Siadecki SD, Lewiss RE. Ultrasound in the evaluation of penetrating thoraco-abdominal trauma: A review of the literature. Med Ultrason. 2015;17(4):528-34.
3. Stengel D, Leisterer J, Ferrada P, Ekkernkamp A, Mutze S, Hoenning A. Point-of-care ultrasonography for diagnosing thoracoabdominal injuries in patients with blunt trauma. Cochrane Database Syst Rev. 2018;(12).
4. Netherton S, Milenkovic V, Taylor M, Davis PJ. Diagnostic accuracy of eFAST in the trauma patient: a systematic review and meta-analysis. CJEM. 2019;21(6):727-38.
5. Montoya J, Stawicki SP, Evans DC, Bahner DP, Sparks S, Sharpe RP, et al. From FAST to E-FAST: an overview of the evolution of ultrasound-based traumatic injury assessment. Eur J Trauma Emerg Surg. 2016;42(2):119-26.
6. Hahn DD, Offerman SR, Holmes JF. Clinical importance of intraperitoneal fluid in patients with blunt intra-abdominal injury. Am J Emerg Med. 2002;20(7):595-600.
7. Rozycki GS, Feliciano DV, Schmidt JA, Cushman JG, Sisley AC, Ingram W, et al. The role of surgeon-performed ultrasound in patients with possible cardiac wounds. Ann Surg. 1996;223(6):737-46.
8. Ball CG, Williams BH, Wyrzykowski AD, Nicholas JM, Rozycki GS, Feliciano DV. A caveat to the performance of pericardial ultrasound in patients with penetrating cardiac wounds. J Trauma – Inj Infect Crit Care. 2009;67(5):1123-4.
9. Nicol AJ, Navsaria PH, Beningfield S, Hommes M, Kahn D. Screening for occult penetrating cardiac injuries. Ann Surg. 2015;261(3):573-8.
10. Ballard RB, Rozycki GS, Newman PG, Cubillos JE, Salomone JP, Ingram WL, et al. An algorithm to reduce the incidence of false-negative FAST examinations in patients at high risk for occult injury. J Am Coll Surg. 1999 Aug 1;189(2):145-50.

CAPÍTULO 5

Sistema nervoso central

Rafaela Almeida Alquéres
Victor Marinho Silva
Marcelo de Lima Oliveira

O capítulo abordará os três principais exames que podem ser realizados em sala de emergência para avaliação de pacientes neurocríticos:

1. Ultrassom de nervo óptico.
2. Doppler transcraniano (DTC).
3. Ultrassonografia com imagem dúplex colorida transcraniana (IDTC).

ULTRASSOM DE NERVO ÓPTICO

Introdução

A monitorização da pressão intracraniana (PIC) foi introduzida em 1951, porém o início da utilização na prática clínica ocorreu em 1960, quando Lundberg estabeleceu seu protocolo de uso. A aplicação rotineira nos pacientes neurocríticos ocorreu somente após três décadas do surgimento da monitoração da PIC, por meio de dispositivos invasivos (intraventriculares, extradurais, subdurais ou intraparenquimatosos). Apesar de considerados padrão-ouro, esses dispositivos relacionam-se com complicações neurológicas graves como hemorragias e infecções bacterianas.[1]

Recentemente, métodos não invasivos para diagnóstico e monitoração da PIC estão sendo desenvolvidos a fim de evitar as complicações associadas aos métodos invasivos. Um desses métodos é a avaliação do diâmetro da bainha do nervo óptico por ultrassonografia.[1]

Anatomia

Embriologicamente, o nervo óptico (NO) é uma extensão do diencéfalo envolto por uma bainha derivada das três camadas da meninge, na qual o líquido cefalorraquidiano move-se livremente no espaço subaracnóideo intracraniano e intraorbital. O espaço subaracnóideo intraorbitário que circunda o nervo óptico é sujeito às mesmas mudanças pressóricas de sua porção intracraniana.[1] O NO tem comprimento aproximado de 4 cm e seu diâmetro, de 3 mm. A bainha do NO tem diâmetro de 3 mm e o espaço subaracnóideo entre a bainha e o nervo apresenta espessura de 0,1 mm (o diâmetro de bainha e do nervo juntos podem chegar a 4 mm).[2]

Técnica

A avaliação da espessura da bainha do nervo óptico é realizada posicionando-se o transdutor linear (7,5-13 MHz) sobre o olho fechado, na região da pálpebra superior. Essa bainha apresenta-se como uma área hipoecoica na região posterior do globo ocular e deve ser medida 3 mm após a saída do nervo óptico do globo ocular, ponto com maior representação de mudanças na PIC (Figura 1). Deve-se realizar três aferições em cada olho e usar a média dessas medidas como resultado final.[1]

O aumento em milímetros no diâmetro da bainha do nervo óptico corresponde a elevações expressivas da PIC. Porém, ainda não há consenso em relação ao valor da dilatação da bainha que represente a medida invasiva de monitorização da PIC. Evidências disponíveis atuais sugerem que um diâmetro entre 4,5 e 5,5 mm pode ser indicativo de hipertensão intracraniana (Figura 1).[1]

Dicas

A. Caso não haja *preset* específico em seu aparelho, selecionar o *preset* de tireoide.
B. Caso o paciente colabore e não esteja sob sedação, os olhos devem ser mantidos em posição neutra, direcionados para frente.
C. Atenção aos pacientes com patologias oculares. O exame é contraindicado na presença de algumas doenças como: tumor orbitário, doenças inflamatórias oculares (sarcoidose) e doença de Graves.

DOPPLER TRANSCRANIANO

Introdução

O Doppler transcraniano (DTC) foi introduzido por Aaslid em 1982. Trata-se de um exame não invasivo que pode ser realizado à beira do leito com o objetivo de avaliar a hemodinâmica do fluxo sanguíneo cerebral por meio do estudo ultrassonográfico das artérias basais do encéfalo. Entretanto, é um exame dependente do examinador, ou seja, resultados corretos obtidos pelo DTC dependerão do treino do operador. Além disso, cerca de 10 a 20% da população não possui janela acústica temporal acessível para o estudo satisfatório das artérias intracranianas.[2,3]

O DTC é importante para a avaliação hemodinâmica dos pacientes com trauma cranioencefálico (TCE), acidente vascular encefálico isquêmico (AVCi) ou hemorrágico intraparenquimatoso (AVCh), hemorragia subaracnóidea (HSA) e morte encefálica, entre outras patologias.[4,5]

Anatomia

O estudo anatômico deve se iniciar no arco aórtico, de onde surgem os três principais ramos

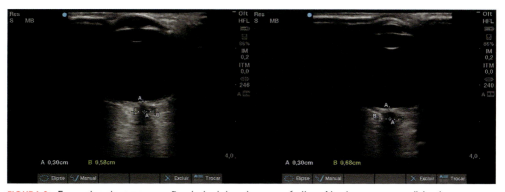

FIGURA 1 Exemplos de mensuração da bainha de nervo óptico. Atentar que a medida deve ser realizada 3 mm posterior à retina.

da circulação intracraniana: 1) tronco braquiocefálico, 2) artéria carótida comum esquerda e 3) artéria subclávia esquerda. O tronco braquicefálico divide-se em dois ramos terminais: 1) a artéria carótida comum direita e 2) a artéria subclávia direita (Figura 2).[6]

Cada artéria carótida comum bifurca-se em artéria carótida externa (ACE), que é responsável pela irrigação de estruturas do couro cabeludo, face e pescoço, e artéria carótida interna (ACI), responsável pela irrigação da circulação anterior intracraniana. A divisão da artéria carótida comum se dá na altura do nível de C4 ou C5.[6]

A carótida interna penetra no crânio pelo canal carotídeo e se ramifica em dois ramos: artéria cerebral média (ACM) e artéria cerebral anterior (ACA). Antes dessa bifurcação, a carótida interna dá origem à artéria comunicante posterior. Essa artéria pode unir-se à artéria cerebral posterior (ACP), comunicando a circulação anterior e posterior. As artérias cerebrais anteriores também se comunicam através da artéria comunicante anterior (Figura 3).[6]

O polígono de Willis é um anel anastomótico que comunica os dois lados da circulação anterior (através da artéria comunicante anterior) e a circulação anterior com a circulação posterior (através das artérias comunicantes posteriores).[6] Por meio dele, pode ser estabelecida uma importante rede de fluxo colateral também conhecida como circulação colateral primária, que tem relevância em prover caminhos alternativos ao fluxo sanguíneo nas doenças arteriais obstrutivas agudas ou crônicas intra e/ou extracranianas. Porém, apenas cerca de 40% da população apresenta um polígono completo.[2]

As artérias subclávias dão origem às artérias vertebrais (AVs), que serão responsáveis pela irrigação da circulação posterior intracraniana (Figura 2). Elas são divididas em três segmentos cervicais e um segmento intracraniano: V1, que consiste desde a origem da artéria até sua entrada no forame lateral da sexta vértebra; V2, que consiste no segmento entre a sexta vertebra até a sua saída no forame transverso da primeira vertebra; V3, que é o segmento extracraniano horizontal desta artéria entre a primeira vértebra até seu ingresso no forame magno; e V4, que é o segmento intracraniano que se une com a artéria vertebral contralateral para dar origem à artéria basilar.[6]

A artéria vertebral intracraniana emite um de seus principais ramos, a artéria cerebelar posteroinferior (PAICA). Como citado, as porções

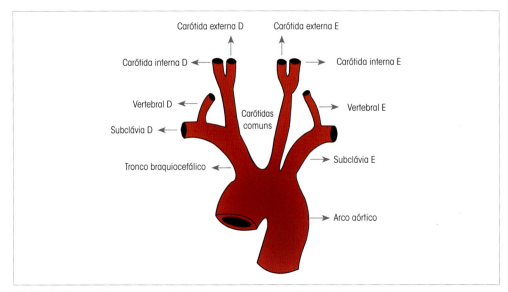

FIGURA 2 Arco aórtico e seus principais ramos. D: lado direito; E: lado esquerdo.

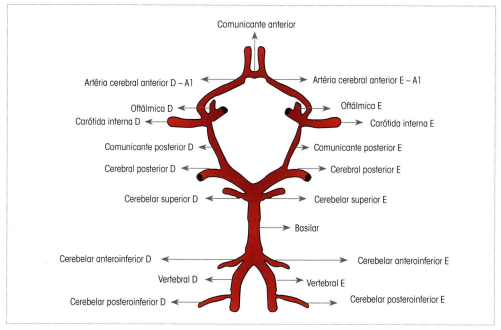

FIGURA 3   Principais artérias intracranianas. D: lado direito; E: lado esquerdo.

distais das artérias vertebrais se unem próximo à junção pontobulbar formando a artéria basilar (AB), que tem como principais ramos (nessa ordem): artéria cerebelar anteroinferior (AICA), artéria cerebelar superior (ACS) e artéria cerebral posterior, ramo terminal (Figura 3).[6]

Técnica

Por meio de ondas ultrassônicas de Doppler pulsado de baixa frequência (1-2 MHz), uma vez que frequências maiores não ultrapassam a barreira óssea, é possível avaliar a dinâmica do fluxo sanguíneo das artérias basais intracranianas. É importante ressaltar que por meio das ondas pulsadas é possível saber a distância do segmento arterial estudado, o que pode permitir a identificação da artéria durante o exame.[2,5] Seguem os principais parâmetros do equipamento de DTC para o estudo hemodinâmico das artérias intracranianas (Figura 4):

1. Profundidade (Tabelas 2 a 4).

2. Ganho: intensificação do sinal da onda ultrassonográfica refletida pelo fluxo do sangue quando chega ao transdutor.
3. *Sample*: comprimento do segmento arterial a ser avaliado.
4. *Power*: intensidade da onda ultrassonográfica que sai do transdutor para alcançar o tecido estudado.

O transdutor deve ser posicionado nas janelas que permitem a penetração da onda ultrassonográfica para avaliação das artérias extra e intracranianas (Tabela 1). Os principais parâmetros para identificação correta de cada vaso são os seguintes:[2,5]

- Janela acústica (Tabela 1, Figuras 5 e 6).
- Posição do transdutor (Tabelas 2 a 4).
- Profundidade da estrutura estudada (Tabelas 2 a 4, Figuras 8 e 9).
- Sentido do fluxo: o fluxo sanguíneo que flui no sentido do transdutor é definido como positivo (onda acima da linha de base) e o

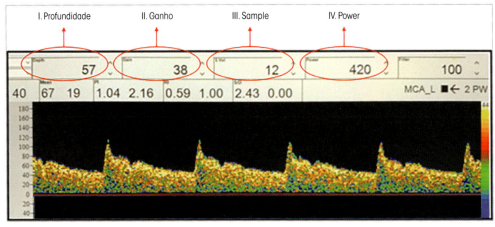

FIGURA 4 Parâmetros ajustáveis no aparelho de Doppler transcraniano (DTC).

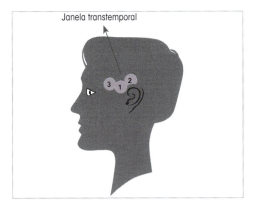

FIGURA 5 Possíveis posições do transdutor na janela transtemporal.

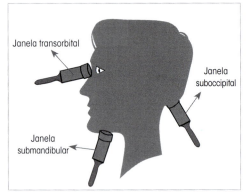

FIGURA 6 Localizações de cada janela avaliada no Doppler transcraniano (DTC).

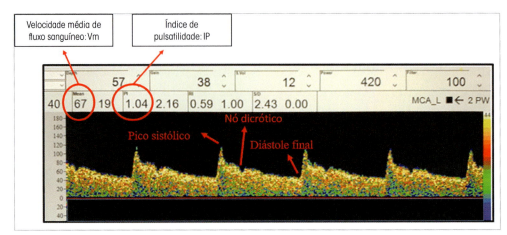

FIGURA 7 Principais dados avaliados no padrão de onda encontrado no Doppler transcraniano (DTC).

fluxo no sentido contrário ao transdutor é definido como negativo (abaixo da linha de base, Figuras 8 e 9).

Os principais dados do espectro das velocidades do fluxo sanguíneo que devem ser avaliados são (Figura 7):

- Velocidade média (Vm) de fluxo que é calculada pela fórmula: (velocidade de pico sistólico + 2 × velocidade diastólica final)/3.[5]
- Índice de pulsatilidade (IP) que é calculado pela fórmula: (velocidade de pico sistólico – velocidade diastólica final)/Vm. A relação entre sístole e diástole pode estimar resistência da microcirculação encefálica. O IP aceitável deve ser < 1,0.[5]

TABELA 1 Artérias avaliadas em cada uma das janelas acessadas

Janela	Artérias avaliadas
Submandibular	Artérias carótidas interna e externa
Transorbital	Artéria oftálmica, sifão carotídeo
Transtemporal	Artéria carótida interna terminal, segmentos M1 e M2 da artéria cerebral média, segmento A1 da artéria cerebral anterior, segmentos P1 e P2 da artéria cerebral posterior
Suboccipital	Segmento V3 e V4 da artéria vertebral, artéria cerebelar posteroinferior (PAICA), artéria basilar

TABELA 2 Parâmetros para a correta identificação de cada artéria na janela transtemporal

Janela transtemporal	Orientação do transdutor	Profundidade (mm)	Orientação do fluxo	Velocidade média (cm/s)
Artéria cerebral média (ACM) e artéria carótida interna distal (ACI)	Transdutor acima do arco zigomático apontando ligeiramente para cima e anterior ao ouvido	ACM M1: 45-65 ACM M2: 30-45 ACI: 60-65	M1: positivo M2: positivo ou negativo ACI: bidirecional	< 80
Artéria cerebral anterior (segmento A1)	Curvar levemente o transdutor anterior e superiormente	62-75	Negativo	< 80
Artéria cerebral posterior	Leve angulação posterior e inferiormente	55-70	P1: positivo P2: negativo	< 60

Observação: a artéria carótida interna cervical é avaliada na janela submandibular, abaixo do ângulo da mandíbula, na profundidade de 40 a 60 mm e apresenta fluxo negativo.

TABELA 3 Parâmetros para a correta identificação de cada artéria na janela transorbital

Janela transorbital	Orientação do transdutor	Profundidade (mm)	Orientação do fluxo	Velocidade média (cm/s)
Artéria oftálmica	Angular o transdutor discretamente medial	40-60	Positivo	Variável
Sifão carotídeo	Mesma posição	60-65	Bidirecional	< 70

TABELA 4 Parâmetros para a correta identificação de cada artéria na janela suboccipital

Janela suboccipital	Orientação do transdutor	Profundidade (mm)	Orientação do fluxo	Velocidade média (cm/s)
Artéria vertebral	Levemente lateral e paralelo à linha média ou na linha média, aponte para o nariz	45-80	Negativo	< 50
Artéria basilar	Mesma posição	80-100	Negativo	< 60

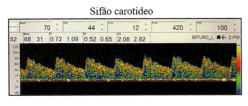
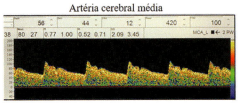
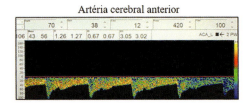
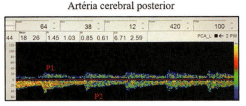

FIGURA 8 Artérias analisadas nas janelas transorbital e transtemporal.

Indicações

Hemorragia subaracnóidea

A hemorragia subaracnóidea (HSA) pode ser dividida em três fases:

- Oliguêmica (hipofluxo sanguíneo): ocorre redução do fluxo sanguíneo cerebral associado à hipertensão intracraniana e consequente redução da pressão de perfusão cerebral e/ou à vasoconstrição intensa da microvasculatura encefálica. Tem duração de 24 h e é caracterizada por velocidades baixas associadas à elevação da resistência cerebrovascular. A persistência da oliguemia por tempo prolongado pode estar associada a prognóstico neurológico desfavorável.[7]

- Hiperêmica: a fase de oliguemia pode causar produção de ácido láctico em decorrência da redução de oxigênio no tecido cerebral e consequente produção de energia pela via anaeróbia. O ácido láctico leva a vasodilatação da microvasculatura encefálica, que por sua vez aumenta o fluxo sanguíneo cerebral. Essa fase é caracterizada por um aumento das velocidades de fluxo sanguíneo encefálico desde a carótida interna cervical até as artérias intracranianas. Portanto, o índice de Lindegaard (IL: relação entre as velocidades na artéria cerebral média e

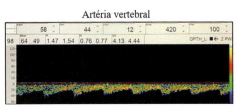
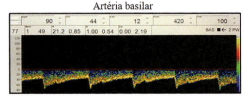

FIGURA 9 Artérias analisadas na janela suboccipital.

na carótida interna cervical – Vm ACM/Vm ACI) é inferior a 3.[7]
- Fase do vasoespasmo: tem início após 48 h, sobretudo do 3º ao 15º dia. Pode ser visto em até 70% dos pacientes, porém em apenas cerca de 30% dos pacientes ele será sintomático. É uma das complicações mais temidas dessa doença, pois está associado à presença de isquemia cerebral tardia.[2,7] O DTC tem boa sensibilidade e especificidade para detecção do vasoespasmo.[5] O estreitamento de um segmento arterial provoca aumento das velocidades de fluxo nesse segmento e retardo circulatório nos segmentos arteriais que antecedem a estenose. Portanto, além de velocidades altas, a relação entre a velocidade da artéria cerebral média acometida com a artéria carótida interna cervical (índice de Lindegaard) deve ser > 3 para que se configure a presença de vasoespasmo (se IL > 6, vasoespasmo grave). Na circulação posterior a relação é feita entre a artéria basilar e a artéria vertebral extracraniana (IS: índice de Soustiel): quando > 2, considerar-se vasoespasmo, e > 3, vasoespasmo grave.[2,5]

As seguintes velocidades abaixo indicam presença de vasoespasmo (associado ao IL > 3):[2]
- ACM: 120-130 cm/s (vasoespasmo leve), 130-200 cm/s (vasoespasmo moderado), > 200 cm/s (vasoespasmo grave).
- ACA: aumento da Vm > 50% em 24 h.
- ACP: > 110 cm/s.
- AV e AB: > 80 cm/s.

- Observação: elevações de velocidades em cerca de 50-65 cm/s em 24 h são indicativas de maior risco de isquemia cerebral tardia.

Acidente vascular isquêmico

O DTC pode ser útil no seguimento e manejo na fase aguda do AVCi; suas principais indicações são:[2,3,5,8]

- Diagnóstico de estenoses críticas e oclusões das artérias intracranianas (Figura 10).
- Avaliação da recanalização das grandes artérias encefálicas após terapias de reperfusão.
- Avaliação do fluxo sanguíneo encefálico durante hipertensão intracraniana (HIC), especialmente nos pacientes com AVCi extenso.
- Avaliação de circulação colateral durante estenose crítica ou oclusão de um grande vaso: sua presença está associada a prognóstico neurológico mais favorável.
- Detecção de atividade embólica encefálica espontânea. A presença de embolia espontânea em pacientes com AVCi agudo associa-se a maior risco de recorrência de novos eventos. Quando presente em um segmento arterial sugere presença de embolia arterioarterial; quando em múltiplos segmentos arteriais, sugere embolia de origem cardíaca ou paradoxal (Figura 11).
- Avaliação de comunicação direito-esquerda: por meio do teste de microbolhas pode-se diagnosticar e classificar a presença de *shunt* cardíaco ou pulmonar e, desta forma, auxiliar no diagnóstico de embolia paradoxal (Figura 12).

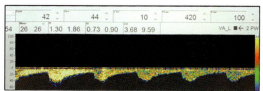 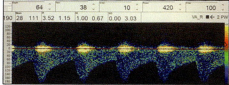

FIGURA 10 Estenose da artéria vertebral (AV) direita (à direita). Aumento focal de velocidade média (Vm) de fluxo (> 30% em relação ao lado contralateral) na AV direita (padrão semelhante ao vasoespasmo). A figura à esquerda mostra Vm de fluxo normal na artéria vertebral esquerda.

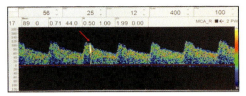

FIGURA 11 Presença de embolia espontânea.

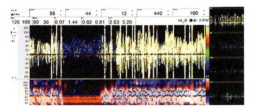

FIGURA 12 Teste de microbolhas positivo: presença de *shunt* direito-esquerdo de alta condutância de acordo com consenso latino-americano.

Traumatismo cranioencefálico

O TCE também apresenta três fases hemodinâmicas distintas do fluxo sanguíneo encefálico, assim como a HSA: fases de oliguemia, hiperemia e vasoespasmo. É importante ressaltar que a fase do vasoespasmo pode ser mais precoce e mais fugaz no TCE quando comparado à HSA. O DTC também pode detectar a presença de hipertensão intracraniana grave por meio das alterações no espectro das velocidades do fluxo sanguíneo encefálico, especialmente quando ocorre redução das velocidades diastólicas e consequente elevação dos IPs. Porém, o DTC tem baixa sensibilidade para detectar presença de HIC leve. O estudo da dinâmica do fluxo sanguíneo encefálico na presença de hipertensão intracraniana é importante para manejo do tratamento destes pacientes a fim de reduzir a PIC e manter um fluxo sanguíneo adequado.[2,9]

Morte encefálica

O DTC é um dos métodos utilizados para exame complementar no diagnóstico de morte encefálica (ME). O aumento progressivo da PIC é acompanhado de aumento da resistência cerebrovascular, ou seja, há restrição ao fluxo sanguíneo encefálico em decorrência da redução do espaço intracraniano. Desta forma, o espectro de velocidade do fluxo sanguíneo mostrará velocidades diastólicas progressivamente mais baixas até que alcance o valor zero. O colapso circulatório será caracterizado quando houver a presença de fluxo alternante ou reverso (sístole anterógrada e diástole retrógrada) ou picos sistólicos curtos onde as velocidades de fluxo sanguíneo são < 50 cm/s (Figura 13).[2,5]

Para o diagnóstico de ME deve-se avaliar as artérias cerebrais médias, anteriores, posteriores, sifões carotídeos, artérias vertebrais intracranianas (V4) e extracranianas (V3) e a artéria basilar. O diagnóstico só poderá ser estabelecido se o colapso for encontrado em todas as artérias avaliadas. Caso exista fluxo residual em alguns desses vasos, o exame deve ser repetido em 24 h (Figura 13).[2,5]

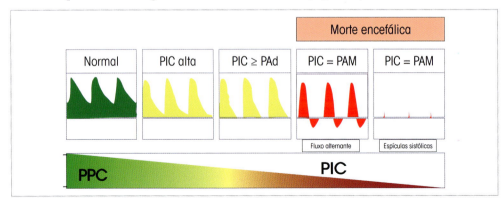

FIGURA 13 Padrões de onda no aumento progressivo da PIC (seguido de queda progressiva da PPC). PAd: pressão arterial diastólica; PAM: pressão arterial média; PIC: pressão intracraniana; PPC: pressão de perfusão encefálica.

Dicas

A. Inicie o exame com um valor de ganho mais elevado, facilitando a localização da artéria no menor tempo possível.[2,5]
B. Potência muito elevada pode causar efeitos térmicos e mecânicos. Deve-se ter maior atenção ao realizar o exame na janela transorbital pelo risco de lesão ocular, principalmente catarata. É necessário diminuir a energia (*power*) para 10% da potência máxima e limitar o tempo de exposição.[2,5]
C. Procurar sempre pelos melhores espectros das velocidades de fluxo que fornecem corretamente as velocidades do fluxo sanguíneo encefálico. É aconselhável saber a fórmula da velocidade média porque espectros atenuados obtidos de janelas difíceis podem fornecer velocidades erradas.[2]

O *aliasing* também é um problema para interpretação correta das velocidades do fluxo sanguíneo encefálico e acontece principalmente em velocidades do fluxo sanguíneo muito altas (Figura 14). Três dicas ajudam na correção desse problema: ajustar a escala de velocidade para valores maiores, alterar a linha de base e reduzir o *sample*.[2,5]

ULTRASSONOGRAFIA COM IMAGEM DÚPLEX COLORIDA TRANSCRANIANA (IDCT)

Introdução

A IDCT foi introduzida na prática clínica no início de 1990. Além de permitir também a avaliação do estudo do fluxo sanguíneo por meio do Doppler como no DTC, esse exame permite o estudo das estruturas anatômicas por meio da imagem por escala de cinza. Portanto, é um exame não invasivo (também examinador-dependente) feito à beira do leito que auxilia na avaliação do parênquima cerebral.[2]

Técnica

A IDCT é realizada utilizando-se o equipamento de ultrassonografia com transdutor setorial de baixa frequência (2-3,5 Mhz) que permite a visualização das estruturas encefálicas por meio das mesmas janelas utilizadas no DTC.[2,10]

A janela transtemporal é a principal, permite o estudo dos mesmos vasos avaliados nessa localização pelo DTC e avaliação do parênquima cerebral. Três planos são obtidos no estudo: mesencefálico, diencefálico (ambos no plano axial) e ventricular (plano coronal).[2,10]

O plano mesencefálico é caracterizado pelo mesencéfalo: estrutura hipoecoica, em forma de "borboleta" e circundada pelas cisternas perimesencefálicas (Figura 15).[10]

O plano diencefálico é obtido após angulação cefálica de 10 graus e é caracterizado por duas linhas hiperecoicas centrais perpendiculares ao transdutor que correspondem à parede do terceiro ventrículo; lateralmente visualiza-se o tálamo hipoecoico, os núcleos lentiformes laterais ao tálamo e a cisterna silviana próxima ao osso temporal.[2,10]

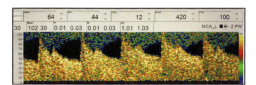

FIGURA 14 *Aliasing*. Artefato comum no Doppler transcraniano (DTC).

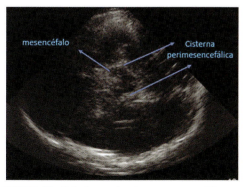

FIGURA 15 Estruturas do plano mesencefálico.

Para a visualização do plano ventricular, realiza-se rotação do transdutor em 90º em relação à posição axial, permitindo a visualização do corpo dos ventrículos laterais.[2,10]

Indicações

A grande vantagem do exame é permitir a avaliação acurada da anatomia cerebral à beira do leito. Portanto, a ICDT pode ser útil na avaliação de pacientes neurocríticos admitidos em sala de emergência principalmente na presença das patologias descritas a seguir.[10,11]

Hematomas intracranianos

A ICDT pode avaliar hematomas intracranianos e extra-axiais que são visualizados como lesões hiperecoicas na fase aguda (primeiros cinco dias). A detecção dos hematomas intracranianos depende de sua localização, hematomas profundos (comuns na hemorragia hipertensiva como por exemplo em gânglios da base) são mais bem visualizados em comparação a hematomas lobares.

O exame auxilia também na detecção da expansão do hematoma, possuindo boa correlação com a tomografia (TC) de crânio. Para tanto, é necessário o cálculo do volume do hematoma que pode ser feito por meio de aferições nos planos axial e coronal pela fórmula: (A × B × C)/2 ou (longitudinal × sagital × coronal)/2.[4,5]

Desvio de linha média (DLM)

A avaliação dos desvios de linha média deve ser realizada no plano diencefálico. Um primeiro ponto (A) é tomado desde o início do feixe de ultrassom até o centro do terceiro ventrículo. Um segundo ponto (B) é tomado da mesma forma com o transdutor do lado contralateral. O DLM é calculado pela fórmula (A − B)/2. Valores de DLM > 2,5 mm são considerados significativos. Estudos têm mostrado boa correlação dessa aferição com a TC de crânio.

Hidrocefalia

A medida da dilatação do terceiro ventrículo pode ser realizada por meio da aferição da distância entre as bordas internas das paredes do terceiro ventrículo no plano diencefálico. Medidas seriadas são úteis no seguimento desses pacientes. Valores superiores a 10 mm têm alta sensibilidade para o diagnóstico de dilatação ventricular.

TCE grave

A IDTC também tem sido promissora na avaliação dos pacientes com TCE grave. Além de auxiliar na avaliação de desvio de linha média e na presença de hidrocefalia, permite a detecção do apagamento da fissura silviana e da compressão da cisterna perimesencefálica (sinais indicativos de hipertensão intracraniana).

LEITURA ADICIONAL

1. Nag DS, Sahu S, Swain A, Kant S. Intracranial pressure monitoring: Gold standard and recent innovations. World J Clin Cases. 2019;7(13):1535-53.
2. Lange MC. Neurossonologia – Aplicação prática. 1.ed. São Paulo: Di Livros Editora; 2018.
3. Robba C, Cardim D, Sekhon M, Budohoski K, Czosnyka M. Transcranial Doppler: A stethoscope for the brain-neurocritical care use. J Neurosci Res. 2018;96(4):720-30.
4. Krishnamurthi RV, Ikeda T, Feigin VL. Global, regional and country-specific burden of ischaemic stroke, intracerebral haemorrhage and subarachnoid haemorrhage: A systematic analysis of the Global Burden of Disease Study 2017. Neuroepidemiology. 2020;54(2):171-9.
5. Alexandrov AV. Cerebrovascular ultrasound in stroke prevention and treatment. 2.ed. Oxford: Blackwell Publishing; 2011.
6. Osborn AG. Diagnostic cerebral angiography. 2.ed. Philadelphia: Lippincott Williams & Wilkins; 1998.
7. Oliveira ML, de Azevedo DS, de Azevedo MK, de Carvalho Nogueira R, Teixeira MJ, Bor-Seng-Shu E. Encephalic hemodynamic phases in subarachnoid hemorrhage: How to improve the protective effect in patient prognoses. Neural Regen Res. 2015;10(5):748-52.
8. Zetola VF, Lange MC, Scavasine VC, Bazan R, Braga GP, Leite ACCB, et al. Latin American Consen-

sus Statement for the Use of Contrast-Enhanced Transcranial Ultrasound as a Diagnostic Test for Detection of Right-to-Left Shunt. Cerebrovasc Dis. 2019;48(3-6):99-108.
9. Bor-Seng-Shu E, Teixeira MJ. Brain vasospasm after head injury. J Neurosurg. 2007;106(4):728-30; author reply 30.
10. Blanco P, Abdo-Cuza A. Transcranial Doppler ultrasound in neurocritical care. J Ultrasound. 2018;21(1):1-16.
11. Oliveira RA, de Oliveira Lima M, Paiva WS, de Sá Malbouisson LM, Teixeira MJ, Bor-Seng-Shu E. Comparison between brain computed tomography scan and transcranial sonography to evaluate third ventricle width, peri-mesencephalic cistern, and sylvian fissure in traumatic brain-injured patients. Front Neurol. 2017;8:44.

CAPÍTULO 6

Gestação e puerpério

Marina Carlos Cavalcante Gurgel
Júlio Augusto Gurgel Alves
Sammya Bezerra Maia e Holanda Moura

INTRODUÇÃO

O uso do ultrassom *point of care* (POCUS) na gestante tem sido de grande valia para a melhoria de desfechos clínicos em todo o mundo. As principais utilidades na obstetrícia têm sido apontadas como: avaliação da viabilidade da gestação, esclarecimento de sangramentos na primeira e segunda metade da gestação e diagnóstico etiológico de complicações puerperais.[1,2]

Assim, os principais objetivos do POCUS na gestante são:

- Determinação da localização, viabilidade da gestação e diagnóstico diferencial das principais causas de dor e sangramento transvaginal (STV) no primeiro trimestre: abortamento, gestação ectópica e gestação molar.
- Verificação do leito placentário de gestantes com STV, para detecção de sinais de placenta prévia, descolamento placentário (DPP), acretismo e vasa prévia na segunda metade da gestação.
- Diagnóstico etiológico de sangramento e infecção puerperal, suspeitando da possibilidade de restos de produtos originários da concepção (RPOC).

Ao realizar um POCUS na gestante, as perguntas que podem ser respondidas pelo exame são:

- Em gestante com STV no primeiro trimestre, a gestação é viável?
- Qual a causa de STV no primeiro trimestre nessa gestante?
- Em gestante com STV na segunda metade da gestação, a placenta está inserida normalmente?
- Ocorrendo placenta prévia, estão associados acretismo ou vasa prévia?
- Em puérpera com sangramento ou febre puerperal, existem RPOC?

ANATOMIA NORMAL DA GESTAÇÃO E PUERPÉRIO

A pelve feminina sofre modificações anatômicas de acordo com a idade gestacional (IG). A gestação é dividida em quatro períodos: pré-embrionário, entre a data da última menstruação (DUM) até a 5ª semana; embrionário, da 6ª à 10ª semana; fetal, da 10ª semana ao parto; e puerperal, até 42 dias após o mesmo.

Período embrionário

A primeira evidência de gestação normal à ultrassonografia (US) é a presença do saco gestacional (SG) no interior da porção fúndica da cavidade endometrial, a partir de 4,5 semanas da DUM, quando mede em torno de 5 mm. Após 5,5

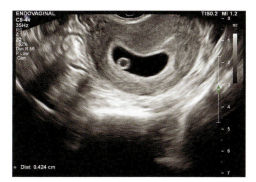

FIGURA 1   Gestação inicial de 6 semanas.

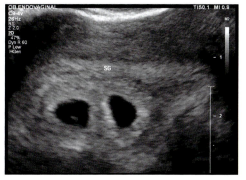

FIGURA 2   Gestação gemelar dicoriônica de 5,5 semanas. SG: saco gestacional.

semanas observa-se em seu interior a vesícula vitelínica (VV) (Figura 1), indicando bom prognóstico e corionicidade de gestação gemelar (Figura 2). Visualiza-se o embrião a partir de 6 semanas, quando mede mais de 5 mm e apresenta batimentos cardíacos acima de 90 batimentos por minuto (bpm) (Figura 3). Atrasos nesse desenvolvimento e alterações na frequência cardíaca podem indicar um mau prognóstico da gestação.[3]

Período fetal

O melhor período de datação pela ultrassonografia (US) é o primeiro trimestre, por meio da medida do comprimento cabeça-nádega (CCN), especialmente entre 8 e 14 semanas de gestação (Figura 4). Se essa idade gestacional calculada na ultrassonografia coincidir em até 5 dias com a data da DUM, a IG pode ser definida pela DUM. Se a diferença for maior do que 5 dias, será definida pela US do primeiro trimestre. A partir da 10ª semana, o período fetal e sua organogênese se iniciam. A placenta é observada a partir de 11-12 semanas como imagem ecogênica implantada no corpo uterino.[4,5]

Período puerperal

Imediatamente após a saída do concepto e dos anexos fetais, o útero involui gradativamente. Dentro de 24 h, chega ao nível da cicatriz umbilical e à sínfise pubiana geralmente após 14 dias.

TÉCNICA E VISÃO ULTRASSONOGRÁFICA NORMAL

Período embrionário

A preferência de visualização da gestação nos períodos pré-embrionário e embrionário se dá pela via transvaginal, enquanto no pe-

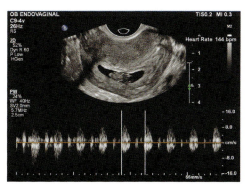

FIGURA 3   Vitalidade embrionária de gestação de 7 semanas.

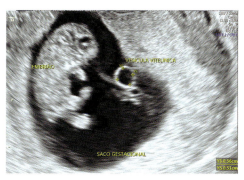

FIGURA 4   Gestação de 10 semanas.

ríodo fetal, pela via abdominal. A mulher deve ser posicionada em decúbito dorsal quando da realização pela via abdominal e em posição de litotomia com coxim sob seus quadris quando a via endovaginal for indicada. Os *presets* do equipamento devem ser selecionados previamente.[7,8]

O exame da gestação inicial normalmente deve ser realizado com a bexiga materna esvaziada, em posição de litotomia, com transdutor endocavitário (frequência de 5 a 9 mHZ) revestido por preservativo. Devem ser medidos e avaliados: o útero e os ovários; a localização, a implantação e o número de sacos gestacionais; a presença de áreas de descolamento coriônico; o tamanho, número e formato da(s) vesícula(s) vitelínica(s); a formação do embrião e sua frequência cardíaca; o comprimento e a perviedade do colo uterino (Figura 5). Observa-se que este é o melhor período para cálculo da IG e da determinação da corionicidade de uma gestação gemelar.[7,8,10]

Período fetal

O US no final do primeiro trimestre (11 a 13 semanas e 6 dias) pode ser realizado por via abdominal com transdutor convexo (frequência de 3,5 a 5,0 mHZ) ou por via transvaginal. Devem ser descritas a vitalidade, a morfologia fetal, a implantação da placenta, a inserção do cordão umbilical e o comprimento do colo uterino. Em serviços especializados de Medicina Fetal, calculam-se riscos para aneuploidias e pré-eclâmpsia, não sendo objetivos do POCUS (Figura 6).[7]

A partir do segundo trimestre a avaliação do feto, placenta, cordão umbilical e líquido amniótico deve ser realizada por via transabdominal. A via transvaginal deve ser reservada para avaliação do comprimento do colo uterino para predição de parto prematuro e da distância do bordo da placenta ao orifício interno do colo uterino, para determinação de uma baixa implantação da mesma.[8,9]

Puerpério

Na fase puerperal, a US deve ser realizada por via abdominal até o 14º dia e a seguir por via transvaginal. A partir do 28º dia, o volume uterino retorna ao normal e a cavidade endometrial vazia é observada como fina linha ecogênica central.[6,11]

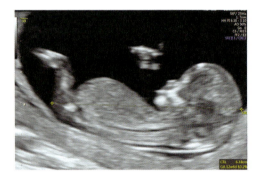

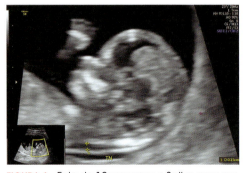

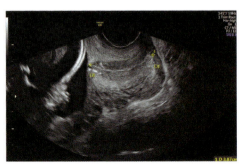

FIGURA 5 Medida do comprimento do colo uterino do orifício interno ao externo.

FIGURA 6 Feto de 12 semanas e 3 dias com medidas do comprimento cabeça-nádega (CCN) e translucência nucal.

ULTRASSONOGRAFIA PATOLÓGICA NA PRIMEIRA METADE DA GESTAÇÃO

As principais patologias diagnosticadas na primeira metade da gestação manifestam-se por dor pélvica e sangramento transvaginal e compreendem principalmente abortamento, gestação molar e ectópica.[12-14]

Abortamento

Visão ultrassonográfica

A gravidez inviável é diagnosticada por US quando se observa SG com diâmetro médio (DMSG) acima de 25 mm sem embrião ou com embrião sem atividade cardíaca se CCN > 7 mm. A ameaça de abortamento deve ser suspeitada em pacientes com sangramento e gravidez intrauterina viável confirmada por ultrassom. O risco de perda precoce da gravidez aumenta quando há hemorragia subcoriônica associada, que se visualiza como área anecoica ou hipoecoica heterogênea com debris, adjacente ao saco gestacional (Figura 7). Se o saco gestacional se configura irregular e se aproxima do orifício interno (OI) do colo, sugere aborto inevitável (Figura 8).[12]

A presença de material heterogêneo, hiperecoico e amorfo no interior da cavidade endometrial sugere RPOC, ou seja, abortamento incompleto (Figura 9).[12-14]

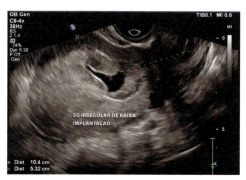

FIGURA 8 Abortamento inevitável.
SG: saco gestacional.

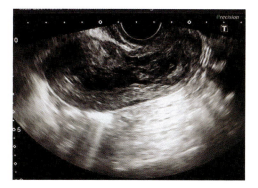

FIGURA 9 Abortamento incompleto.

Protocolo

Quando uma gravidez intrauterina é detectada, mas com viabilidade incerta, o US deve ser repetido em 7 a 10 dias para confirmá-la. A ameaça de abortamento deve ser tratada de forma expectante. Não há evidências que suportem uso de progesterona, repouso em domicílio ou leito para controle do sangramento.[12] Caso se confirme abortamento inevitável ou incompleto, a mulher deve ser encaminhada para avaliar necessidade de esvaziamento uterino.[12,13]

Dicas

Se a US for realizada muito precocemente e o DMSG for menor que 25 mm, ou CCN < 7 mm, apesar da DUM indicar gestação mais avançada, não se deve fechar diagnóstico de gestação inviável, mas solicitar realização de novo US em 7 dias.

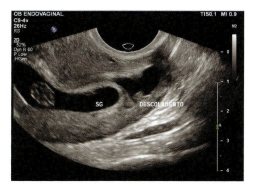

FIGURA 7 Ameaça de aborto. Saco gestacional irregular de baixa localização.
SG: saco gestacional.

Gestação ectópica

Visão ultrassonográfica

Observa-se a implantação do ovo fora da cavidade endometrial. Os achados ultrassonográficos mais comuns são: ausência de SG intrauterino; formação de pseudossaco (Figura 10) gestacional (esboço de SG sem duplicidade ecogênica circunjacente); massa anexial em 88% dos casos (Figura 11) e líquido livre em fundo de saco de Douglas.[12-14]

Protocolo

Nos casos em que nenhuma gestação tópica é identificada e não há evidência ultrassonográfica de gravidez ectópica, recomenda-se o acompanhamento seriado dos níveis de beta-hCG. A conduta a ser proposta à portadora de uma GE varia de acordo com estabilidade hemodinâmica, níveis de beta-hCG e critérios ultrassonográficos:

- Expectante: se declínio de beta-hCG em 24-48 h, ausência de embrião vivo, massa anexial < 4,0 cm, líquido em fundo de saco < 100 mL e estabilidade materna.
- Medicamentosa (metotrexate): se beta-hCG < 5.000 mUI/mL, massa anexial < 3,5 cm e embrião sem vitalidade, líquido em fundo de saco < 100 mL e estabilidade materna.
- Cirúrgico: laparoscopia ou laparotomia se paciente instável, com sinais de choque hipovolêmico, com grande quantidade de líquido livre no fundo de saco ou massa anexial maior que 4,0 cm.

Dicas

Em uma paciente com beta-hCG positivo, a não visualização do SG pode ser devido a três hipóteses: gestação tópica de menos de 4,5 semanas, aborto completo ou gestação ectópica. Embora a grande maioria das gestações ectópicas se localize nas tubas uterinas, pode ocorrer o implante gestacional em outros locais, como colo uterino, cornos uterinos e localização extrapélvica, como abdome e cicatriz de cesariana.[12-14]

Doença trofoblástica gestacional (DTG)

Visão ultrassonográfica

A depender do tamanho do fundo uterino, a US poderá ser realizada exclusivamente por via abdominal (se acima da sínfise púbica). A visão ultrassonográfica de uma mola completa demonstrará um conteúdo uterino ecogênico com padrão vesicular sem concepto em seu interior, denominado padrão em "flocos de neve" (Figura 12). Por via endovaginal, quando realizado mais precocemente em úteros menores, a cavidade uterina conterá uma massa sólida ecogênica, geralmente com numerosos espaços císticos, que correspondem aos vilos hidrópicos e à hiperplasia trofoblástica. Os ovários também devem ser avaliados, pois

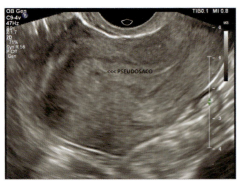

FIGURA 10 Pseudossaco gestacional em gestação ectópica.

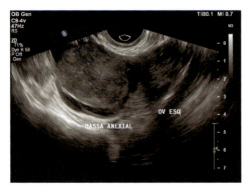

FIGURA 11 Massa anexial adjacente ao ovário esquerdo. Gestação ectópica.

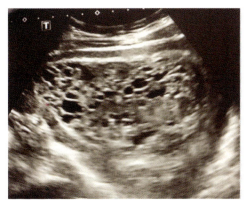

FIGURA 12 Mola hidatiforme.

em geral se tornam aumentados de volume (6 a 8 cm^3) e multifoliculares (cistos tecaluteínicos).[12-14]

Protocolo

As formas benignas e malignas da doença obedecem a protocolos obstétricos específicos, que associados ao quadro clínico e aos níveis de beta-hCG maternos orientam indicação de tratamento, seja o esvaziamento da cavidade uterina, a utilização de quimioterápico (metotrexate) ou a histerectomia.[12-14]

Dicas

A DTG também deve ser considerada, particularmente diante da elevação anormal de níveis séricos de beta-hCG acima de 100.000 UI/mL ou de achados específicos de imagem. Os sintomas mais comuns são: útero acima do esperado para IG, sangramento transvaginal, hiperêmese, ausência de batimento cardíaco fetal (mola completa) e eliminação de vesículas. Dimensões ovarianas maiores favorecem quadros de torção ovariana.[12-14]

ULTRASSONOGRAFIA PATOLÓGICA NA SEGUNDA METADE DA GESTAÇÃO

As principais patologias observadas em US da segunda metade da gestação em um serviço de emergência são relacionadas a queixas de sangramentos, como acretismo placentário, placenta prévia e DPP e complicações de patologias clínicas maternas ou gestacionais. Outras causas como rotura de vasa prévia e rotura uterina são emergências com necessidade de resolução cirúrgica imediata, não havendo tempo para a indicação de US.[8,9]

Placenta prévia

Visão ultrassonográfica

Define-se como prévia a placenta implantada até 2 cm (prévia marginal), cobrindo parcial (prévia parcial) ou totalmente (centro-total) o OI do colo do útero após 28 semanas (Figuras 13 e 14). Pode ser achado ultrassonográfico em mulher assintomática ou associada a queixa de sangramento transvaginal na gestação. Na segunda metade, se confirmada placenta prévia, devem ser descartados também o acretismo e a vasa prévia, sendo necessário acrescentar o Doppler para avaliar a circulação retroplacentária. O acretismo ocorre quando parte da placenta invade e se torna inseparável da parede uterina; a vasa prévia, quando os vasos sanguíneos da superfície fetal da placenta atravessam o segmento inferior do útero e recobrem o OI cervical (Figura 15). Nesses casos, serviços de Radiologia e de Medicina Fetal devem ser acionados.[15,16]

A visão normal por via abdominal demonstra placenta em topografia do corpo uterino acima do segmento inferior do útero e a apresentação fetal abaixo da borda inferior placentária. Os vasos placentários têm direção paralela ao leito placentário, não invadindo a decídua nem o miométrio.[15]

O exame via transabdominal deve avaliar toda a extensão, textura placentária e interface com o miométrio. A seguir, descer para o segmento inferior do corpo uterino e o colo, com a bexiga repleta, a fim de verificar a implantação placentária. Como a via transabdominal pode superdiagnosticar em até um quarto dos casos uma baixa implantação da placenta, deve-se confirmar a suspeita com a

US transvaginal. Nesse caso, o transdutor deve ficar a uma distância de 2 cm do lábio anterior do colo uterino, posicionado em um ângulo de 35° com o canal cervical. A visão normal demonstra o colo próximo ao transdutor, a apresentação fetal próxima ao OI do colo e acima de ambos, a borda placentária, distando mais de 2 cm do OI.[16]

Se no POCUS for observada placenta de baixa inserção, a mulher deve ser referida a um especialista em US, que deve pesquisar acretismo por meio de critérios bem definidos.[17] Também deve ser pesquisada com o Doppler a existência de vasos fetais próximos ao OI cervical, para diagnóstico de vasa prévia associada. A USTV é o padrão-ouro para diagnóstico de vasa prévia com perto de 100% de sensibilidade. Quando a placenta prévia tem localização posterior, pode ser necessária uma ressonância magnética para descartar acretismo placentário.[18,19]

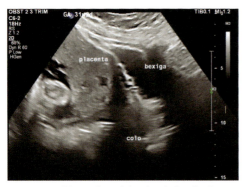

FIGURA 13 Placenta prévia via abdominal.

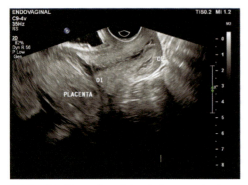

FIGURA 14 Placenta prévia via transvaginal.

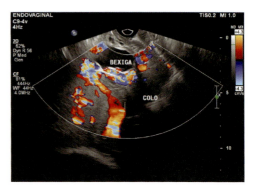

FIGURA 15 Acretismo placentário.

Protocolo

Todo STV indolor na segunda metade da gravidez deve ser investigado por US. Antes de 20 semanas de gestação, se placenta baixa, denomina-se placenta de baixa inserção. Deve-se repetir o exame com 28 semanas a fim de se definir como prévia. É importante utilizar o Doppler para investigar o acretismo placentário e afastar vasa prévia. O STV ocorre mais comumente entre 34 e 38 semanas. O diagnóstico pré-natal é essencial para se preparar adequadamente para o parto, que em geral é programado eletivamente como cesariana com 36 + 0 a 37 + 6 semanas em gestações com placenta prévia oligossintomática.[16]

O acretismo deve ser pesquisado rotineiramente por serviço especializado se placenta de baixa inserção. Se suspeitado na gestação, o parto é indicado com 34 semanas por meio de cesárea eletiva com histerotomia fúndica para extração fetal, seguida de histerectomia total, com reserva de sangue para o ato cirúrgico.[17] Quando vasa prévia é diagnosticada antes do termo da gestação e do trabalho de parto, a maioria dos protocolos indica cesariana eletiva próximo ao termo, entre 34 e 37 semanas.[18,19]

Dicas

Em caso de sangramento na segunda metade da gestação, o POCUS deve ser realizado inicialmente por via abdominal buscando a placenta prévia. Diante da suspeita, deve ser confirmada por via transvaginal e a gestante deve ser encaminhada para US especializado em busca de acretismo e vasa prévia associada.

Descolamento prematuro da placenta

Visão ultrassonográfica

Consiste na separação da placenta normalmente inserida do miométrio subjacente antes da expulsão do feto em gestação de 20 ou mais semanas.[20] Sinais ao US sugestivos de DPP incluem: presença de hematoma retroplacentário, áreas anecoicas intraplacentárias, aumento localizado de espessura placentária, disrupção da circulação retroplacentária e coágulos no estômago fetal.[21] A ecogenicidade dos hematomas depende de seu tempo evolutivo: os agudos tendem a ser hiperecoicos ou isoecoicos em comparação com a placenta adjacente, podendo mimetizar espessamento placentário. Após 7 dias, se tornam hipoecoicos.[22]

Protocolo

A suspeita de DPP se faz diante da tríade: sangramento vaginal, dor súbita abdominal e hipertonia uterina. O diagnóstico é predominantemente clínico, visto que a taxa de sensibilidade ultrassonográfica é menor que 50% e um US sem as evidências de DPP não descarta sua hipótese.[20,23]

A conduta obstétrica depende de fatores como: estabilidade materna, vitalidade fetal, iminência de parto vaginal e contraindicações obstétricas ao parto vaginal. De modo geral, em casos de instabilidade hemodinâmica a cesárea de emergência é indicada. Nas pacientes estáveis, com feto viável e vivo, se parto vaginal não iminente nos próximos 20 minutos, indica-se a interrupção da gestação por cesárea imediatamente.[22]

Dicas

A solicitação ultrassonográfica para um caso suspeito de DPP somente será realizada em casos de clínica duvidosa com paciente estável.

ULTRASSOM PATOLÓGICO NO PUERPÉRIO

As complicações puerperais mais comuns são sangramento e infecção, ambos predominantemente associados a RPOC. Esses restos podem ser observados por via transabdominal, se puerpério mais recente, ou transvaginal, se tardio. Os sintomas mais comuns são sangramento uterino, dor pélvica, febre e aumento de sensibilidade uterina.

Visão ultrassonográfica

O RPOC se revela ao US como quantidade variável de material ou massa ecogênica e heterogênea na cavidade uterina, com vários graus de vascularização ao Doppler. Suspeita-se de RPOC se a cavidade endometrial estiver com limites irregulares e conteúdo heterogêneo com espessura maior do que 10 mm. Se complicado por endometrite, observa-se clínica mais exuberante de febre e aumento de sensibilidade uterina, associado a líquido e gás intracavitário ou no fundo de saco.[24]

A vascularização detectável em uma massa endometrial é bem característica de RPOC, não se descartando malformação arteriovenosa (MAV) ou DTG. A falta de vascularização ao Doppler se observa quando presentes coágulos intrauterinos ou RPOC avascular.[25]

Protocolos

Se paciente estável hemodinamicamente e pequena quantidade de RPOC ao ultrassom, em geral utilizam-se agentes uterotônicos e observação clínica. Do contrário, indicam-se dilatação e curetagem uterina.[26]

Dicas

Em casos de RPOC, o beta-hCG tende a ser indetectável 3 a 4 semanas pós-parto, mantendo-se elevado na DTG. MAV é condição rara e hipervascularizada na US com clínica de hemorragia mais exuberante no pós-parto. Geralmente piora após curetagem.[25]

LEITURA ADICIONAL

1. Sorensen B, Hunskaar S. Point-of-care ultrasound in primary care: a systematic review of generalist performed point-of-care ultrasound in unselected populations. Ultrasound J. 2019;11:31.
2. Collins K, Collins C, Kothari A. Point-of-care ultrasound in obstetrics. Australasian Journal of Ultrasound in Medicine. 2019;22:32-9.
3. Saidah TK, Amaral WN. USG na gestação incipiente normal. In: Amaral WN, Cha SC (eds.). Tratado de Ultra-sonografia I. 1.ed. Goiânia: Contato Comunicação; 2008.
4. Oliveira LL, Cruz MR, Aurione ACV, Amaral WA. Evolução embrionária e anexiais inadequadas no primeiro trimestre. In: Amaral WN, Cha, SC (eds). Tratado de Ultra-sonografia I. 1.ed. Goiânia: Contato Comunicação; 2008.
5. Julio H. Placenta, cordão e membranas. In: Amaral WN, Cha, SC (eds). Tratado de Ultra-sonografia I. 1.ed. Goiânia: Contato Comunicação; 2008.
6. Üçyiğit A, Johns J. The postpartum ultrasound scan. Ultrasound. 2016;24(3):163-9.
7. Salomon LJ, Alfirevic Z, Bilardo CM, Chalouhi GE, Ghi T, Kagan KO, et al. ISUOG Practice Guidelines: performance of first-trimester fetal ultrasound scan. Ultrasound Obstet Gynecol. 2013;41:102-13.
8. Salomon LJ, Alfirevic Z, Berghella V, Bilardo C, Hernandez-Andrade E, Johnsen SL, et al. Practice guidelines for performance of the routine mid-trimester fetal ultrasound scan. Ultrasound Obstet Gynecol. 2011;37:116-26.
9. Salomon LJ, Alfirevic Z, da Silva Costa F, Deter RL, Figueras F, Ghi T, et al. ISUOG Practice Guidelines: ultrasound assessment of fetal biometry and growth. Ultrasound Obstet Gynecol. 2019;53:715-23.
10. Khalil A, Rodgers M, Baschat A, Bhide A, Gratacos E, Hecher K, et al. ISUOG Practice Guidelines: role of ultrasound in twin pregnancy. Ultrasound Obstet Gynecol. 2016;47:247-63.
11. Bae HS, Ahn KH, Oh MJ, Kim HJ, Hong SC. Postpartum uterine involution: sonographic changes in the endometrium between 2 and 6 weeks postpartum related to delivery mode and gestational age at delivery. Ultrasound Obstet Gynecol. 2012;39(6):727-8.
12. Hendriks E, Honor M, MacKenzie MC. First trimester bleeding: Evaluation and management. American Family Physician. 2019;99(3):166-74.
13. Breeze C. Early pregnancy bleeding [online]. Australian Family Physician. 2016;45(5):283-6.
14. Murugan VA, Murphy BO, Dupuis C, Goldstein A, Kim YH. Role of ultrasound in the evaluation of first-trimester pregnancies in the acute setting. Ultrasonography. 2020;39(2):178-89.
15. Lopes ES, Feitosa FEL, Brazil AV, de Castro JDV, da Costa JIF, Araujo Júnior E, et al. Assessment of sensitivity and specificity of ultrasound and magnetic resonance imaging in the diagnosis of placenta accreta. Rev Bras Ginecol Obstet. 2019 Jan;41(1):17-23.
16. Timor-Tritsch IE, Yunis RA. Confirming the safety of transvaginal sonography in patients suspected of placenta previa. Obstet Gynecol. 1993 May;81[5(Pt 1)]:742-4.
17. Nunes C, Carvalho RM, Araújo C, Santo S, Melo A, Graça LM. Diagnosis of placenta accreta by ultrasonography: a "gold standard"? Acta Obstet Ginecol Port. 2014;8(2):136-40.
18. Donnolley N, Halliday EL, Oyelese Y. Vasa praevia: A descriptive review of existing literature and the evolving role of ultrasound in prenatal screening. AJUM. 2013;16(2):71-6.
19. Sinkey RG, Odibo OA, Dashe J. Diagnosis and management of vasa previa. Am J Obstet Gynecol. 2015;37:615-9.
20. Zugaib M. Descolamento prematuro da placenta. In Zugaib M (ed.). Zugaib Obstetrícia. 2. ed. Barueri: Manole; 2012. p.755-69.
21. Fadl SA, Linnau KF, Dighe MK. Placental abruption and hemorrhage – review of imaging appearance. Emerg Radiol. 2019;25:729-31.
22. El-Feky M, Radswiki et al. Placental abruption. Radiopaedia. 26.03.2020.
23. Oyelese Y, Ananth CV. Placental abruption. Obstet Gynecol. 2006;108:1005-16.
24. Wang SS, Shum D, Kennedy A. Imaging of postpartum/peripartum complications. Radiol Clin North Am. 2020 Mar;58(2):431-43.
25. Iraha Y, Okada M, Toguchi M, et al. Multimodality imaging in secondary postpartum or postabortion hemorrhage: retained products of conception and related conditions. Jpn J Radiol. 2018;36:12-22.
26. Shields L, Goffman D, Caughey A. ACOG Practice bulletin No. 183. Postpartum hemorrhage. Obstet Gynecol. 2017;130:e168-e186.

CAPÍTULO 7

Aorta abdominal

Brenda Margatho Ramos Martines
Debora Terribilli da Costa

INTRODUÇÃO

Define-se como aneurisma da aorta abdominal (AAA) uma dilatação anormal da aorta superior a 50% do calibre esperado para aquele segmento, de forma permanente, com expansão progressiva e, na maioria das vezes, envolvendo o segmento infrarrenal (80%).

É uma patologia de alta incidência em indivíduos acima dos 65 anos de idade, na maior parte das vezes assintomática e associada à presença de hipertensão arterial. Frequentemente é diagnosticada incidentalmente quando da realização de exames para outras patologias.

Os AAA desenvolvem-se lentamente e podem ser assintomáticos ou potencialmente fatais quando se apresentam rotos. Podem progredir em tamanho como resultado do enfraquecimento gradual da parede e a ruptura ocorre no final do espectro de crescimento. O risco de ruptura aumenta significativamente quando o diâmetro do AAA excede 4,5 cm em mulheres e 5,5 cm em homens (Tabela 1).

Quando sintomáticos podem se manifestar de diversas maneiras, como dor abdominal, síncope, parestesias em membros inferiores, sangramento intestinal ou eventos embólicos para membros inferiores. O exame físico apresenta pouca sensibilidade, sendo a avaliação ultrassonográfica extremamente importante para uma avaliação inicial.

Assim, a avaliação ultrassonográfica no departamento de emergência é extremamente importante para identificação de um AAA. Esse exame simples pode salvar vidas e deve ser rotineiramente realizado nos serviços de atendimento de emergência.

Em um paciente instável, o ultrassom *point of care* (POCUS) consegue detectar a presença de aneurisma em aproximadamente 95 a 98% dos casos,[2-3] com a vantagem adicional de não exigir radiação ionizante e exposição ao meio de contraste.

A avaliação inicia-se com a medida do calibre da aorta abdominal, que não deve ser maior do que 3,0 cm, e das artérias ilíacas, que não

TABELA 1 Risco de ruptura anual de acordo com o diâmetro do aneurisma da aorta abdominal[1]

Tamanho (cm)	Risco anual de ruptura (%)
< 4,0	0
4-5	0,5-5
5-6	3-15
6-7	10-20
7-8	20-40
> 8	30-50

deve ser superior a 1,5 cm. Se nesta análise inicial esses vasos apresentarem calibre preservado, pode-se excluir a presença de um aneurisma.

Na presença de dilatação desses vasos deve-se considerar a estabilidade hemodinâmica do paciente para prosseguir na investigação e o tratamento. Caso o paciente apresente estabilidade hemodinâmica, deve-se prosseguir investigação com angiotomografia ou angiorressonância. No caso de instabilidade hemodinâmica, um cirurgião vascular deve ser chamado para correção cirúrgica.

Assim, os principais objetivos do POCUS da aorta abdominal são:

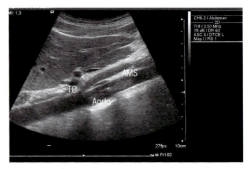

FIGURA 1 Corte longitudinal da aorta abdominal proximal, na emergência do tronco celíaco (TC) e artéria mesentérica superior (AMS).

- Avaliação de diagnóstico etiológico de choque (ver capítulo específico).
- Avaliação de diagnósticos etiológicos de dor abdominal ou lombar aguda.
- Avaliação de etiologia de síncope.

ANATOMIA E TÉCNICA

O exame deverá ser realizado com um transdutor de baixa frequência, de 3,5 MHz, avaliando toda a extensão da aorta abdominal até a bifurcação, incluindo a avaliação das artérias ilíacas. A varredura da aorta deverá ser realizada com o paciente em decúbito dorsal, sempre em dois eixos: o transversal (axial) e o longitudinal (sagital). A avaliação longitudinal dos vasos deve ser realizada rodando o transdutor em 90° em relação ao eixo transversal, mantendo-se sempre a orientação perpendicular em relação à parede abdominal. A razão para a imagem em dois planos é assegurar a detecção das dilatações diverticulares (saculares) da parede da aorta.

O exame deve ser iniciado na região epigástrica, logo abaixo do apêndice xifoide, ajustando inicialmente a profundidade para melhor avaliação da aorta, com posterior centralização na tela. A varredura deverá ser realizada até a bifurcação da aorta, seguida das artérias ilíacas. A aorta é um vaso rígido, pouco compressível e que se localiza à esquerda da veia cava inferior (Figura 3).

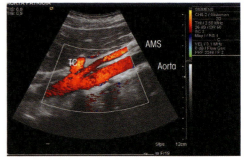

FIGURA 2 Corte longitudinal da aorta abdominal proximal, com fluxo anterógrado, na emergência do tronco celíaco (TC) e artéria mesentérica superior (AMS).

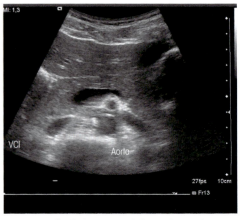

FIGURA 3 Corte transversal da aorta e veia cava inferior (VCI).

A aorta abdominal começa no hiato aórtico no diafragma no nível da vértebra T12 e termina no nível de L4, dividindo-se em artérias ilíacas comum direita e esquerda. Relaciona-se anteriormente com corpo do pâncreas e veia esplênica, veia renal esquerda, porção horizontal do duodeno e alças do intestino delgado. Relaciona-se posteriormente com os corpos das vértebras de T12 a L4. Possui vários ramos, sendo os principais as artérias frênicas inferiores, tronco celíaco, suprarrenal, mesentérica superior, renal, gonadal, mesentérica inferior e lombares.

O calibre da aorta adulta apresenta uma tendência decrescente até a sua bifurcação, com valores normais do diâmetro entre 26 (torácica) e 11 mm (abdominal). A aorta infrarrenal é o segmento envolvido pelos aneurismas.

A visualização adequada da totalidade do comprimento da aorta é necessária para excluir AAA. A medida do diâmetro da aorta e das ilíacas é realizada a partir da medida da parede exterior anterior até a parede exterior posterior e esse diâmetro não deve exceder 3,0 cm na aorta e 1,5 cm nas ilíacas. Se o diâmetro da aorta não exceder esses valores, então isso praticamente exclui um AAA roto ou aneurisma de artérias ilíacas roto, com alto valor preditivo negativo, aproximando-se de 100%.

IMAGENS NORMAIS

Na documentação do exame, os seguintes segmentos devem ser avaliados:

1. Transversal da aorta proximal.
2. Transversal da aorta média.
3. Transversal da aorta distal.
4. Transversal da aorta distal demonstrando a bifurcação aortoilíaca proximal.
5. Longitudinal/sagital da aorta.
6. Transversal da ilíaca direita.
7. Transversal da ilíaca esquerda.

Artérias ilíacas

A avaliação das artérias ilíacas deve fazer parte do protocolo da aorta abdominal, por meio de uma varredura de toda a sua extensão, desde a emergência de cada artéria na projeção da cicatriz umbilical até a região inguinal, em ambos os eixos (Figuras 4 e 5).

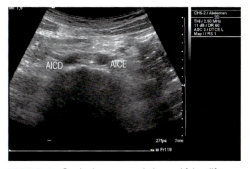

FIGURA 4 Corte transversal das artérias ilíacas comuns. AICD: artéria ilíaca comum direita; AICE: artéria ilíaca comum esquerda.

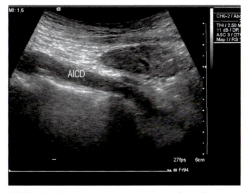

FIGURA 5 Corte longitudinal da artéria ilíaca comum direita (AICD).

EXAMES ANORMAIS

Aneurisma de aorta abdominal

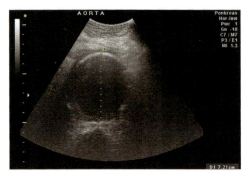

FIGURA 6 Corte transversal da aorta abdominal infrarrenal. Presença de dilatação aneurismática da aorta (7,2 cm).

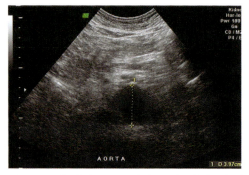

FIGURA 9 Corte transversal da aorta abdominal infrarrenal. Presença de dilatação aneurismática da aorta.

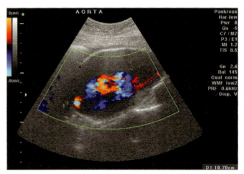

FIGURA 7 Corte longitudinal da aorta abdominal infrarrenal com Doppler colorido. Presença de dilatação aneurismática da aorta, com extensão aproximada de 10,7 cm e trombo mural.

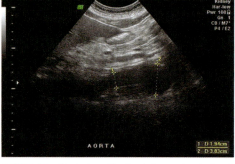

FIGURA 10 Corte longitudinal da aorta abdominal com dilatação do segmento infrarrenal superior a 50% do calibre do segmento proximal.

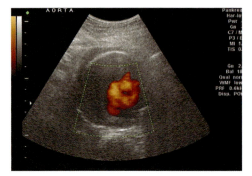

FIGURA 8 Corte transversal da aorta abdominal infrarrenal. Presença de dilatação aneurismática da aorta, com trombo mural excêntrico.

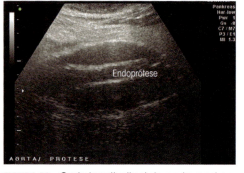

FIGURA 11 Corte longitudinal da aorta mostrando endoprótese no interior da dilatação aneurismática.

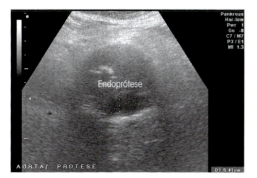 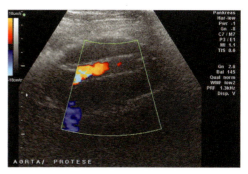

FIGURA 12 Corte transversal da aorta mostrando endoprótese no interior da dilatação aneurismática.

FIGURA 13 Corte longitudinal mostrando dilatação aneurismática da aorta abdominal. O mapeamento Doppler evidencia fluxo no interior da endoprótese.

PROTOCOLO PARA AVALIAÇÃO DE ANEURISMA DE AORTA ABDOMINAL

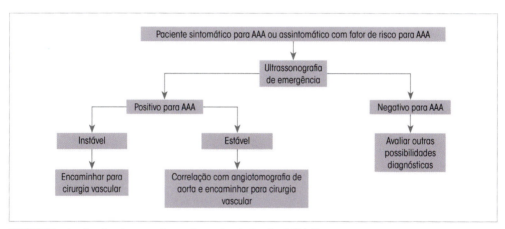

FIGURA 14 Avaliação de aneurisma de aorta abdominal (AAA).

DICAS

Dissecção da aorta

A tomografia computadorizada (**angioTC**) é o exame de escolha na avaliação da dissecção, porém deve-se sempre suspeitar dela durante rastreamento ultrassonográfico de emergência quando for evidenciada uma dilatação da aorta associada a um *flap* intimal. Posteriormente, se o paciente apresentar estabilidade hemodinâmica, ele deverá ser encaminhado para realizar tomografia computadorizada para confirmação do diagnóstico e avaliar extensão da doença.

LEITURA ADICIONAL

1. Chammas MC, Cerri GG. Ultrassonografia abdominal. 2. ed. Rio de Janeiro: Revinter; 2009.
2. Rumack CM, et al. Tratado de ultra-sonografia diagnóstica. 3. ed. Rio de Janeiro: Elsevier; 2003.
3. Noble VE, Nelson BP. Manual of emergency and critical care. 2. ed. Cambridge; 2011.
4. Brewster DC, et al. Guidelines for the treatment of abdominal aortic aneurysms. J Vasc Surg. 2003;37:1106-17.
5. Miller J, Grimes P. Case report of an intraperitoneal ruptured abdominal aortic aneurysms diagnosed with bedside ultrasonography. Acad Emerg Med. 1999;6:662-3.
6. Shuman WP, Hastrup W Jr, Kohler TR, Nyberg KY. Suspected leaking abdominal aortic aneurysm: use of sonography in the emergency room. Radiology. 1988;168:117-9.
7. Johnston KW, Rutherford RB, Tilson MD, Shah DM, Hollier L, Stanley JC. Suggested standard for reporting an arterial aneurysm. J Vasc Surg. 1991;13(3):452-8.
8. Limet R, Sakalihassan N, Albert A. Determination of the expansion rate and incidence of rupture of abdominal aortic aneurysms. J Vasc Surg. 1991;14:540-8.
9. Costantino TG, Bruno EC, Handly N, Dean AJ. Accuracy of emergency medicine ultrasound in the evaluation of abdominal aortic aneurysm. J Emerg Med. 2005;29:455-60.
10. Bengtsson H, Sonesson B, Berggvist D. Incidence and prevalence of abdominal aortic aneurysm, estimated by necropsy studies and population screening by ultrasound. Ann N Y Acad Sci. 1996;800:1-24.
11. Singh K, Bonna KH, Jacobsen BK, Bjork L, Solberg S. Prevalence of and risk factors for abdominal aortic aneurysms in a population-based study: The Tromso Study. Am J Epidemiol. 2001;154:236-44.

CAPÍTULO 8

Trato gastrointestinal

Debora Terribilli da Costa
Brenda Margatho Ramos Martines

INTRODUÇÃO

A utilização do ultrassom *point of care* (POCUS) tem sido cada vez mais frequente na prática clínica em todo o mundo. Antes vista somente como exame complementar, o desenvolvimento de aparelhos portáteis, a rapidez na realização e a acurácia do método têm feito a ultrassonografia ganhar espaço fora dos departamentos de radiologia, tornando-se uma extensão do exame físico à beira do leito nas salas de emergência.[1,2]

Validado no contexto do trauma com o objetivo de detecção de líquido livre intraperitoneal, o FAST (*Focused Assessment Sonography of Trauma*) tornou possível a rápida identificação de pacientes com provável lesão abdominal que se beneficiariam de abordagem cirúrgica imediata. À medida que seu emprego foi sendo difundido, novas indicações para a realização de POCUS foram emergindo, tanto visando o diagnóstico rápido de algumas patologias quanto como ferramenta auxiliar na realização de procedimentos invasivos.[3]

Por ser uma abordagem realizada por médicos sem especialização em diagnóstico por imagem, a rotina da realização deste exame difere da padronização habitual referendada por radiologistas. Enquanto uma ultrassonografia abdominal realizada por radiologistas e/ou ultrassonografistas se inicia a partir da avaliação estrutural de todos os órgãos e vísceras, o POCUS busca informações que estejam diretamente correlacionadas com os dados obtidos a partir da história e exame físico do paciente e que, consequentemente, tenham impacto direto na conduta médica.

Diante de um paciente com quadro clínico e exame físico sugestivos de patologia gastrointestinal, as principais perguntas a serem respondidas pela avaliação ultrassonográfica direcionada para o trato gastrointestinal são:

1. Há líquido livre intraperitoneal?
2. Há gás livre intraperitoneal?
3. Qual a etiologia do abdome agudo inflamatório?
4. Há sinais de obstrução mecânica ou funcional? Qual a causa e/ou a localização da obstrução? Há sinais de sofrimento das alças?

TÉCNICA

Como já explicado nos capítulos anteriores, transdutores de baixa frequência (2-5 MHz) apresentam maior capacidade de avaliação das estruturas mais profundas, enquanto transdutores de menor frequência (10-12 MHz), por exibirem melhor resolução, porém menor penetração, são úteis na avaliação detalhada das estruturas superficiais.

A ultrassonografia do trato gastrointestinal considera a avaliação de áreas mais profundas para a identificação de líquido livre, sendo, portanto, mais eficaz a utilização do transdutor convexo de baixa frequência. Essa escolha é ainda mais justificada em pacientes obesos.

Por outro lado, o estudo das alças intestinais requer uma análise minuciosa e detalhada das suas paredes, avaliação esta que pode ser mais acurada com o uso dos transdutores lineares de alta frequência.

A avaliação das alças intestinais não apresenta uma ordem estabelecida na literatura a ser seguida. No entanto, é importante que o operador se assegure que toda a extensão intestinal tenha sido contemplada durante o exame. Ao iniciar o estudo, o examinador deverá ter em mente o posicionamento tridimensional das estruturas, bem como a sistematização mental da avaliação que será realizada, que poderá variar de acordo com o objetivo do exame. Para isso, torna-se fundamental que cada examinador obedeça a alguma sistematização (pessoal ou ensinada por terceiros), que deve ser sempre reproduzida em todas as suas avaliações.

Atenção especial deve ser dada aos movimentos que podem ser realizados pelo transdutor e ao posicionamento da imagem na tela. A imagem à esquerda da tela deve sempre corresponder à estrutura posicionada mais à direita ou cranial em relação ao paciente, sendo essa a amplitude de movimento permitida para o transdutor (fazendo a projeção para um relógio, o movimento permitido se dará sempre entre 9 e 12 horas).

ANATOMIA

Assim como o FAST tem como objetivo a identificação de líquido livre intraperitoneal como sinal indireto de lesões nas vísceras abdominais, o POCUS direcionado para a avaliação do trato gastrointestinal também terá como ponto de partida a caracterização de achados genéricos que indiquem patologias abdominais. Além de líquido livre, a presença de gás livre e alterações do peristaltismo das alças intestinais devem ser ativamente pesquisados.

PROTOCOLOS

Líquido livre

O POCUS tem uma elevada acurácia na detecção de líquido livre intraperitoneal, sendo que alguns estudos mostram que volumes tão pequenos quanto 10 mL são possíveis de serem identificados por mãos experientes.[3]

O líquido livre é caracterizado como uma imagem anecoica que se molda entre as estruturas adjacentes. No caso, as principais regiões que devem ser cuidadosamente avaliadas à procura de líquido livre são os espaços hepatorrenal, hepatoesplênico e retrovesical/retrouterino, pois são os locais onde o líquido intraperitoneal tende a se acumular. É importante destacar que, embora o POCUS (e a ultrassonografia como um todo) tenha uma elevada sensibilidade para a detecção de líquido, a diferenciação entre os diferentes tipos de fluido é muito limitada, sendo que na maioria das vezes não é possível afirmar se o que vemos corresponde a urina, sangue, ascite ou bile, por exemplo.[4]

A correlação entre as características do líquido encontrado e os dados de história e exame físico pode indicar a sua natureza. Casos de hemorragia intraperitoneal podem cursar com a formação de coágulos identificados como material ecogênico amorfo sedimentado. Pacientes com quadro de perfuração intestinal apresentam líquido com aspecto fecaloide, espesso, com grande quantidade de debris em suspensão. Complicações pós-operatórias como coleções podem ser caracterizadas por acúmulos líquidos delimitados (Figura 1).

Gás livre

A caracterização de gás livre intraperitoneal é de suma importância, uma vez que sua presença invariavelmente indica uma emergência abdominal que requer intervenção cirúrgica na

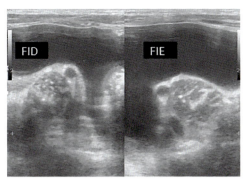

FIGURA 1 Líquido livre peritoneal presente em grande quantidade em ambas as fossas ilíacas (FI). FID: Fossa ilíaca direita; FIE: fossa ilíaca esquerda.

maioria dos pacientes. Pode ser facilmente identificado pelo POCUS por meio de alguns sinais radiológicos:

1. *Espessamento da linha peritoneal*: uma característica radiológica marcante do ar é sua capacidade de refletir as ondas ultrassonográficas. Com o paciente em decúbito dorsal, o ar tende a se acumular junto à superfície peritoneal anterior, que é identificada à ultrassonografia como uma fina linha hiperecogênica. A presença do ar nesta topografia soma-se à hiperecogenicidade da linha peritoneal, dando um aspecto de espessamento da mesma.
2. *Fenômeno do deslocamento*: estando o gás livre na cavidade abdominal, é natural se esperar que a mudança de decúbito do paciente interfira nas imagens adquiridas. Desta forma, um outro sinal que indica a presença de pneumoperitônio é a mudança do posicionamento do gás de acordo com a posição do paciente. A diferenciação entre gás livre peritoneal e gás intraluminal (no interior das vísceras) é de fundamental importância. Para tanto, uma dica valiosa é a avaliação do comportamento do gás durante a respiração, uma vez que o gás intraluminal apresenta mobilidade aos movimentos respiratórios, diferentemente do gás livre, que não sofre influência da respiração.
3. *Fenômeno da reverberação acústica posterior*: como já dito anteriormente, por ter a capacidade de refletir as ondas ultrassonográficas, o gás impede a visualização das estruturas que estiverem localizadas mais profundamente a ele. Desta forma, posicionando o paciente em decúbito lateral esquerdo, por exemplo, o gás ocupará o hipocôndrio direito, limitando a avaliação hepática.
4. *Manobra da tesoura*: o gás livre intraperitoneal pode ser mobilizado por meio de manobras de compressão e relaxamento. Com a compressão, o gás tende a se afastar do transdutor, limitando sua avaliação. À medida que o operador relaxa a pressão, o gás volta a ocupar o espaço antes comprimindo, tornando mais fácil sua identificação (Figuras 2 e 3).[5,6]

Fígado

A ultrassonográfica do fígado deve incluir estudos nos eixos transversal e longitudinal. O parênquima hepático deve ser avaliado quanto a doenças focais e difusas. Sempre que possível, deve-se comparar a textura do parênquima hepático com o parênquima renal.

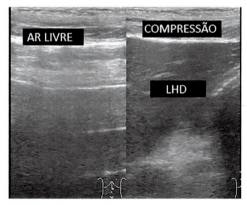

FIGURA 2 Imagem à esquerda evidenciando ar livre peritoneal limitando a avaliação das estruturas profundas. Imagem da direita obtida após a manobra de compressão, na qual é possível a identificação do lobo hepático direito (LHD) ao deslocamento do gás livre.

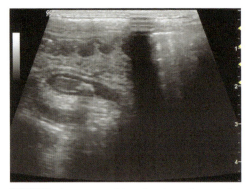

FIGURA 3 Imagem evidenciando ar livre peritoneal limitando a avaliação das estruturas profundas.

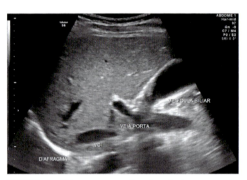

FIGURA 4 Ultrassonografia de abdome, corte longitudinal do fígado, evidenciando diafragma, veia cava inferior (VCI), veia porta e vesícula biliar.

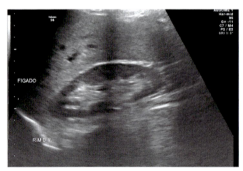

FIGURA 5 Ultrassonografia de abdome, corte longitudinal do fígado/rim direito.

A avaliação vascular hepática é muito importante e deve incluir as veias hepáticas, porta e veia cava inferior (VCI).

Vesícula biliar (VB)

Localizada no hipocôndrio direito, a VB é uma víscera oca, de paredes finas e regulares, situada na fossa vesicular entre os segmentos IV e V do fígado, uma área "nua" do fígado, não recoberta pelo peritônio visceral, sendo dividida em infundíbulo, corpo e fundo (Figura 7).

Para obtenção de imagens adequadas, o ideal é que seja feito um exame sistematizado, inicialmente com o paciente em decúbito ventral, com cortes longitudinais e transversais do órgão, avaliando sua forma, dimensões, espessura, regularidade e padrão textural de suas paredes, conteúdo, além de alterações locorregionais. Após avaliação inicial em decúbito ventral solicitam-se mudanças de decúbito do paciente para avaliar mobilização dos cálculos e melhor avaliação das estruturas adjacentes.

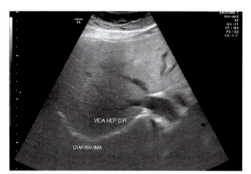

FIGURA 6 Ultrassonografia de abdome, corte do fígado, evidenciando veia cava inferior (VCI) e veias hepáticas.

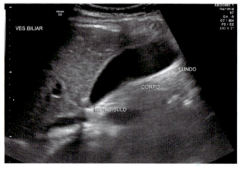

FIGURA 7 Ultrassonografia de abdome, corte longitudinal evidenciando vesícula biliar.

As anormalidades devem ser correlacionadas com sintomas e apresentação clínica. Achados indeterminados devem indicar um exame mais abrangente.[7-9]

Os cálculos da vesícula biliar aparecem como estruturas hiperecogênicas, formando sombra acústica posterior, e móveis às mudanças de decúbito (Figuras 8 e 9).

O diagnóstico ultrassonográfico de colecistite aguda é caracterizado pelos seguintes achados[8]:

- Espessamento da parede da vesícula biliar, com espessura acima de 3,0 mm (Figuras 10 e 11).

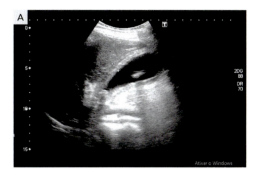

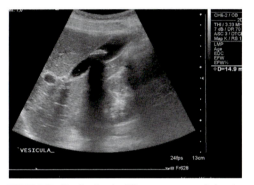

FIGURA 8 Paciente de 32 anos, encaminhada do pronto-socorro para avaliação de dor em hipocôndrio direito. Ultrassom abdominal evidenciou cálculo de 1,5 cm no interior da vesícula. Paredes vesiculares com espessura preservada, ausência de líquido livre perivesicular.

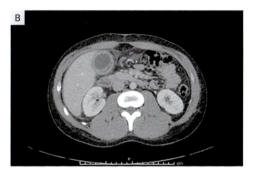

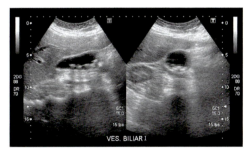

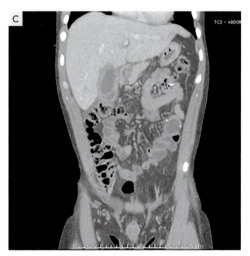

FIGURA 9 Paciente de 26 anos, encaminhada do pronto-socorro para avaliação de dor em hipocôndrio direito. Ultrassom abdominal evidenciou múltiplos cálculos de até 0,5 cm no interior da vesícula. Paredes vesiculares com espessura preservada, ausência de líquido livre perivesicular.

FIGURA 10 Paciente do sexo masculino, com dor abdominal em hipocôndrio direito, progressiva. Ultrassom de abdome (A) evidenciou cálculo no interior da vesícula, associado a espessamento das paredes e líquido laminar perivesicular, configurando colecistite aguda. Achados confirmados pela tomografia computadorizada de abdome, que evidenciou vesícula de paredes espessadas e líquido perivesicular.

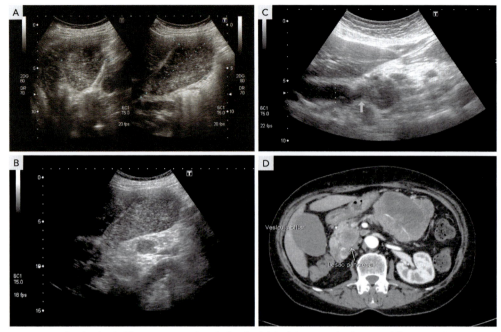

FIGURA 11 Paciente de 59 anos, com dor abdominal, icterícia e perda de peso. Ultrassom de abdome evidenciou vesícula biliar distendida, com múltiplos microcálculos/bile espessa, associada a dilatação das vias biliares intra e extra-hepáticas. Há lesão expansiva determinando obstrução do colédoco distal (C, seta). Tomografia computadorizada evidenciou lesão expansiva na cabeça do pâncreas determinando dilatação das vias biliares intra e extra-hepáticas, com espessamento das paredes da vesícula.

- Líquido livre perivesicular (Figuras 10 e 11).
- Sinal de Murphy ultrassonográfico, que consiste na parada da inspiração profunda provocada por sensibilidade dolorosa à compressão pelo transdutor sobre a vesícula biliar.
- Vesícula biliar hidrópica, maior que 4,0 cm no eixo transverso.
- Cálculo impactado no infundíbulo.

Ressalte-se que a avaliação de nódulos hepáticos, lesões pancreáticas e outras alterações de vias biliares não fazem parte da avaliação inicial do POCUS.

Apendicite aguda

A apendicite aguda é uma emergência cirúrgica altamente prevalente na população geral, requerendo diagnóstico precoce a fim de que sejam evitadas complicações decorrentes de sua eventual perfuração.

A imagem apresenta um papel imprescindível tanto na caracterização da apendicite como na identificação de diagnósticos alternativos. A utilização da radiografia abdominal caiu em desuso devido à sua baixa sensibilidade e especificidade, estando a avaliação reservada para a ultrassonografia, tomografia computadorizada e, eventualmente, ressonância magnética (em pacientes gestantes, por exemplo).

A ultrassonografia é a modalidade inicial de avaliação, notadamente em crianças, pessoas não obesas e mulheres em fase reprodutiva, uma vez que o apêndice normal pode ser caracterizado em 67 a 100% das avaliações,[10] sendo que tal diferença de acurácia se deve notadamente às características anatômicas do paciente avaliado e ao grau de *expertise* do operador.

Pacientes cujo apêndice não é identificado adequadamente à ultrassonografia e aqueles que apresentam sinais de complicação devem ser encaminhados à tomografia computadorizada para melhor avaliação e programação cirúrgica.

A avaliação ultrassonográfica deve ser feita com o transdutor linear de alta frequência, realizando-se compressão sobre a fossa ilíaca a fim de remover a maior quantidade de ar possível das alças intestinais, facilitando a avaliação do apêndice. A manobra de compressão também tem a função de verificar a compressibilidade apendicular, sendo a ausência de compressibilidade um dos critérios para processo inflamatório agudo.

Os achados que sugerem o diagnóstico de apendicite são (Figura 12):

- Ausência de compressibilidade à manobra de compressão.
- Aumento do calibre apendicular maior que 6 mm, com maior acurácia se maior que 8 mm.
- Espessamento parietal do apêndice. Ao corte transversal, pode-se observar uma imagem "em alvo" devido à melhor identificação das suas camadas.
- Presença de apendicolito (caracterizado como imagem nodular hiperecogênica com sombra acústica posterior na luz apendicular).
- Hipervascularização das paredes ao mapeamento Doppler.

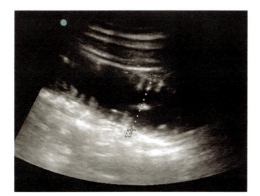

FIGURA 12 Sinais de processo inflamatório agudo do apêndice cecal, que apresenta calibre aumentado, distendido por conteúdo hipoecogênico e com fecalito no seu interior. Há ainda discreta densificação da gordura regional.

Outros achados indiretos que devem ser ativamente pesquisados e que demandam avaliação adicional por outro método de imagem são:

- Líquido livre pélvico ou periapendicular.
- Presença de coleções.
- Aumento da ecogenidade da gordura pélvica.
- Aumento do número e dimensões de linfonodos regionais.
- Espessamento da superfície peritoneal.

Obstrução intestinal

Quadros de obstrução intestinal são emergências bastante frequentes na prática clínica, necessitando de diagnóstico e intervenção rápidas. A história clínica, o exame físico e a radiografia simples do abdome são essenciais para o diagnóstico. No entanto, a disponibilidade do POCUS tem feito com que a ultrassonografia se torne mais uma aliada no diagnóstico dos pacientes com obstrução intestinal, muitas vezes contribuindo para a identificação da causa e do nível da obstrução.

O primeiro passo é saber identificar uma alça intestinal de aspecto habitual. Ela é vista como uma estrutura circular hipoecoica, que corresponde à camada muscular, contendo no seu interior gás, líquido e resíduo alimentar. Tais elementos apresentam ecogenicidade variável, conferindo um aspecto heterogêneo característico da luz intestinal.

A parede da alça muda de espessura ao longo dos ciclos de relaxamento e contração muscular, tornando-se mais espessa nesta última. Em geral, as alças delgadas apresentam maior conteúdo líquido, sendo mais calibrosas no jejuno (em torno de 2,5 cm de diâmetro), com redução progressiva do calibre à medida que progride em direção ao íleo (que apresenta diâmetro em torno de 1,5 cm).

O cólon tem um calibre maior, próximo de 5,0 cm, principalmente na região do ceco. Habitualmente está preenchido por gás, o que limita a visualização da sua parede posterior, pelos motivos já explicados anteriormente. Para melhor avaliação de toda a circunferência da alça, se faz necessária muitas vezes a realização de manobras de compressão visando a movimentação do gás intraluminal.[11,12]

Obstrução mecânica × obstrução funcional

Pacientes debilitados, com múltiplas comorbidades e aqueles em pós-operatório podem cursar com quadro clínico de abdome agudo obstrutivo, sendo de fundamental importância para a conduta a diferenciação entre os quadros obstrutivos mecânicos e funcionais.[11,12]

Os achados típicos de obstrução intestinal mecânica incluem:

- Aumento do calibre das alças intestinais à custa de distensão, que pode ser por conteúdo líquido, gasoso e/ou fecal, caracterizado a montante da obstrução.
- Colabamento das alças intestinais a jusante do ponto de obstrução.
- Aumento da espessura das alças intestinais (mais que 3 mm).
- Aumento do peristaltismo das alças intestinais inicialmente, seguido por redução do peristaltismo com a progressão do quadro.
- Proeminência das válvulas coniventes em casos de obstrução jejunal.
- Válvulas coniventes raras ou ausentes em casos de obstrução ileal.

Já os pacientes que apresentam quadro de obstrução funcional (íleo paralítico) exibem:

- Distensão predominantemente líquida de alças delgadas.
- Ausência de peristaltismo das alças intestinais por ao menos 5 minutos de avaliação.

Esvaziamento gástrico

A ultrassonografia não apresenta boa sensibilidade e especificidade para a avaliação da maioria das patologias gástricas, sendo que sua avaliação não faz parte dos estudos ultrassonográficos de rotina realizados em caráter ambulatorial. A estenose hipertrófica do piloro é a patologia gástrica mais comumente diagnosticada por meio do exame ultrassonográfico, na população pediátrica.

No entanto, informações sobre o conteúdo gástrico e seu volume apresentam grande relevância para o manejo de alguns pacientes, notadamente aqueles que serão submetidos a procedimentos com necessidade de sedação ou anestesia.

Para a realização de procedimentos eletivos, a Sociedade Americana de Anestesiologia recomenda jejum de ao menos 2 horas para líquidos, 6 horas para refeições leves e 8 horas para refeições completas. Porém, tal protocolo não é aplicável a pacientes que serão submetidos a cirurgias de emergência ou aqueles que apresentam condições fisiológicas ou comorbidades que interfiram no tempo de esvaziamento gástrico, como diabetes, obesidade e doença renal crônica. Diversos grupos de pesquisa têm estudado a aplicação e reprodutibilidade do POCUS também em crianças e gestantes, assim como seu impacto na redução do risco de aspiração pulmonar.

A relação entre tempo de jejum e volume de resíduo na câmara gástrica também tem sido alvo de estudo, uma vez que o tempo prolongado de jejum apresenta aspectos negativos, principalmente nos pacientes pediátricos, nos quais observam-se maior agitação e ansiedade, com

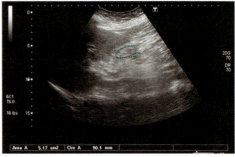

FIGURA 13 Corte sagital do estômago com cálculo da sua área.

consequente insatisfação parental, além de redução do volume intravascular e aumento do risco de hipoglicemia.

Kruisselbrink et al. avaliaram a acurácia do POCUS no estudo do conteúdo e volume gástricos em voluntários saudáveis, encontrando uma sensibilidade de 100% na identificação de resíduo na câmara gástrica e especificidade de 97% na diferenciação entre conteúdo líquido e sólido.[13]

Recomenda-se a avaliação gástrica com o paciente nos decúbitos dorsal e lateral direito, posicionando-se o transdutor no plano sagital. O antro gástrico pode ser identificado logo abaixo do lobo esquerdo hepático, em contato com o pâncreas, tendo a aorta e a artéria mesentérica superior como importantes pontos de referência.

É possível medir a área de secção transversa neste plano e aplicar a fórmula de Pearls et al. para estimativa do volume gástrico, assim descrita:

$$\text{Volume (mL)} = 27{,}0 + 14{,}6 \times \text{AST (DLD)}^* - 1{,}28 \times \text{idade}$$

Essa avaliação torna-se ainda mais relevante em pacientes com maior probabilidade de lentidão do esvaziamento gástrico, como diabéticos, obesos e portadores de doença renal crônica.

LEITURA ADICIONAL

1. Abu-Zidan FM. Point-of-care ultrasound in critically ill patients: where do we stand? J Emerg Trauma Shock. 2012:5:70-1.
2. Parks AR, Verheul G, LeBlanc-Duchin D, Atkinson P. Effect of a point-of-care ultrasound protocol on the diagnostic performance of medical learners during simulated cardiorespiratory scenarios. CJEM. 2015;17:263-9.
3. Abu-Zidan FM, Zayat I, Sheikh M, Mousa I, Behbehani A. Role of ultrasonography in blunt abdominal trauma: a prospective study. Eur J Surg. 1996;162:361-5.
4. Shanmuganathan K, Mirvis SE, Sherbourne CD, Chiu WC, Rodriguez A. Hemoperitoneum as the sole indicator of abdominal visceral injuries: a potential limitation of screening abdominal US for trauma. Radiology. 1999;212:423-30.
5. Muradali D, Wilson S, Burns PN, Shapiro H, Hope-Simpson D. A specific sign of pneumoperitoneum on sonography: enhancement of the peritoneal stripe. AJR Am J Roentgenol. 1999;173:1257-62.
6. Hefny AF, Abu-Zidan FM. Sonographic diagnosis of intraperitoneal free air. J Emerg Trauma Shock. 2011;4:511-3.
7. Vargas Macciucca M, Lanciotti S, De Cicco ML, Bertini L, Colaiacomo MC, Gualdi G. Imaging of simple and complicated acute cholecystitis. Clin Ter. São Paulo: Makron Books; 1999.
8. Summers SM, Scruggs W, Menchine MD, Lahham S, Anderson C, Amr O, et al. A prospective evaluation of emergency department bedside ultrasonography for the detection of acute cholecystitis. Ann Emerg Med. 2010 Aug;56(2):114-22.
9. AIUM practice guideline for the performance of an ultrasound examination of the abdomen and/or retroperitoneum. J. Ultrasound Med. 2008;27:319-26.
10. Birnbaum BA, Wilson SR. Appendicitis at the millennium. Radiology. 2000;215:337-48.
11. Abu-Zidan FM, Cevik AA. Diagnostic point-of-care ultrasound (POCUS) for gastrointestinal pathology: state of the art from basics to advanced. World J Emerg Surg. 2018;15:13-47.
12. Hefny AF, Corr P, Abu-Zidan FM. The role of ultrasound in the management of intestinal obstruction. J Emerg Trauma Shock. 2012;5:84-6.
13. Kruisselbrink R, Gharapetian A, Chaparro LE, Ami N, Richler D, Chan VWS, et al. Diagnostic accuracy of point-of-care gastric ultrasound. Anesth Analg. 2019;128:89-95.

---

* Área de secção transversa no decúbito lateral direito.

CAPÍTULO 9

Rins e vias urinárias

Thiago Potrich Rodrigues
Maria Cristina Chammas

INTRODUÇÃO

Avanços na portabilidade e acessibilidade dos equipamentos de ultrassonografia estão permitindo que exames direcionados sejam realizados pelo médico emergencista, e não seria diferente com o sistema urinário.

O ultrassom *point of care* (POCUS) é de realização rápida, desprovido de radiação ionizante e possui papel relevante na análise do paciente com dor abdominal, notadamente no cenário clínico de ureterolitíase obstrutiva em pacientes gestantes e pediátricos.[1]

A análise ultrassonográfica focada no sistema renal pode adequadamente caracterizar e graduar a hidronefrose[2] e invariavelmente identificar os grandes cálculos no contexto da ureterolitíase obstrutiva. Massas e cistos renais também podem ser caracterizados.

Quando há alta suspeição clínica para a presença de cálculo no trato urinário, a presença da hidronefrose no mesmo lado da queixa clínica reforça a hipótese diagnóstica da ureterolitíase obstrutiva. Cálculos próximos à junção ureteropélvica e ureterovesical podem ser visualizados, com sensibilidade de 16% para cálculos menores que 7 mm e sensibilidade de 75% para cálculos maiores que 7 mm.[3] Graduação da hidronefrose pode ainda ser correlacionada com a presença do tamanho do cálculo obstrutivo.

Tendo em vista o exposto, o POCUS do sistema urinário auxilia ativamente o emergencista a direcionar o seu raciocínio clínico, encorajando o seu uso como primeiro método de imagem para a suspeição do diagnóstico da ureterolitíase, reduzindo a exposição à radiação ionizante quando do uso da tomografia computadorizada e sem diferença significativa de eventos adversos subsequentes, pontuação da dor, retorno ao departamento de emergência ou hospitalizações.[4]

Além do mais, o POCUS é uma excelente ferramenta quanto ao diagnóstico da retenção urinária aguda no cenário clínico apropriado, permitindo a estimativa do volume urinário e podendo determinar a cateterização vesical, bem como a confirmação do posicionamento do balão da sonda vesical em seu interior.[5]

ANATOMIA

Os rins são órgãos retroperitoneais que estão dispostos longitudinalmente no plano oblíquo com os seus polos inferiores em posição anterior e lateral, quando comparados com o polo superior. Na mulher adulta medem 9-13 cm, já no homem, 10-14 cm e possuem espessura cortical média de 2,5 cm (Figura 1).

O rim esquerdo se encontra 1 a 2 cm mais alto que o rim direito e são móveis a depender

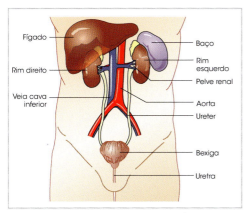

FIGURA 1 Anatomia do sistema urinário. Adaptada de: Nilam JS, Robert A, Pierre K. In: Point-of-care ultrasound. 1.ed. Philadelphia: Elsevier; 2015. p.154.

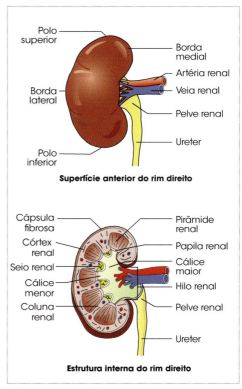

FIGURA 2 Anatomia seccional do rim. Adaptada de: Nilam JS, Robert A, Pierre K. In: Point-of-care ultrasound. 1.ed. Philadelphia: Elsevier; 2015. p.155.

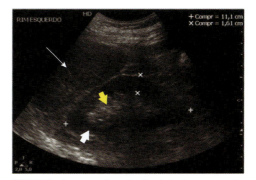

FIGURA 3 Imagem longitudinal do rim esquerdo. Na ausência de nefropatia parenquimatosa, a ecogenicidade do córtex renal (seta grossa branca) é menor quando comparado com o baço (seta fina). Note a ecogenicidade aumentada no seio renal (seta grossa amarela). Dimensões normais do rim e do córtex. Fonte: Instituto de Radiologia do Hospital das Clínicas – Faculdade de Medicina da Universidade de São Paulo.

do decúbito do paciente. Na posição supina, o polo superior do rim esquerdo se encontra no nível da 12ª vértebra torácica e o polo inferior no nível da 3ª vértebra lombar.

Os rins possuem um formato de feijão com uma superfície lisa, contorno anterior, posterior e lateral convexo, ao passo que a região medial é côncava e é conhecida como o hilo renal, o qual possui continuidade com a cavidade central, chamada de seio renal. Dentro do seio renal estão os ramos principais da artéria renal, veia renal e o sistema coletor, esse posterior aos vasos renais (Figura 2).

Há uma divisão distinta em duas partes anatômicas: parênquima renal e seio renal. O parênquima renal é composto do córtex e das pirâmides. As pirâmides são hipoecogênicas em relação ao córtex renal e esse é hipoecogênico em relação ao fígado e baço (Figura 3). Quando a ecogenicidade do córtex renal é maior que a ecogenicidade do fígado (Figura 4), este achado possui especificidade e valor preditivo positivo de função renal anormal (nefropatia parenquimatosa) de 96% e 67%, respectivamente.[6]

O seio renal possui ecogenicidade aumentada, devido à presença de depósito de gordura em seu interior (Figura 4). O ureter é normalmente obscurecido pela presença de gás oriundo das alças intestinais, mas pode ser eventualmente

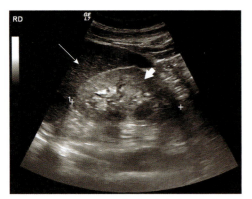

FIGURA 4 Imagem longitudinal do rim direito. Na presença de nefropatia parenquimatosa, a ecogenicidade do córtex renal (seta grossa) é maior quando comparado com o fígado (seta fina). Fonte: Instituto de Radiologia do Hospital das Clínicas – Faculdade de Medicina da Universidade de São Paulo.

visível quando dilatado, como uma estrutura tubular que se estende inferiormente da pelve renal.

A bexiga encontra-se na pelve, inferior e anterior em relação à cavidade peritoneal. Os orifícios ureterais (Figura 5) e o orifício uretral demarcam o trígono vesical e este permanece constante em sua posição e formato quando há aumento do volume vesical. O restante do órgão se eleva para a cavidade abdominal quando distendido.

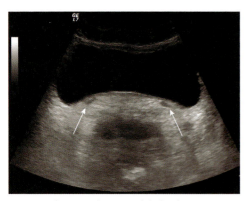

FIGURA 5 Imagem transversal da bexiga, que apresenta repleção adequada. Ureteres (setas finas) se aproximando do trígono vesical. Fonte: Instituto de Radiologia do Hospital das Clínicas – Faculdade de Medicina da Universidade de São Paulo.

TÉCNICA

Deve-se optar por transdutores que realizam penetração profunda dos feixes ultrassonográficos, como o convexo ou mesmo o setorial (com frequência fundamental de 3,5-5,0 MHz) (Figura 6), que se torna uma ferramenta de aqui-

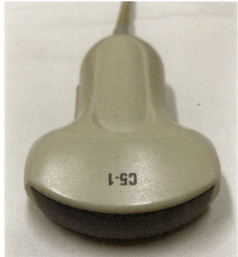

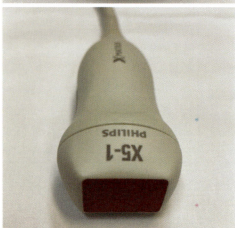

FIGURA 6 Transdutor convexo acima e setorial abaixo. Ambos trabalham com baixas frequências (1 a 5 Mhz) e atingem planos profundos, diferenciando-se quanto à maior capacidade do convexo de abranger o rim por inteiro em apenas uma aquisição. Fonte: Instituto de Radiologia do Hospital das Clínicas – Faculdade de Medicina da Universidade de São Paulo.

sição, especialmente quando se dispõe como acesso apenas dos espaços intercostais. Deve-se lembrar que a visão total do rim longitudinal em apenas uma aquisição é realizada com o transdutor convexo.

Para se obter a imagem do rim direito com o paciente em supino, posicione o transdutor no plano coronal do paciente com o marcador (índex) voltado para a região cranial, na linha axilar média no nível do processo xifoide. Deixe o rim centrado na tela e gire 15 a 30 graus no sentido anti-horário para obter o eixo longitudinal do rim direito (Figura 7). Enquanto segura o transdutor, bascule anteriormente e posteriormente para visualizar o órgão por inteiro.

Depois, gire o transdutor 90 graus no sentido anti-horário e, desta maneira, será obtido o corte transversal (Figura 8). Bascule o transdutor superiormente e inferiormente, para visualizar os polos superior e inferior.

O rim esquerdo é mais posterior e superior em comparação com o rim direito. Uma boa abordagem, quando possível, é posicionar o paciente em decúbito lateral direito, pois desta maneira se reduz a interferência dos arcos costais e gás das alças intestinais. Solicitar para o paciente que segure a respiração à inspiração profunda moverá o rim mais caudalmente, sendo uma manobra auxiliar que possibilita nova janela acústica quando possível. Identifique o rim esquerdo

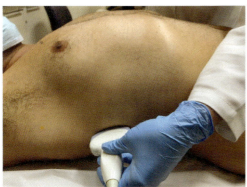
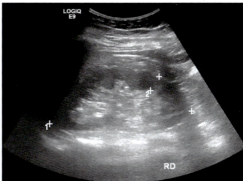

FIGURA 7 Corte longitudinal do rim direito. Fonte: Instituto de Radiologia do Hospital das Clínicas – Faculdade de Medicina da Universidade de São Paulo.

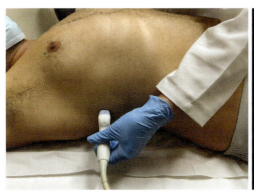
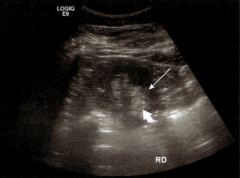

FIGURA 8 Corte transversal do rim direito. Córtex (seta fina) e seio renal (seta grossa). Fonte: Instituto de Radiologia do Hospital das Clínicas – Faculdade de Medicina da Universidade de São Paulo

com o transdutor no plano coronal do paciente com o marcador (índex) voltado para a região cranial, na linha axilar posterior, e gire o transdutor 15 a 30 graus no sentido horário e assim se obtém o eixo longitudinal do rim esquerdo (Figura 9). Bascule também o transdutor, não deixando de visualizar nenhuma parte do rim. Imagem transversal do rim esquerdo é obtida girando o transdutor 90 graus no sentido anti-horário (Figura 10).

A bexiga é caracterizada com o transdutor convexo em uma abordagem via suprapúbica. Com o paciente em posição supina, posicione o transdutor no plano transversal no aspecto mais superior da sínfise púbica e direcione o transdutor posteroinferiormente (Figura 11). Bascule o transdutor superiormente e inferiormente, de modo a visualizar a bexiga por completo. Gire o transdutor 90 graus no sentido horário para obter imagem longitudinal e bascule o transdutor, não deixando de visualizar suas paredes laterais (Figura 12).

Para se calcular o volume urinário, no eixo transversal obtemos a medida A e no eixo longitudinal obtemos a medida B e C, estas em projeção ortogonal. Utiliza-se a seguinte fórmula para estimativa do volume urinário: A × B × C × 0,52 = volume urinário[7] (Figura 13).

O volume urinário acima de 300 cc, dentro do contexto clínico apropriado, sugere retenção urinária aguda e necessidade de cateterização.[8]

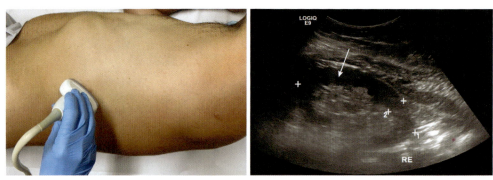

FIGURA 9 Corte longitudinal do rim esquerdo com o paciente em decúbito lateral direito. Note a presença da pirâmide renal (seta) que é hipoecogênica em relação ao córtex renal. Fonte: Instituto de Radiologia do Hospital das Clínicas – Faculdade de Medicina da Universidade de São Paulo.

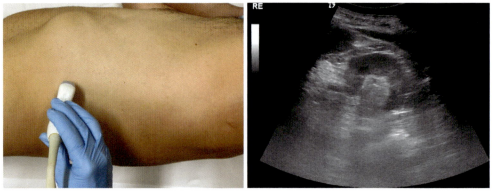

FIGURA 10 Corte transversal do rim esquerdo com o paciente em decúbito lateral direito. Fonte: Instituto de Radiologia do Hospital das Clínicas – Faculdade de Medicina da Universidade de São Paulo.

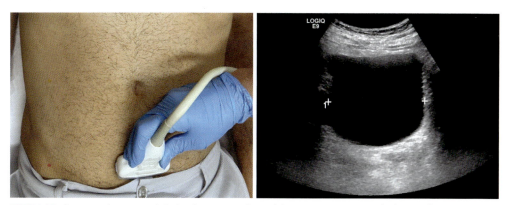

FIGURA 11 Imagem transversal da bexiga, com o transdutor convexo superior à sínfise púbica e direcionado posteroinferiormente, auxiliando na caracterização da bexiga na cavidade pélvica. Fonte: Instituto de Radiologia do Hospital das Clínicas – Faculdade de Medicina da Universidade de São Paulo.

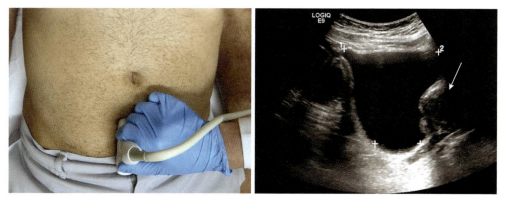

FIGURA 12 Imagem longitudinal da bexiga. Note a protrusão intravesical da próstata, devido às suas dimensões aumentadas (seta). Fonte: Instituto de Radiologia do Hospital das Clínicas – Faculdade de Medicina da Universidade de São Paulo.

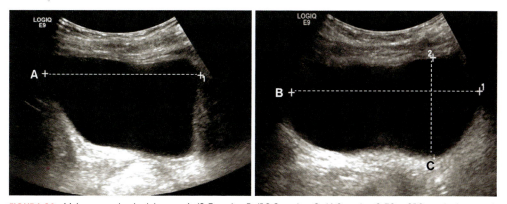

FIGURA 13 Volume vesical: obtemos A (8,5 cm) x B (10,0 cm) x C (4,8 cm) x 0,52 = 212 cc (volume urinário estimado). A: eixo transversal – obtido no corte transversal da pelve. B: eixo longitudinal – obtido no corte longitudinal da pelve. C: eixo anteroposterior – obtido no corte longitudinal da pelve. Fonte: Instituto de Radiologia do Hospital das Clínicas – Faculdade de Medicina da Universidade de São Paulo.

HIDRONEFROSE E URETEROLITÍASE

O diagnóstico ultrassonográfico da obstrução se baseia tradicionalmente na detecção de um sistema coletor dilatado, que se caracteriza por espaços anecogênicos que se ajustam à localização e à forma esperadas para os cálices renais e se comunicam geralmente com uma pelve dilatada. O grau da hidronefrose (Figura 14) é classificado como leve (Figura 15) quando uma quantidade mínima de urina produz ligeira distensão do sistema coletor; moderado (Figura 16) quando suficiente quantidade de urina dilata o sistema coletor, este mais evidente, sem afilar o parênquima; acentuada hidronefrose designa uma dilatação intensa, caracterizada por "balonamento" calicinal, que se associa a um afilamento do córtex (Figura 17).

Em geral, quanto mais distendido o sistema coletor renal, maior é a probabilidade de ter sido causado por uma obstrução clinicamente significativa. Entretanto, uma obstrução repetida ou prolongada pode causar um sistema coletor dilatado, que pode persistir até mesmo ao ser aliviada a obstrução.

Deve-se ter em mente que algumas condições podem levar a um sistema coletor dilatado, como diurese fisiológica muito ativa, diurese

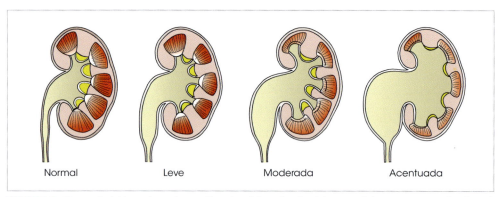

FIGURA 14 Graus da hidronefrose. Leve: discreta distensão do sistema coletor e preservação das pirâmides. Moderada: dilatação do sistema coletor mais evidente, discreto achatamento das pirâmides renais, sem afilamento do córtex. Acentuada: dilatação mais intensa do sistema coletor, balonamento calicinal e afilamento cortical. Adaptada de: Nilam JS, Robert A, Pierre K. In: Point-of-care ultrasound. 1.ed. Philadelphia: Elsevier, 2015. p 157.

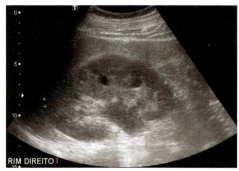

FIGURA 15 Leve hidronefrose. Fonte: Instituto de Radiologia do Hospital das Clínicas – Faculdade de Medicina da Universidade de São Paulo.

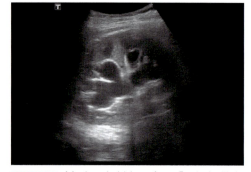

FIGURA 16 Moderada hidronefrose. Fonte: Instituto de Radiologia do Hospital das Clínicas – Faculdade de Medicina da Universidade de São Paulo

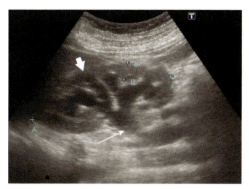

FIGURA 17 Acentuada hidronefrose associada à dilatação ureteral (seta fina). Note espessamento do córtex renal (seta grossa). Fonte: Instituto de Radiologia do Hospital das Clínicas – Faculdade de Medicina da Universidade de São Paulo.

relacionada ao *diabetes insipidus,* distensão excessiva da bexiga, gravidez, refluxo vesicoureteral, pelve extrarrenal (Figura 18) e episódios anteriores de obstrução.

As principais dicas para evitar armadilhas durante a avaliação é a identificação de exames de imagem pregressos para análises comparativas, além de seguir durante a aquisição das imagens dois princípios importantes: (1) seguir a imagem anecogênica da suspeição de hidronefrose até a pelve renal, onde as mesmas devem se coalescer; (2) varrer o rim longitudinal e transversalmente a fim de delinear a arquitetura do sistema coletor. As pirâmides renais podem aparecer anecogênicas e mimetizar achados de dilatação do sistema coletor, mas basta ter em mente que as pirâmides são estruturas separadas umas das outras pelo córtex renal e são caracterizadas como estruturas distintas do seio renal.

A melhor maneira de se mostrar que se trata de uma hidronefrose em um contexto de obstrução é identificar se há cálculos no sistema urinário, caracterizados por imagem hiperecogênica que exibe sombra acústica. Cálculos próximos à junção ureteropélvica e ureterovesical (Figura 19) podem ser visualizados, com aumento da sensibilidade quanto maior for o tamanho do cálculo.[8] O grau de hidronefrose se correlaciona com o tamanho do cálculo. Pacientes com quadro de cólica nefrética e hidronefrose moderada a acentuada possuem chances significativas de cálculo no sistema urinário maior que 5 mm, quando se comparam pacientes com leve hidronefrose ou nenhuma dilatação do sistema coletor.[8] Cálculos menores que 5 mm passam pelo ureter sem intervenção, com 5-9 mm podem passar espontaneamente, entretanto, cálculos maiores que 10 mm requerem intervenção urológica.[9]

Em associação com a avaliação pelo modo B do ultrassom descrito, o estudo Doppler pode ser utilizado para a detecção dos jatos ureterais.

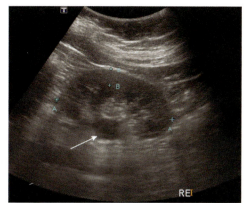

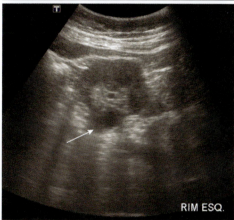

FIGURA 18 Caracterizando o rim longitudinalmente (acima) e transversalmente (abaixo), concluímos que se trata de pelve renal que se situa além do hilo renal (pelve extrarrenal). Fonte: Instituto de Radiologia do Hospital das Clínicas – Faculdade de Medicina da Universidade de São Paulo.

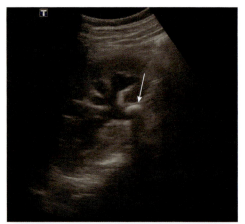

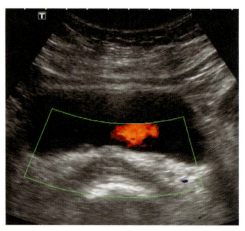

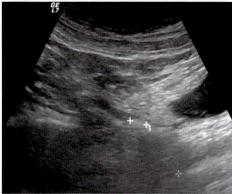

FIGURA 19 Acima identifica-se cálculo de 10 mm na junção ureteropiélica que determina moderada hidronefrose do sistema coletor. Note a formação da sombra acústica. Abaixo, presença de cálculo de 9,0 mm impactado no terço distal do ureter direito e dilatação a montante. Fonte: Instituto de Radiologia do Hospital das Clínicas – Faculdade de Medicina da Universidade de São Paulo.

Dependendo do estado de hidratação do paciente (pacientes com boa hidratação antes do estudo maximizam a diferença de densidade entre o jato urinário ureteral e a urina presente na bexiga, acentuando a captação dos jatos ao estudo Doppler), a frequência dos jatos urinários varia de menos de uma vez por minuto até contínuo, devendo ser simétricos em situação fisiológica. Em cenários de obstrução ureteral, o jato urinário pode estar ausente ou contínuo de baixo fluxo no lado da obstrução10 (Figura 20).

FIGURA 20 Jato urinário contínuo de baixo fluxo à direita, associado à identificação de cálculo no terço distal do ureter ao mesmo lado (evidenciado na Figura 19). Fonte: Instituto de Radiologia do Hospital das Clínicas – Faculdade de Medicina da Universidade de São Paulo.

CISTOS RENAIS

Cistos renais são comuns e geralmente benignos. Sua frequência aumenta com a idade e estão presentes em metade da população com mais de 50 anos. Cistos renais simples, ou seja, benignos, devem se apresentar ao ultrassom com as seguintes características[10] (Figura 21):

- Conteúdo anecogênico.
- Parede posterior bem definida.
- Reforço acústico posteriormente à lesão.
- Espessura da parede não mensurável.

Pequenos cistos podem ter ecos internos de baixo nível por artefato. A aquisição de imagens por diferentes incidências vai variar a composição dos tecidos sobrejacentes e frequentemente ajuda a eliminar os artefatos internos, assim como a aquisição das imagens com o recurso harmônica, frequentemente identificada nos aparelhos como THI (*tissue harmonic imaging*).

Septos finos são presentes em até 5% dos cistos simples.[10] Septações espessas devem ser consideradas suspeitas para neoplasia (Figura 21),

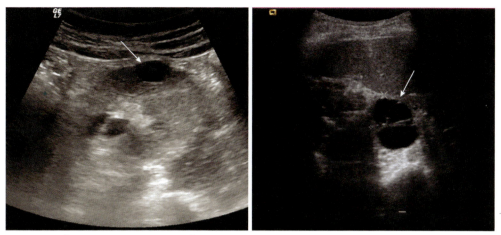

FIGURA 21 À esquerda, cisto simples. À direita, cisto lobulado com septos espessos (cisto complexo), que em investigação *a posteriori* mostrou-se carcinoma renal do tipo células claras. Fonte: Instituto de Radiologia do Hospital das Clínicas – Faculdade de Medicina da Universidade de São Paulo

mas elas também podem ser vistas em cenários não neoplásicos, como hemorragia intraluminal.

CÁLCULOS VESICAIS

Cálculo na bexiga frequentemente é resultante ou da migração do cálculo do sistema ureteropielocalinal ou de estase urinária, essa relacionada a obstrução da via de saída da urina, cistocele, bexiga neurogênica ou presença de corpo estranho. Cálculo vesical pode invariavelmente ser assintomático.

Ao ultrassom, evidencia-se cálculo móvel à mudança de decúbito (Figura 22) e invariavelmente cálculos maiores podem causar espessamento da parede vesical.

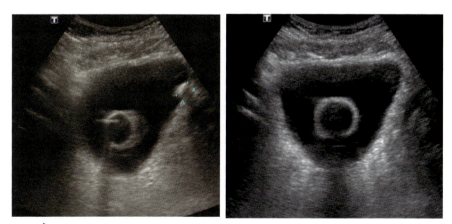

FIGURA 22 À esquerda, corte transversal da bexiga com o paciente em decúbito lateral e cálculo intravesical medindo 13 mm. À direita, corte transversal da bexiga do mesmo paciente, agora em supino e cálculo não evidenciado devido à sombra acústica produzida pelo balão da sonda vesical, normoposicionada. Fonte: Instituto de Radiologia do Hospital das Clínicas – Faculdade de Medicina da Universidade de São Paulo.

LEITURA ADICIONAL

1. Brown DF, Rosen CL, Wolfe RE. Renal ultrasonography. Emerg Med Clin. 1997 Nov;15(4):877-93.
2. Dalziel PJ, Noble VE. Bedside ultrasound and the assessment of renal colic: a review. BMJ. 2012 June;30:3-8.
3. Fowler KA, Locken JA, Duchesne JH, Williamson MR. US for detecting renal calculi with nonenhanced CT as a reference guide. Radiology. 2002 Jan;222(1):109-13.
4. Bindman RS, Aubin C, Bailitz J, Bengiamin RN. Ultrasonography versus computer tomography for suspected nephrolithiasis. N Engl J Med. 2014 Sept;371:1100-10.
5. Marshall JR, Haber J, Josephson EB. An evidence-based approach to emergency department management of acute urinary retention. Emerg Med Pract. 2014 Dec;16(1):1-20.
6. Rumack CM, Levine D. Diagnostic ultrasound. 5.ed. Philadelphia: Elsevier; 2018.
7. Curtis LA, Dolan TS, Cespedes RD. Acute urinary retention and urinary incontinence. Emerg Med Clin North Am. 2001 Aug;19(3):591-619.
8. Goertz JK, Lotterman S. Can the degree of hydronephrosis on ultrasound predict kidney stone size? Am J Emerg Med. 2009 April;28:813-6.
9. Coll DM, Varanelli MJ, Smith RC. Relationship of spontaneous passage of ureteral calculi to stone size and location as revealed by unenhanced helical CT. Am J Roentgenolog. 2002 Jan;178(1):101-3.
10. Hertzberg BS, Middleton WD. The requisites ultrasound. 3. ed. Boston: Elsevier; 2015.

CAPÍTULO 10

Sistema venoso profundo de membros inferiores

Paula Cristina Dias da Rocha Bicudo

INTRODUÇÃO

O diagnóstico de trombose venosa profunda (TVP) é uma das mais importantes e úteis aplicações do ultrassom *point of care* (POCUS) no departamento de emergência.

A TVP é prevalente e sua progressão para fenômenos tromboembólicos pulmonares ocorre em até 50 a 60% dos casos, fazendo-se necessário um diagnóstico rápido e preciso dessas condições na emergência, principalmente à beira do leito.

O quadro clínico de um paciente com TVP é geralmente de edema e dor no membro afetado. Deve-se aumentar a suspeita clínica quando o paciente apresenta algum fator de risco para TVP, como coagulopatia, imobilização prolongada, TVP prévia, trauma, neoplasia, uso de cateter venoso central, uso de drogas injetáveis, gestação, obesidade, uso de anticontraceptivos orais, desidratação grave e algumas doenças sistêmicas como lúpus eritematoso sistêmico.

O protocolo simplificado de avaliação de TVP, dentro da avaliação do POCUS, pode ser aplicado pelo emergencista e será detalhado a seguir neste capítulo. Ele tem como vantagens o tempo curto entre a chegada do paciente e o diagnóstico, além de poder ser realizado à beira do leito, exigindo apenas um treinamento mais rápido da equipe, específico para o diagnóstico de TVP de membros inferiores. O diagnóstico de TVP de membros superiores apresenta maiores dificuldades técnicas e não foram descritos protocolos simplificados para esse uso na literatura.

As desvantagens do método simplificado são principalmente o não diagnóstico das demais lesões que cursam com quadro clínico semelhante ao de TVP dos membros inferiores, como os cistos de fossa poplítea (cistos de Baker), rotos ou íntegros, os hematomas intramusculares, os pseudoaneurismas etc., que poderiam ser diagnosticados em um exame completo realizado por um radiologista, além da diferenciação entre tromboses crônicas e agudas e a dificuldade técnica em se avaliar pacientes obesos ou com variações anatômicas venosas.

Dessa forma, caso haja alguma dúvida diagnóstica, se faz necessária a confirmação do método simplificado com um exame completo. No entanto, o exame completo não precisa necessariamente ser realizado em caráter de urgência, o que facilitaria o manejo clínico desses pacientes.

ANATOMIA

O sistema venoso dos membros inferiores constitui-se dos territórios femoral, poplíteo e da panturrilha.

A veia ilíaca externa (VIE), ao sair da pelve, se torna a veia femoral comum (VFC), de fácil acesso à avaliação ultrassonográfica na prega inguinal. Recebe neste ponto sua principal tributária, a veia safena magna (VSM), que faz seu trajeto proximal em formato de um arco ao desembocar na VFC, arco este conhecido como "crossa da safena". Distal a esse ponto, o vaso se bifurca em veia femoral superficial (VFS) e veia femoral profunda (VFP), ambas pertencentes ao sistema venoso profundo dos membros inferiores. A VFS segue superficialmente até a panturrilha. A VFP se aprofunda na musculatura proximal da coxa e, logo após o seu terço proximal, se perde seu acesso ultrassonográfico. Esses três vasos constituem o território femoral do sistema venoso profundo do membro inferior.

A veia poplítea é normalmente o vaso mais superficial da fossa poplítea, localizada anteriormente à artéria poplítea em um corte ultrassonográfico transversal da panturrilha, e facilmente compressível em pacientes sem TVP e não obesos. Constitui o território poplíteo.

As veias distais da perna são as veias tibiais anterior e posterior e a veia fibular. As veias tibial posterior e fibular se juntam no tronco fibiotibular antes de desembocarem na veia poplítea. A veia tibial anterior também desemboca na veia poplítea. O exame ultrassonográfico com Doppler (estudo completo) contempla o estudo destes vasos, contudo estudos mais recentes mostram que tromboses das veias da panturrilha raramente progridem para tromboses graves e/ou sintomáticas e aumentam muito pouco o risco de

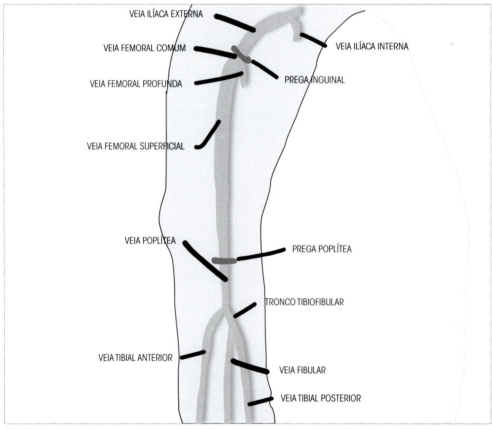

FIGURA 1 Anatomia esquemática do sistema venoso dos membros inferiores.

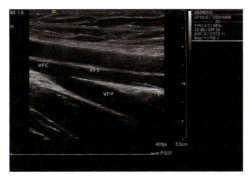

FIGURA 2 Anatomia ultrassonográfica normal do território femoral em modo B.
VFC: veia femoral comum; VFS: veia femoral superficial; VFP: veia femoral profunda.

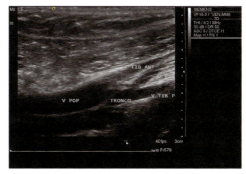

FIGURA 4 Anatomia ultrassonográfica normal do território poplíteo e tibial em modo B.

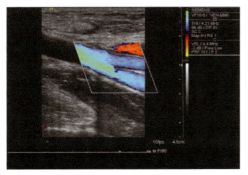

FIGURA 3 Anatomia ultrassonográfica normal do território femoral ao Doppler colorido.

tromboembolismo pulmonar e complicações, sendo mais arriscada a anticoagulação plena do que a progressão da trombose nesses casos.

TÉCNICA E PROTOCOLOS

Existem atualmente dois protocolos para avaliação de TVP no departamento de emergência que serão descritos a seguir.

Método da compressão em três pontos

Este método deve ser considerado como um primeiro exame de triagem e constitui a avaliação de apenas três pontos do sistema venoso profundo do membro inferior: a avaliação pontual da veia femoral comum na topografia da prega inguinal, a avaliação da veia femoral superficial, pouco abaixo da prega inguinal, e a avaliação pontual da veia poplítea na fossa poplítea, utilizando-se apenas o modo B.

Fazendo uso de um transdutor linear de alta frequência (entre 5 e 13 MHz), identificam-se os vasos femorais logo abaixo da prega inguinal e posiciona-se o transdutor perpendicular à pele, de forma a fazer um corte transversal desses vasos.

Os vasos encontrados neste ponto serão a artéria femoral lateralmente e a veia femoral comum medialmente, ambos em secção transversa. Caso haja dúvida se a localização ou os vasos estão corretos, basta virar o transdutor no sentido longitudinal e procurar a crossa da veia safena magna, um pouco distal a este ponto. A veia safena magna tem um trajeto em arco na direção da veia femoral comum. O uso do Doppler colorido e pulsado também auxilia na diferenciação entre o vaso arterial e o vaso venoso. No interior dos vasos normais, devemos encontrar conteúdo anecoico (preto).

Neste ponto, aplicamos uma compressão suficiente para que o vaso arterial se deforme levemente. Aplicada essa força, deve haver colabamento completo da veia femoral comum nos casos em que não houver TVP. Caso a veia femoral comum não colabe completamente, ela se apresenta trombosada. Nesses casos, a luz do vaso venoso normalmente está preenchida por material ecogênico (trombo agudo).

Ainda seguindo o protocolo, caso a veia femoral comum esteja pérvia, deve-se deslocar um pouco o transdutor no sentido caudal, mantendo a posição transversa, e após a bifurcação da veia femoral comum em veia femoral superficial e veia femoral profunda, aplicar nova compressão na veia femoral superficial, para observar o seu colabamento, que ocorre de forma semelhante ao da veia femoral comum anteriormente descrito, nos casos normais.

E o terceiro ponto do exame rápido é a fossa poplítea: neste ponto, a veia poplítea normalmente é o vaso mais superficial, e o transdutor deve ser colocado transversal ao maior diâmetro do vaso, como nos pontos anteriores. A força de compressão necessária deve ser a mesma; suficiente para começar a distorcer os contornos da artéria poplítea. Essa força é suficiente para ocluir completamente a luz do vaso venoso nos casos em que não há trombose, lembrando que os vasos poplíteos são profundos em relação aos vasos femorais e, portanto, a força necessária pode ser proporcionalmente maior.

Em estudos recentes, foram encontradas alta sensibilidade, alta especificidade e alta acurácia, acima de 90%, quando comparados ao protocolo completo.

O posicionamento do paciente é muito importante para o acesso adequado dos vasos descritos: para acesso dos vasos femorais, o paciente deve estar em decúbito dorsal horizontal, com rotação externa da coxa; e para acesso à fossa poplítea, o ideal é que o paciente esteja deitado em decúbito lateral ou em decúbito ventral.

Método da compressão em duas regiões

Esse método é muito semelhante ao método de três pontos, porém não inclui avaliação

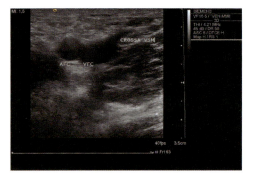

FIGURA 5 Corte transversal dos vasos femorais na topografia da crossa da veia safena.
AFC: artéria femoral; VFC: veia femoral comum.

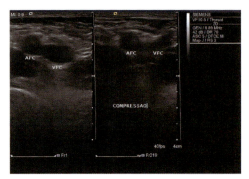

FIGURA 6 Corte transversal dos vasos femorais pouco abaixo da crossa da safena, antes e após a compressão, com obliteração completa da veia femoral comum.
AFC: artéria femoral; VFC: veia femoral comum.

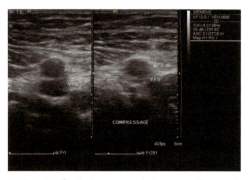

FIGURA 7 Corte transversal dos vasos femorais superficial, antes e após a compressão, com obliteração completa da veia femoral superficial.
AFC: artéria femoral; VFS: veia femoral superficial.

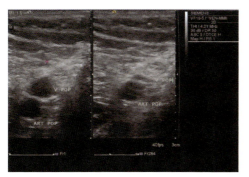

FIGURA 8 Corte transversal dos vasos poplíteos antes e após a compressão, com obliteração completa da veia poplítea.
ART POP: artéria poplítea; V POP: veia poplítea.

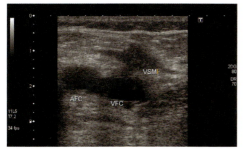

FIGURA 9 Corte transversal dos vasos femorais na topografia da crossa da safena, com a compressão, sem obliteração completa das veias femoral comum e safena magna.
AFC: artéria femoral; VFC: veia femoral comum; VSM: veia safena magna.

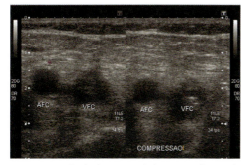

FIGURA 10 Corte transversal dos vasos femorais pouco abaixo da crossa da safena, sem obliteração completa da veia femoral comum após compressão, indicando trombose.
AFC: artéria femoral; VFC: veia femoral comum.

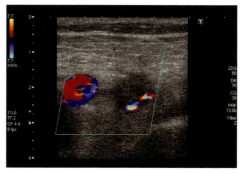

FIGURA 11 Corte transversal dos vasos femorais pouco abaixo da crossa da safena, sem obliteração completa da veia femoral comum após compressão, indicando trombose (estudo com Doppler colorido).

da veia femoral superficial. Essa técnica é mais rápida e avalia apenas a compressão ultrassonográfica em "modo B" da veia femoral comum 1 a 2 cm acima e abaixo da junção safenofemoral e a compressão da veia poplítea até o tronco tibiofibular, em mais de um ponto, procurando comprimir toda a extensão da veia poplítea na fossa poplítea (região de cerca de 3 a 4 cm de extensão).

Método completo

O método completo inclui a varredura em "modo B" com compressão de todos os vasos venosos do membro inferior nos eixos longitudinal e transverso, incluindo o arco da veia safena, as veias femorais comum e superficial, o terço proximal da veia femoral profunda (seus demais segmentos não são acessíveis pelo método), a veia poplítea, as veias tibiais anterior e posterior e a veia fibular, além de veias intramusculares das panturrilhas, mesmo sendo discutível na literatura se há progressão ou não dos trombos encontrados nos vasos venosos abaixo da panturrilha. Além disso, o radiologista faz a análise de fluxo (ou ausência dele) no interior do vaso utilizando o Doppler colorido e com o Doppler espectral (o fluxo venoso normal é lento e variável com a respiração), além de utilizar a manobra de Valsalva e a manobra

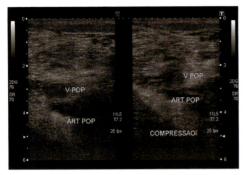

FIGURA 12 Corte transversal dos vasos poplíteos, sem obliteração completa da veia poplítea após compressão, indicando trombose.
ART POP: artéria poplítea; V POP: veia poplítea.

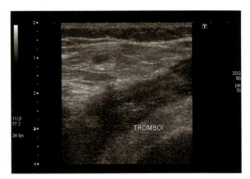

FIGURA 13 Trombo ecogênico no interior da crossa da veia safena magna.

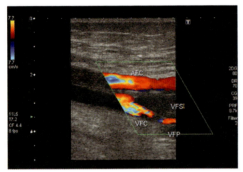

FIGURA 14 Estudo com Doppler colorido mostrando um trombo na bifurcação da veia femoral comum e nos terços proximais da veia femoral superficial e profunda.
AFC: artéria femoral; VFC: veia femoral comum; VFS: veia femoral superficial; VFP: veia femoral profunda.

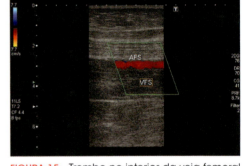

FIGURA 15 Trombo no interior da veia femoral superficial.
VFS: veia femoral superficial.

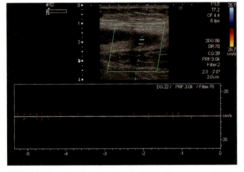

FIGURA 16 Ausência de sinal de fluxo no estudo Doppler espectral na veia femoral superficial com trombose.

do retorno venoso para estudar a variabilidade desse fluxo (quando há trombose, proximal ou distal ao ponto do estudo, geralmente o vaso perde essa variabilidade de fluxo).

DICAS

Perante a facilidade do método ultrassonográfico simplicado ser aplicado nos serviços de emergência e a possibilidade de ser realizado rapidamente por médicos emergencistas após um treinamento específico e de curta duração, a literatura tem dado respaldo a essa técnica, desde que ela seja protocolar e se preste como exame de triagem para casos com forte suspeita de trombose venosa profunda, que não teriam acesso rápido a uma ultrassonografia com Doppler realizada por um especialista (considerado o exame completo). Dessa maneira, os casos de trombose venosa profunda são mais rapidamente diagnosticados e a terapêutica de anticoagulação plena, repleta de riscos para o paciente, é introduzida com maior propriedade.

LEITURA ADICIONAL

1. Noble VE, Bret N. Clinical care ultrasound. 2. ed. p.173-90.
2. Frazee BW, Snoey ER, Levitt A. Emergency department compression ultrasonography for the detection of proximal deep vein thrombosis. J Emerg Med. 2001;20:107-12.
3. Theodoro D, Blaivas M, Duggal S, Snyder G, Lucas M. Real-time B-mode ultrasound in the ED saves time in the diagnosis of deep vein thrombosis (DVT). Am J Emerg Med. 2004;22:197-200.
4. Jang T, Dochrty M, Aubin C, Polites G. Resident-performed compression ultrasonography for the detection of proximal deep vein thrombosis: fast and accurate. Acad Emerg Med. 2004;11:319-22.
5. Hamper UM, DeJong MR, Scoutt LM. Ultrasound evaluation of the lower extremity veins. Radiol Clin N Am. 2007;45:525-47.
6. Fraser JD, Anderson DR. Venous protocols, techniques, and interpretations of the upper and lower extremities. Radiol Clin N Am. 2004;42:279-96.
7. Garcia JP, Allonso JV, Garcia PC, Rodriguez, FR, Lopez AA, Munoz-Villanueva MC. Comparison of the accuracy of emergency department-performed point-of-care-ultrasound (POCUS) in the diagnosis of lower-extremity deep vein thrombosis. J Emerg Med. 2018;54:656-64.
8. Crisp JG, Lovato LM, Jang TB. Compression ultrasonography of the lower extremity with portable vascular ultrasonography can accurately detect deep thrombosis in the emergency department. Ann Emerg Med. 2010 Dec;56(6):601-10.
9. Blaivas M. Point-of-care ultrasonographic deep venous thrombosis evaluation after just ten minutes' training: is this offer too good to be true? Ann Emerg Med. 2010;56:611-3.
10. Lewiss RE, Kaban NL, Turandot S. Point-of-care ultrasound for a deep venous thrombosis. Global Heart. 2013;8(4):329-33.
11. Pomero F, Dentali F, Borretta V, et al. Accuracy of emergency physician-performed ultrasonography in the diagnosis of deep-vein thrombosis: a systematic review and meta-analysis. Thromb Haemost. 2013;109:137-45.

CAPÍTULO 11

Partes moles e musculoesquelético

Sarah de Castro e Vasconcelos
Aureliano Torquato Brandão

INTRODUÇÃO

Nas últimas duas décadas, emergencistas vêm sendo treinados a utilizar o ultrassom (US) à beira do leito para auxiliar a solucionar problemas diagnósticos em pacientes críticos. Mais recentemente, a ultrassonografia focada das partes moles e do sistema musculoesquelético foi inclusa no currículo do *point of care ultrasound* (POCUS).[1-3]

O POCUS na emergência pode auxiliar a responder questões quanto à classificação das infecções de partes moles como, por exemplo, na diferenciação entre celulite e abscesso, ajudar na localização de corpos estranhos, detectar derrame articular e guiar procedimentos como a artrocentese. Secundariamente, ajuda na detecção de infecções profundas, detecção e avaliação de redução de fraturas e visualização de patologias mais comuns relacionadas a ligamentos e tendões.[3,4]

O objetivo é ser um exame focado na área de interesse que, em conjunto com a história clínica e o exame físico, obtém informações importantes relacionadas à decisão terapêutica.[4]

ANATOMIA

As partes moles superficiais são formadas pela pele, o maior órgão do corpo, cobrindo toda sua superfície, pelo tecido adiposo subcutâneo e pelo tecido muscular subjacentes. O tecido subcutâneo localiza-se entre a pele e a fáscia muscular e é entremeado por faixas de tecido conectivo.[1]

Os músculos são localizados logo quando começa a sua fáscia e, abaixo dela, apresentam fibras alongadas estriadas envoltas em feixes pelo endomísio, perimísio e epimísio, além de tecido conjuntivo associado.[4-6] Tendões são estruturas responsáveis por ligar as extremidades do músculo estriado ao osso. O tendão normal é um feixe de fibras colágenas, com espessura simétrica, dentro de uma matriz de proteoglicanos, quase sempre cercado por uma bainha tendínea sinovial. O nervo periférico, por sua vez, é composto de fascículos circundados por tecido conectivo de apoio e pelo perineuro. O conjunto de fascículos neurais é envolto por uma camada mais externa, o epineuro.[5] Por último, no caso dos membros superiores e inferiores, pode-se encontrar a superfície óssea (Figura 1).

Nas articulações, é importante o conhecimento anatômico dos recessos articulares, onde costumam aparecer os derrames de diversas causas (p. ex.: inflamatória, traumática ou infecciosa), e também o reconhecimento da localização das principais bursas periarticulares, sedes frequentes de patologias, principalmente no ombro, cotovelo e quadril (Figura 2).

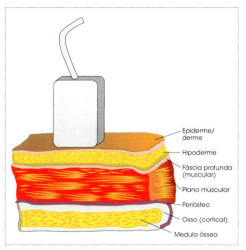

FIGURA 1 Representação esquemática mostrando as principais camadas das partes moles superficiais acessíveis à ultrassonografia. Ilustração gentilmente cedida pelo dr. Adriano Ferreira da Silva.

TÉCNICA

Por serem as partes moles estruturas superficiais, um transdutor linear com largo espectro de frequência (8-12 MHz) é adequado na maior parte das vezes. Lança-se mão do transdutor convexo (3,5-5 MHz) nas estruturas mais profundas.[1,4] O transdutor endocavitário pode ser usado para identificar abscesso em estruturas como a orofaringe.[4]

De uma forma geral, no exame de musculoesquelético do nosso serviço, utilizamos transdutor de 7-15 MHz para estruturas pequenas como a mão e o punho; 5-12 MHz para o cotovelo; e 3-12 MHz para articulações maiores como o ombro e quadril, podendo-se mesclar os tipos conforme a necessidade. No tornozelo e antepé, por exemplo, costuma-se usar transdutores de 3-12 MHz e de 7-15 MHz, dependendo do local analisado. Para o quadril de pacientes adultos e com espessura de subcutâneo maior, o transdutor convexo é mais eficiente.

Uma quantidade extra de gel auxilia na análise de estruturas pequenas ou curvas, como os dedos das mãos.[1]

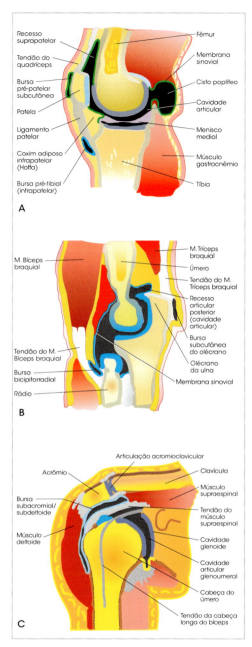

FIGURA 2 Imagens demonstrando a localização de algumas das principais bursas. (A) No joelho. (B) No cotovelo. (C) No ombro. Ilustrações gentilmente cedidas pelo dr. Adriano Ferreira da Silva.

Para aperfeiçoar a qualidade da imagem, deve-se ajustar o ganho, a frequência, a amplitude da onda, o recrutamento de cristais e a zona focal.[1]

A comparação com o lado contralateral normal é importante na diferenciação entre estruturas anatômicas ou não em caso de dúvida.[7]

A avaliação dinâmica, como o exame com manobras de flexão e extensão do membro, é característica do ultrassom musculoesquelético, sendo uma vantagem que não pode ser obtida pelos métodos seccionais (tomografia e ressonância magnética). Auxilia na avaliação das articulações e na verificação da integridade de tendões e músculos,[1] além de ajudar a diferenciar nervos (imóveis) de tendões (móveis à movimentação, quando íntegros).[4] O ideal é analisar os tendões enquanto estiverem tensionados e relaxados.

Ao se examinar o sistema musculoesquelético, deve-se lembrar de reconhecer algumas armadilhas diagnósticas. O artefato de anisotropia, por exemplo, pode simular lesão em um tendão normal, escurecendo artificialmente uma imagem quando as ondas sonoras ficam direcionadas em ângulo diferente de 90 graus em relação a ele. Para se evitar esse artefato, deve-se posicionar o transdutor com ângulo perpendicular à estrutura envolvida. Músculos, tendões e, em menor escala, os nervos podem sofrer este problema (Figura 3A).[5,8]

Outro ponto importante a se destacar são as variações anatômicas. Podemos citar, por exemplo, a aparência normal plurifasciculada do tendão subescapular simulando lesão quando o tendão é avaliado no corte axial (Figura 3B).[5,8]

IMAGENS NORMAIS

Partes moles superficiais

A pele, o tecido subcutâneo e os músculos são relativamente superficiais e podem ser examinados geralmente com facilidade pelo US.[1] Três estruturas hiperecogênicas servem de marcos para a anatomia ultrassonográfica da pele e do sistema musculoesquelético: (1) a camada hiperecogênica mais superficial constitui-se da pele e derme, indistinguíveis ao US com transdutores utilizados corriqueiramente;[1,9] (2) a camada hiperecogênica intermediária corresponde à fáscia muscular; e (3) a camada hiperecogênica profunda é representada pela cortical óssea dependendo do local de análise.[1] O tecido subcutâneo localiza-se entre a pele e a fáscia muscular e seu aspecto é de gordura hipoecogênica entremeada por faixas de tecido conectivo hiperecogênicas[1] (Figura 4).

Músculos e tendões

Ao estudo ultrassonográfico, músculo e tendões são observados com um padrão fibri-

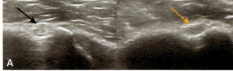
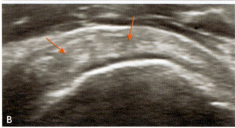

FIGURA 3 Exemplos de artefatos durante estudo do sistema musculoesquelético. (A) Tendão do cabo longo do bíceps no interior do sulco bicipital. Na imagem da direita, observa-se o sulco bicipital (onde o tendão normal deveria estar) aparentemente vazio (seta laranja), simulando ruptura tendínea; na imagem da esquerda, a angulação do transdutor foi corrigida e o artefato de anisotropia foi desfeito (seta preta). (B) Corte transverso do tendão subescapular, observando-se áreas hipoecogênicas em meio ao tendão (setas laranjas), relacionadas à estrutura normal plurifasciculada do mesmo.

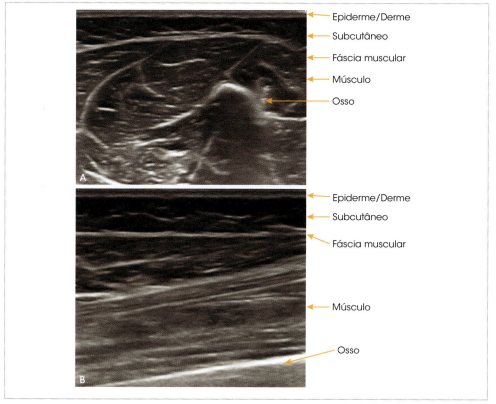

FIGURA 4 Cortes ultrassonográficos das partes moles da perna de uma criança normal. (A) Imagem em escala de cinza no eixo transverso e (B) longitudinal mostram a pele e a derme (linha branca superior), o subcutâneo (camada escura logo abaixo da primeira), a fáscia muscular e o músculo, de estrutura fibrilar, além da superfície óssea cortical.

lar no eixo longitudinal e pontilhado no transverso.[4] No músculo, as fibras e o endomísio aparecem hipoecogênicos e o tecido conectivo, o epimísio e o perimísio aparecem hiperecogênicos. O músculo pode também ter padrões de eco variáveis devido a diferentes tipos de músculo (unipenado, bipenado, multipenado etc.) (Figura 5).[5,6]

Os tendões normais apresentam aspecto ultrassonográfico fibrilar hiperecogênico (composto de colágeno) com espessura simétrica dentro de uma estrutura de ecogenicidade intermediária (matriz de proteoglicanos) (Figuras 6 e 7). O tendão normal é desprovido de sinal ao Doppler.[5]

Nervos

Os nervos também aparecem como estruturas hiperecogênicas cercadas por tecido conectivo, com aspecto fibrilar no eixo longitudinal e em favo de mel no eixo transverso (Figura 8).[1,4]

Ossos e cartilagem

Os ossos são altamente ecogênicos na sua superfície, com intensa sombra acústica posterior. Costumam apresentar aspecto oval ou redondo no eixo transverso e linear no eixo longitudinal (ossos longos).[1] Já a cartilagem é anecogênica, no caso de cartilagem hialina ou

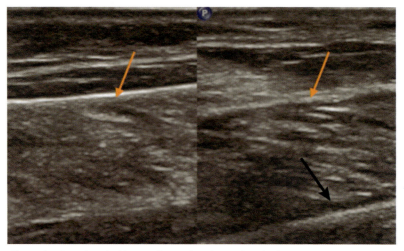

FIGURA 5 Exemplo de músculo bipenado – músculo gastronêmio. Imagem da esquerda: cabeça lateral do músculo gastrocnêmio no eixo longitudinal. Imagem da direita: cabeça medial do músculo gastrocnêmio. Notar o aspecto de pena das suas fibras musculares, que saem de uma inserção linear hiperecogênica (seta preta).

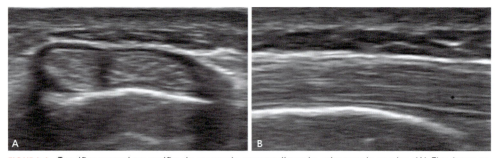

FIGURA 6 Tendão normal na região do segundo compartimento extensor do punho. (A) Eixo transverso e (B) eixo longitudinal. Notar a alternância entre faixas hiperecogênicas e hipoecogênicas, representando o paralelismo das fibras de colágeno. Em volta do tendão pode-se identificar a sua bainha.

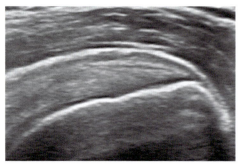

FIGURA 7 Tendão supraespinhal justainsercional normal no ombro.

ligeiramente hiperecogênica, nos meniscos e fibrocartilagens (Figura 9).[8]

IMAGENS ALTERADAS

Celulite

A celulite é a infecção mais comum das partes moles e envolve os compartimentos da pele e subcutâneo.[1,9] É mais comum em pacientes com estase vascular, má higiene, lesões de pele preexistentes e imunocomprometidos.

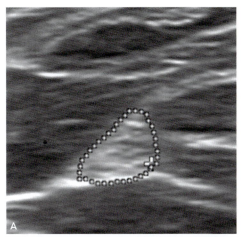

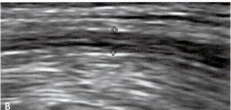

FIGURA 8 Exemplo de nervo mediano normal no terço médio do braço. (A) Eixo transverso (no interior do pontilhado). (B) Eixo longitudinal na região do antebraço distal (delimitado pelos *calipers*).

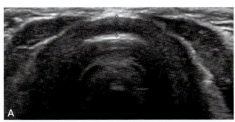

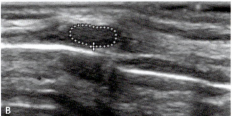

FIGURA 9 Exemplo de cartilagem cricoide normal. No eixo transverso e delimitado pelos *calipers* em (A) e no eixo longitudinal (B).

Localiza-se preferencialmente nos membros inferiores.[7,9] Seu diagnóstico é clínico e os pacientes podem se apresentar com quadro de febre, calafrios, edema, rubor, calor e alterações laboratoriais.[1,9]

Ao ultrassom, nota-se um aumento da ecogenicidade do subcutâneo associado a espessamento da pele e/ou a aparência de "pedra de calçamento" ou "mosaico". Esta última é composta por uma gordura espessada, borrada e hiperecogênica (inflamada), entremeada por finas/reticulares lâminas líquidas anecogênicas ou hipoecogênicas ao longo das faixas de tecidos conjuntivo (Figura 10).[4,7]

Entretanto, o aspecto por imagem é inespecífico e indistinguível de edema estéril.[4] Indica apenas inflamação, a menos que achados como aumento da vascularização e complicações infecciosas estejam presentes e auxiliem no diagnóstico.[1,7] A diferenciação entre lâminas líquidas maiores de edema e coleções irregulares esparsas de pus pode ser difícil. Ressalta-se também que, em quadros infecciosos iniciais, os achados clássicos de imagem supradescritos podem não ser observados.[4,8]

O valor do ultrassom em pacientes com suspeita clínica de infecção nas partes moles consiste principalmente na diferenciação de casos duvidosos entre celulite e abscesso.[9,10] O POCUS tem mostrado uma melhora estatisticamente significativa na acurácia dessa diferenciação em estudos atuais, ao mudar favoravelmente o tratamento em 10-50% das vezes, dependendo do estudo, o que também foi observado na população pediátrica.[1,9,10] Em uma das análises citadas, quando a probabilidade pré-teste de abscesso ao exame físico foi de pequena a moderada, o POCUS foi responsável por um aumento na probabilidade pós-teste.[10,11] Desta maneira, um diagnóstico preciso altera o manejo e evita procedimentos invasivos desnecessários, sedação e falhas com tratamento antibiótico.[9]

Entre as complicações da celulite estão os abscessos, além de extensão para outros compartimentos como ossos, articulações, músculos, bursas e tendões.[1,7]

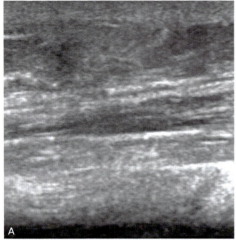
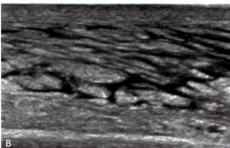
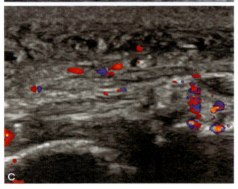

FIGURA 10 Exemplos de processo inflamatório e infeccioso nas partes moles superficiais. Nas imagens em escala de cinza em A e B, nota-se espessamento da pele/derme, aumento da ecogenicidade da gordura do subcutâneo em A e finas lâminas líquidas anecogênicas entremeadas à gordura em B. Na imagem correspondente em Doppler colorido (C), observa-se pequeno aumento do fluxo ao Doppler. Apesar de não serem patognomônicos, os achados podem estar relacionados a celulite infecciosa.

Abscesso

Abscessos são formas mais graves de infecção de partes moles, com área de liquefação no seu interior. Clinicamente, ocorrem em qualquer parte do corpo e, quando superficiais, aparecem como um nódulo doloroso, eritematoso e flutuante à palpação.[9]

Ao estudo ultrassonográfico, o formato pode ser elíptico, esférico ou irregular. Seu conteúdo é de ecogenicidade variável, pela presença de material purulento, debris, septos ou gás. Habitualmente, as paredes são irregulares (halo hiperecoico de tecido edematoso) ou não há paredes bem definidas. Podem ser visualizadas septações internas. Hiperemia ao Doppler colorido ao redor da coleção é um achado que fala a favor de processo infeccioso.[1,4,7] Com a progressão da doença, o halo hiperecogênico de tecido edematoso é substituído por uma cápsula fibrosa periférica (Figuras 11 a 14).[9]

Em casos de dúvida sobre componente liquefeito ou não no interior de uma imagem que parece ser um abscesso, o artefato de reforço acústico posterior e a movimentação do material fluido interno à compressão/movimentação local com o transdutor auxiliam a sua caracterização.[1,7]

Piomiosite e fasciíte necrosante

A piomiosite costuma acometer os membros inferiores, mas pode ser observada em qualquer parte do corpo. Caracteriza-se por aumento volumétrico do ventre muscular, hiperecogenicidade – edema –, aumento do fluxo ao Doppler – hiperemia. Pode evoluir com focos hipoecogênicos irregulares esparsos, relacionados a edema importante ou mesmo necrose que, se coalescentes, podem formar abscessos (Figura 12).[7]

A fasciíte necrosante é uma infecção grave, com alta morbidade e mortalidade de 25 a 50%.[12] Apresenta rápida progressão e deterioração clínica, podendo evoluir com choque séptico. O seu pronto reconhecimento é crucial para um melhor prognóstico. A ultrassonografia à beira do leito pode ser útil em pacientes graves e ins-

CAPÍTULO 11 PARTES MOLES E MUSCULOESQUELÉTICO 99

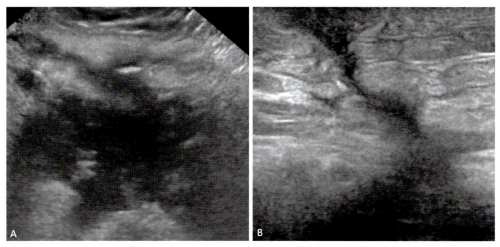

FIGURA 11 Coleção mal delimitada em planos adiposos profundos em paciente feminina de 65 anos, sendo utilizado o transdutor convexo para sua melhor avaliação em A. (A) Imagem ultrassonográfica em escala de cinza, evidenciando coleção com conteúdo hipoecogênico e heterogêneo e reforço acústico posterior. Há pertuito desta coleção para o subcutâneo mais superficial, porém sem "fístulizar" para a pele. (B) Ultrassonografia em escala de cinza de uma coleção líquida em outro paciente, destacando-se "fistulização" até a pele.

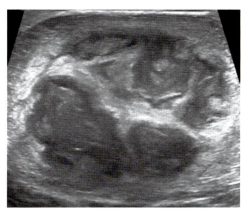

FIGURA 12 Coleção intramuscular em paciente masculino de 30 anos. Imagem ultrassonográfica em escala de cinza evidencia que a coleção apresenta contornos bem delimitados, conteúdo espesso de ecogenicidade aumentada e heterogênea, com septações internas, e localiza-se em meio às fibras do músculo vasto lateral da coxa.

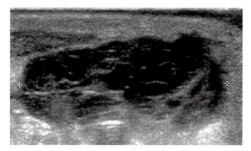

FIGURA 13 Paciente feminina de 67 anos apresentando coleção de partes moles na região cervical, após procedimento cirúrgico na mandíbula. A imagem ultrassonográfica em escala de cinza mostra formação hipoecogênica e heterogênea, com conteúdo espesso e septações internas.

táveis hemodinamicamente e que não podem se locomover com facilidade para realizar exames de tomografia computadorizada ou ressonância magnética. Esta última apresenta maiores sensibilidade e especificidade para este diagnóstico.[1,12] O POCUS, entretanto, não foi sistematicamente estudado e não deve ser utilizado para excluir fasciíte necrosante.[4]

Os achados ultrassonográficos de fasciíte necrosante incluem: espessamento das partes moles e da fáscia muscular, acúmulo de líquido de mais de 4,0 mm adjacente à camada fascial

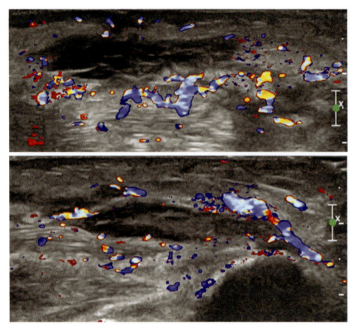

FIGURA 14 Paciente feminina de 72 anos, após manipulação cirúrgica em partes moles no nível da fossa olecraniana. Imagens ultrassonográficas com Doppler colorido evidenciam coleção hipoecogênica e heterogênea, com múltiplos septos de permeio e fístula cutânea em cicatriz cirúrgica, associada a hiperecogenicidade (edema) ao redor. A hipervascularização ao Doppler colorido ajuda a inferir processo inflamatório/infeccioso, juntamente com dados clínicos e laboratoriais. Apesar da proximidade, neste caso não havia comunicação da coleção com o espaço articular.

profunda, com ou sem focos ecogênicos com artefato posterior em cauda de cometa/sombra "suja" gerado por focos gasosos no tecido infectado (Figuras 15 e 16).[1,4,12]

Pioartrite ou artrite séptica

A pioartrite ou artrite séptica é uma condição grave e que exige tratamento precoce para evitar sequelas limitantes. As articulações mais atingidas costumam ser o quadril, joelho, ombro, cotovelo e tornozelo. Todo paciente com sintomas de infecção, dor e derrame articular deve ser encarado como suspeito. O principal achado é de derrame articular, frequentemente associado a debris móveis. Constantemente há também espessamento sinovial e hiperemia periarticular.[7] O aspecto ultrassonográfico é de um acúmulo líquido periarticular geralmente em formato de "V" (Figuras 17 e 18).[4]

A ultrassonografia possui alta sensibilidade na detecção de derrame articular, apesar de este ser de diversas causas, como as traumáticas (hemartrose) e as infecciosas.[1] Se não houver derrame ao ultrassom, o médico assistente dispõe de alto valor preditivo negativo para ajudar a excluir pioartrite.

Nos casos de derrame articular no quadril infantil, especialmente aqueles anecogênicos (sem debris móveis), um tipo de sinovite inflamatória asséptica – a sinovite transitória do quadril – deve ser incluída nos diagnósticos diferenciais. Porém, os achados de imagem apenas não são suficientes para descartar pioartrite nestes casos, sendo necessária correlação com dados clínicos e laboratoriais para afastar infecção.[7]

CAPÍTULO 11 PARTES MOLES E MUSCULOESQUELÉTICO   101

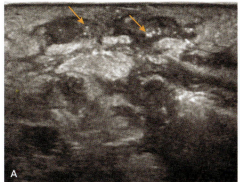
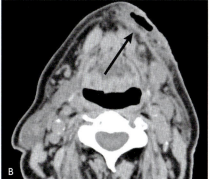
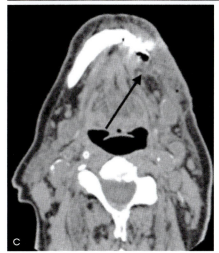

FIGURA 15 Paciente masculino de 59 anos com processo infeccioso perimandibular, após procedimento cirúrgico. (A) Ultrassonografia em modo B mostra coleção mal delimitada hipoecogênica e heterogênea em subcutâneo na região submandibular esquerda, com bolhas de gás de permeio (setas), adjacente à região de manipulação cirúrgica prévia da mandíbula, destacando-se fístula para a pele; havia pertuito para partes moles profundas na região da base da língua. (B e C) A tomografia computadorizada do mesmo paciente mostrou espessamento e densificação das partes moles da região cervical anterior esquerda e coleções gasosas no tecido subcutâneo (setas pretas).

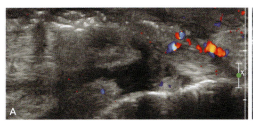
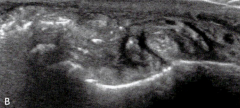

FIGURA 16 Paciente masculino de 84 anos apresentando processo infeccioso/inflamatório na região plantar do tornozelo. (A) Ultrassonografia com Doppler colorido evidenciou coleção anecogênica mal delimitada junto à superfície óssea, com aumento da vascularização e focos gasosos de permeio (pontos ecogênicos com sombra acústica "suja") e envolvendo as partes moles profundas, incluindo o plano muscular. (B) Ultrassonografia no modo B mostra infiltrado intersticial relacionado a celulite adjacente.

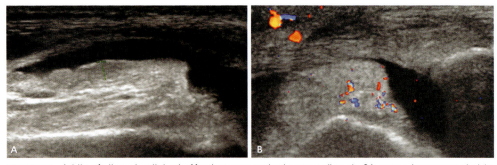

FIGURA 17 Artrite séptica, de etiologia fúngica, em paciente masculino de 36 anos e imunossuprimido. (A) Ultrassonografia em modo B e corte longitudinal. (B) Ultrassonografia com Doppler em corte transverso mostrando o recesso suprapatelar com moderado derrame anecogênico, além de espessamento e hiperecogenicidade sinoviais, associado a hipervascularização na sinóvia (sinovite) e em partes moles adjacentes. O aspecto fala a favor de processo inflamatório/infeccioso, sendo necessária correlação clínica e laboratorial.

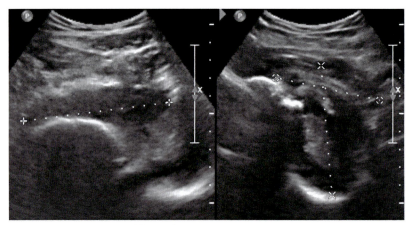

FIGURA 18 Paciente masculino de 57 anos fez exame para controle de coleção junto ao leito cirúrgico, após cirurgia de remoção de prótese de quadril. Na ultrassonografia em modo B (corte longitudinal à esquerda e transverso à direita), observa-se coleção residual de limites parcialmente definidos, com conteúdo heterogêneo, ocupando o espaço deixado após a remoção da prótese de quadril. Os ventres musculares ao redor apresentam-se hiperecogênicos (edema) e heterogêneos.

Alterações tendíneas e musculares

A identificação de lesões tendíneas e hematomas musculares pode ser incluída ou mesmo surpreendida na avaliação POCUS e o resultado desta análise pode prover informações importantes sobre o tratamento.[1]

As tendinopatias são resultado de lesões agudas ou crônicas (com eventuais reagudizações). O termo "tendinose" diz respeito a um acometimento degenerativo e de microrroturas de tendões sem bainha sinovial (p. ex.: tendão calcâneo, patelar, quadriceptal e do manguito rotador), sendo observados espessamento e hiperecogenicidade do tendão (de forma aguda) ou heterogeneidade com hipoecogenicidades focais ou difusas e afilamento do tendão (mais cronicamente). Pode predispor a rotura tendínea.

Já as tenossinovites acometem tendões envoltos por bainha sinovial. Como exemplo de tendões com possibilidade de apresentar tenossinovite, pode-se citar o tendão da cabeça longa do bíceps braquial e os tendões flexores e extensores de extremidades. Neste caso observa-se, ao ultrassom, distensão líquida anecogênica ou hipoecogênica da bainha peritendínea, espessamento tendíneo, espessamento sinovial e hiperemia ao Doppler (Figuras 19 e 20). Pode haver sinais de degeneração tendínea/tendinose associados a uma tenossinovite. Já a tendinopatia calcárea, uma entidade com dor incapacitante, consiste na deposição de cristais de hidroxiapatita. É comumente monoarticular e com localização frequente no ombro, podendo acometer outras articulações. Seu aspecto de imagem é de calcificações amorfas e hiperemia ao Doppler. Envolve tendões, bursas, cavidade articular e por vezes até infiltra o osso adjacente.[4,7,13]

A laceração e a ruptura tendíneas podem ser parciais ou totais. Roturas parciais se apresentam

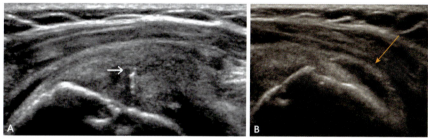

FIGURA 19 Paciente feminina de 74 anos com tendinopatia e bursite no ombro. (A) Ultrassonografia modo B em plano longitudinal ao tendão supraespinhal mostrando tendinopatia (tendão espessado e hipoecogênico heterogêneo), associada a fissuras intrassubstanciais, sem lesão transfixante e com pequena calcificação (seta branca). (B) Ultrassonografia em modo B do mesmo paciente em outro plano evidenciando melhor a distensão líquida e espessamento da bursa subacromial/subdeltóidea (seta), compatível com bursite. Comparar com tendão supraespinhal normal na Figura 7.

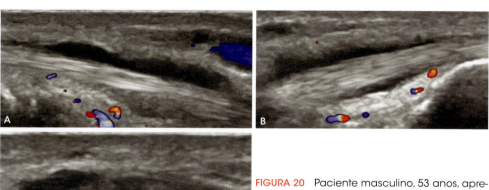

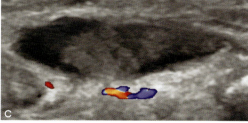

FIGURA 20 Paciente masculino, 53 anos, apresentando dor e pequena área de edema no dorso do punho esquerdo. No ultrassom com Doppler colorido, nos eixos longitudinal (A e B) e transverso (C), nota-se distensão líquida da bainha tendínea, associada a aumento do fluxo ao Doppler nos tecidos adjacentes.

como áreas hipoecogênicas no interior da arquitetura fibrilar tendínea. Rupturas totais estendem-se por toda a espessura e largura no tendão, com separação de cotos tendíneos. A ruptura parcial do tipo transfixante é aquela que alcança toda a espessura tendínea, sem envolver completamente o tendão na sua largura. Movimentação ativa ou passiva do membro em questão pode auxiliar na identificação de lesão (Figura 21).[4]

A lesão muscular, de modo semelhante, aparece como irregularidade e ruptura do interior do ventre muscular, com hematoma local associado, de ecogenicidade mista.[1]

Ao se deparar com um tendão no local do ponto doloroso apontado pelo paciente, deve-se checar se há lesão, que pode aparecer como uma falha anecogênica/hipoecogênica em diferentes graus: fissuras, lesões parciais (superficiais, profundas ou intrassubstanciais) ou de espessura total (transfixante). A lesão transfixante pode ser de parte das fibras tendíneas ou de todas as fibras (lesão completa). Deve ser confirmada em dois planos – longitudinal e transverso ao tendão. Define-se precisamente seu local, a natureza (aguda ou crônica), se há hiperemia ao Doppler (o tendão normal não apresenta fluxo ao Doppler) e presença ou não calcificações.

Bursopatias

Os locais mais comuns de bursite são o ombro, cotovelo e quadril. As alterações bursais, infecciosas ou não, podem levar a dor intensa, como um episódio agudo ou crônico reagudizado. O padrão de imagem é de distensão líquida da bursa e espessamento parietal do revestimento sinovial, podendo estar associado a hiperemia e a alterações tendíneas adjacentes (Figura 22).[7]

É importante o conhecimento dos locais das principais bursas do corpo para se diagnosticar as bursopatias. Elas não se apresentam apenas no contexto de trauma e microtraumas repetitivos, mas podem ter como causas a artrite reu-

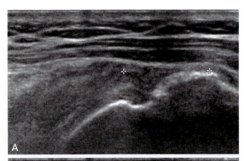
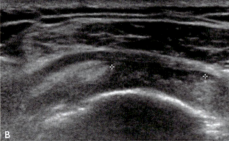

FIGURA 21 Lesão transfixante do tendão supraespinhal, com retração tendínea e tendinopatia das fibras remanescentes. (A) Corte longitudinal do tendão, evidenciando a lesão justainsercional como uma área hipoecogênica (delimitada pelos *calipers*). (B) O corte transverso caracteriza a natureza parcial da lesão (delimitada pelos *calipers*).

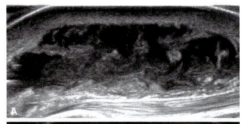
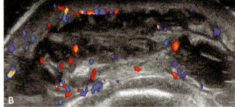

FIGURA 22 Paciente feminina, 63 anos, com bursite pré-patelar. (A) Ultrassonografia em modo B e (B) com Doppler colorido mostra, anteriormente ao tendão patelar, formação oval com paredes espessadas apresentando distensão por conteúdo líquido espesso e heterogêneo, com fluxo aumentado ao Doppler. Não havia rotura de suas paredes.

matoide, doença microcristalina (p. ex.: gota), infecções e hemodiálise.[5]

Osteomielite

O ultrassom não é o método mais indicado para avaliação de osteomielite. Entretanto, pode ser suspeitada de modo fortuito quando se observam irregularidades da cortical óssea, espessamento periosteal e coleções subperiosteais ou em partes moles. Eventualmente, nota-se uma rotura cortical chamada de fístula comunicando-se com a cavidade medular (Figuras 23 e 24).[7]

Apesar de a ultrassonografia não ser um bom método para caracterizar osteomielite, esta deve ser suspeitada caso haja tecido de aspecto inflamatório e com fluxo ao Doppler, celulite ou abscesso adjacentes a osso irregular, derrame articular ou coleções subperiosteais. Exames seccionais (tomografia e/ou ressonância magnética) devem ser indicados para melhor caracterização.

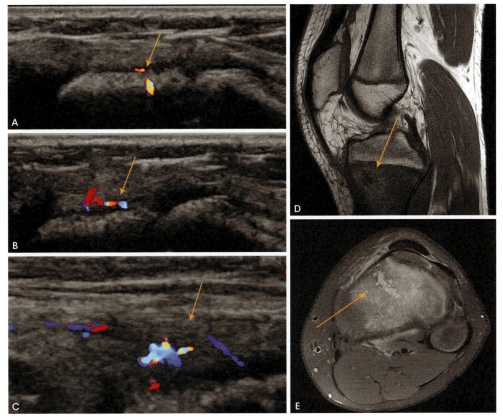

FIGURA 23 Paciente masculino de 13 anos de idade, com quadro de osteomielite. (A, B, C) Ultrassom com Doppler colorido mostrando aumento da ecogenicidade e hipervascularização em partes moles ao redor na face medial da epífise proximal da tíbia esquerda, adjacente à fise de crescimento. Ressalta-se o aumento da vascularização no periósteo (seta em A). (D e E) Ressonância magnética do mesmo paciente evidenciando edema ósseo na região metadiafisária proximal da tíbia, com extensão para a epífise, predominando na região anterior, associado a pequena coleção intraóssea na região metafisária (setas), edema periosteal e endosteal.

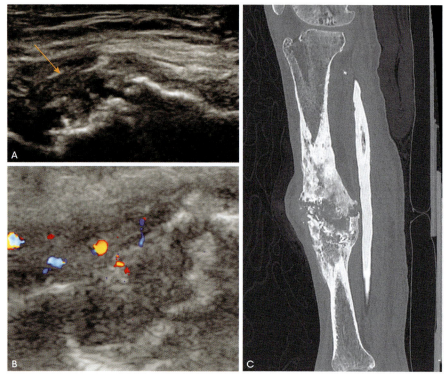

FIGURA 24 Paciente masculino de 78 anos, com história de fratura e que evoluiu com osteomielite crônica, associada a componente de partes moles visível ao ultrassom. (A) Ultrassonografia em escala de cinza mostra área hipoecogênica heterogênea representando tecido de caráter inflamatório/infeccioso adjacente à superfície óssea irregular (seta). (B) Imagem ultrassonográfica com Doppler colorido do mesmo paciente, notando-se aumento do fluxo local. (C) A tomografia computadorizada da perna mostrou acentuada deformidade sequelar na diáfise média da tíbia, com reação ósteo-hipertrófica marginal, esclerose e irregularidade das extremidades apostas, sem sinais de consolidação (pseudoartrose). Além disso, associam-se erosões corticais nas bordas e fragmentos ósseos interpostos no foco de fratura, estes podendo representar pequenos sequestros.

Fratura óssea

A ultrassonografia consegue detectar de forma acurada fraturas em ossos superficiais ou pequenos ossos, como costelas, clavículas, esterno e fraturas condrais, além de poder avaliar luxações, como as costocondrais. Ao estudo ultrassonográfico, caracterizam-se como descontinuidades da cortical óssea. Em casos de derrame articular/hemartrose inexplicados ao ultrassom, uma das hipóteses a ser levantada é fratura óssea oculta intra-articular, a ser confirmada por tomografia computadorizada.[14] Em fraturas muito pequenas e não visualizadas ao exame radiográfico, o ultrassom pode ser uma ferramenta auxiliar, incluindo fraturas na face e no osso nasal. Em fraturas de ossos longos nos casos em que o paciente não dispõe da possibilidade de realização de outros exames de imagem, o ultrassom com transdutores convexos pode detectar fraturas importantes como causa de sangramento em pacientes hipotensos por razões não explicadas no contexto de trauma. Além disso, o ultrassom pode ajudar de forma imediata a analisar a redução de fraturas se outros métodos não estiverem disponíveis. A presença de edema e hematoma pode ser uma pista diagnóstica a respeito do local exato da fratura (Figura 25).[1,4]

O osso normal apresenta estrutura linear e hiperecogênica contínua. Se for observado algum desnivelamento, pode-se desconfiar de fratura. Caso haja derrame articular após trauma, este pode estar relacionado a hemartrose e é bom que se investigue possibilidade de fratura, mesmo que seja necessário complementar o estudo com tomografia computadorizada.

Corpo estranho

Apesar de tradicionalmente a radiografia ter sido requisitada ao longo de anos nos casos de suspeita de corpo estranho, ela não detecta materiais considerados não radiopacos, como a madeira e o plástico.[15] A ultrassonografia apresenta elevada sensibilidade na detecção de corpos estranhos em geral, apesar de não atingir 100% de sensibilidade.[1,4]

Logo após o evento traumático, todos os corpos estranhos são hiperecogênicos, com artefato posterior variável. Metal e vidro geram artefato de reverberação. Madeira, pedregulho e plástico formam sombra acústica. Um halo de edema também aparece ao redor.[1,4] Com o passar do tempo, materiais orgânicos, como madeira, podem reduzir sua ecogenicidade. Por vezes, identificam-se focos gasosos de enfisema

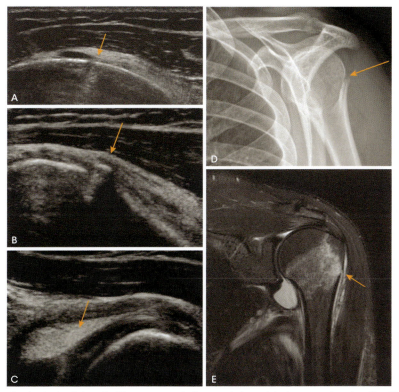

FIGURA 25 Paciente feminina de 28 anos com fratura na tuberosidade umeral maior. (A e B) Imagens sequenciais de ultrassom no modo B e eixo longitudinal, mostrando traço de fratura (setas) na tuberosidade maior do úmero, associado a quantidade laminar de líquido ao redor. (C) Ultrassonografia em modo B com hiperecogenicidade amorfa no espaço subescapular, que no contexto clínico pode corresponder a hemorragia aguda (seta laranja); a radiografia (D) e a ressonância do ombro (E) do mesmo paciente confirmam o traço de fratura (seta), edema ósseo e hemorragia adjacentes.

subcutâneo adjacente, além da possibilidade de achados infecciosos associados (Figura 26).

Materiais na pele como ar, tecido cicatricial, cartilagem calcificada e *plugs* de queratina podem simular corpos estranhos.[4]

No exame de feridas abertas, o curativo específico transparente possibilita o estudo. Nas estruturas mais difíceis como os dedos, o exame pode ser realizado em um tanque de água e aparelhos apropriados.[1]

CONTRAINDICAÇÕES E LIMITAÇÕES DO ULTRASSOM DE PARTES MOLES

Dor local intensa e ferida aberta podem contraindicar o exame. Sabe-se também que o exame de ultrassom não substitui o julgamento clínico dos casos.[4]

PROTOCOLOS

O protocolo para o estudo das partes moles superficiais é relativamente simples, posicionando-o transdutor, geralmente o linear e de alta frequência, na área de interesse.

O protocolo de estudo do sistema musculoesquelético exige maior conhecimento técnico e é direcionado conforme a articulação/estrutura anatômica, devendo o paciente ser posicionado de forma específica, associado à realização de manobras posturais, sendo fundamental o conhecimento anatômico. O desafio torna-se por vezes ainda maior em um paciente acamado ou com mobilidade reduzida.

DICAS

O edema estéril e a permeação hemática das partes moles superficiais podem ter aspectos ultrassonográficos semelhantes e indistinguíveis de um quadro infeccioso, sendo fundamental a correlação clínica e laboratorial para fechar o diagnóstico.

Os dados clínicos e laboratoriais são de fundamental importância para afastar coleções de origem não infecciosa, como hematomas (após trauma ou procedimentos cirúrgicos) ou seromas (em pós-operatório recente). Deve-se sempre ligar o Doppler em caso de imagens semelhantes a coleções adjacentes a estruturas vasculares para afastar a possibilidade de pseudoaneurismas. O abscesso não apresenta fluxo interno ao Doppler.

Deve-se ter em mente que o estudo ultrassonográfico não fecha o diagnóstico de fasciíte necrotizante, sendo necessária correlação clíni-

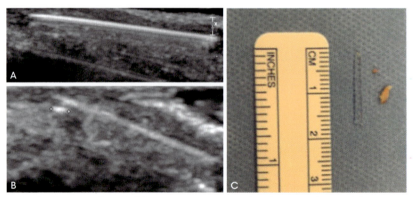

FIGURA 26 Paciente masculino de 57 anos com corpos estranhos (sendo um deles um pedaço de vidro) na face dorsal da base do quarto quirodáctilo. (A) Ultrassonografia em modo B evidencia imagem linear hiperecogênica e com reverberação acústica posterior (pedaço de vidro); (B) outro corpo estranho menor é visto adjacente ao primeiro. (C) Fotografia após procedimento de extração cirúrgica dos materiais. Foto em (C) gentilmente cedida pelo dr. Rames Mattar Júnior.

ca e laboratorial e/ou prosseguir a investigação com outros métodos.

Cuidado para não confundir alteração fibrótica cicatricial, que pode gerar sombra acústica posterior, com corpos estranhos.

O POCUS auxilia na decisão sobre a via mais eficaz de incisão e drenagem de um abscesso, evitando complicações.[1] O reconhecimento prévio de estruturas anatômicas adjacentes como vasos, músculos, tendões e nervos é essencial para uma boa prática intervencionista.[4]

No caso de corpos estranhos, o tratamento pode ser feito por marcação na pele e medição do objeto antes do procedimento ou mesmo com auxílio do ultrassom intraoperatório, evitando explorações cirúrgicas mais extensas.[14]

A ultrassonografia também pode ser usada na localização neural para anestesia regional no controle da dor, sendo atualmente divulgada e tem se tornado popular na literatura. O seu efeito é permitir que os médicos sejam mais rápidos e com técnicas mais precisas, de melhor modelagem farmacodinâmica. Diversos segmentos podem ser abordados, como os bloqueios neuroaxiais centrais (analgesia epidural), bloqueios dos membros superiores e inferiores e alguns bloqueios de tronco. Na maioria dos casos o transdutor linear de alta frequência é utilizado.[8]

Uma aplicação importante do ultrassom POCUS é o controle pós-procedimento, verificando de imediato sua eficácia (Figura 27).

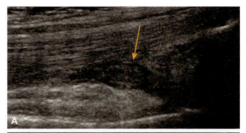
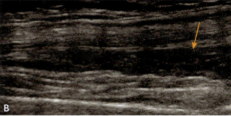
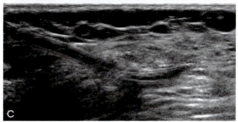

FIGURA 27 Paciente masculino de 26 anos, apresentando artrite séptica no joelho. (A e B) Imagens ultrassonográficas em modo B sequenciais longitudinais do recesso suprapatelar mostrando bursa espessada, além de volumoso derrame articular heterogêneo com finos ecos internos (setas). (C) Controle ultrassonográfico do mesmo paciente após drenagem, mostrando sucesso do procedimento.

LEITURA ADICIONAL

1. Chen K-C, Chor A, Lin M, Chong C-F, Wang T-L. An overview of point-of-care ultrasound for soft tissue and musculoskeletal applications in the emergency department. J Intensive Care. 2016;4:55.
2. Tayal VS, Raio CC. Ultrasound guidelines: Emergency, point-of-care and clinical ultrasound guidelines in medicine. Ann Emerg Med. 2017;69(5):e27-54.
3. Bhagra A, Tierney DM, Sekiguchi H, Soni NJ. Point-of-care ultrasonography for primary care physicians and general internists. Mayo Clin Proc. 2016;91(12):1811-27.
4. Kendall JL. Emergency ultrasound imaging criteria compendium. Ann Emerg Med. 2016;68:e11-48.
5. Lapègue NS. Ultrassonografia musculoesquelética prática. Rio de Janeiro: Livraria e Editora Revinter; 2012.
6. Hartmann LGC, Rodrigues MB. Musculoesquelético – Série CBR. Muller ISC, D'Ipolito G, Rocha AJ (eds.). Rio de Janeiro: Elsevier; 2014.
7. Lourenço RB, Lima GAF, Yonezaki RT, Tanaka RM, Silva MRC, Francisco Neto MJ, Funari MBG. Ultrassonografia na avaliação das afecções agudas do sistema músculo-esquelético. Parte I: afecções não-traumáticas. Rev da Imagem. 2008;30(2):37-42.
8. Levitov AB, Dallas AP, Slonin AD. O uso da ultrassonografia na avaliação dos membros e do sistema musculoesquelético. In: Ultrassonografia à beira do leito na medicina clínica. Artmed; 2013. p.170-207.

9. Comer AB. Point-of-care ultrasound for skin and soft tissue infections. Adv Emerg Nurs J. 2018;40(4):296-303.
10. Gottlieb M, Avila J, Chottiner M, Peksa GD. Point-of-care ultrasonography for the diagnosis of skin and soft tissue abscesses: A systematic review and meta-analysis. Ann Emerg Med [Internet]. 2020 [cited 2020 Aug 21];76:67-77.
11. Long B, Koyfman A, Gottlieb M. Accuracy of point-of-care ultrasound for diagnosing soft tissue abscess. 2019 [cited 2020 Aug 21]. Disponível em: www.TheNNT.com.
12. Magalhães L, Raquel S, Martins P, Nogué R. The role of point-of-care ultrasound in the diagnosis and management of necrotizing soft tissue infections. 2020 [cited 2020 Aug 21];12:3. Disponível em: https://doi.org/10.1186/s13089-020-0153-4.
13. Robinson P. Sonography of common tendon injuries. Am J Roentgenol. 2009;193(3):607-18.
14. Lourenço RB, Lima GAF, Yonezaki RT, Tanaka RM, Silva MRC, Francisco Neto MJ, Funari MBG. Ultrassonografia na avaliação das afecções agudas do sistema músculo-esquelético. Parte II: afecções traumáticas e procedimentos guiados por ultrassom. Rev da Imagem [Internet]. 2008;30(3):95-101.
15. Horton LK, Jacobson JA, Powell A, Fessell DP, Hayes CW. Sonography and radiography of soft-tissue foreign bodies. Am J Roentgenol [Internet]. 2001 May 23 [cited 2020 Sep 11];176(5):1155-9.

CAPÍTULO 12

Pediatria

Adriano Silva

INTRODUÇÃO

Nos últimos 20 anos, o ultrassom *point of care* (POCUS) expandiu-se de um teste de rastreamento de trauma para ser usado por quase todas as especialidades médicas para diagnóstico, monitoramento ou orientação para procedimentos.[5,6]

O POCUS de emergência pediátrica fez parte desse movimento, com protocolos de exames ultrassonográficos publicados que descrevem seu uso na avaliação de trauma, dispneia, dor abdominal e queixas musculoesqueléticas, entre outros. Pode-se argumentar que o seu uso é ainda mais atraente no cuidado de crianças, uma vez que a exposição mínima à radiação ionizante é importante nesta faixa etária. No entanto, em contraste com a medicina de emergência para adultos e cuidados intensivos, atualmente não existe um padrão para a prática de POCUS pediátrico de emergência.[5,6]

As principais indicações de POCUS na pediatria estão listadas na Tabela 1. Algumas delas serão detalhadas ao longo do capítulo.

TABELA 1 Resumo das principais aplicações potenciais da ultrassonografia no local de atendimento em emergência pediátrica, atenção primária e internação, destacando-se os achados ultrassonográficos mais frequentes

Contexto clínico	Aplicação	Transdutor/*preset*	Sinais ultrassonográficos
Digestório	Intussuscepção	Linear de alta resolução (7,5-15 mHz)/abdome pediátrico, intestino pediátrico	Sinal do alvo Sinal do pseudorrim
	Apendicite	Linear de alta resolução (7,5-15 mHz). Em crianças maiores: convexo 3,0-5,5 mHz/abdome pediátrico, intestino pediátrico	Espessamento da parede > 2 mm Aumento do diâmetro > 6 mm Presença de líquido livre
	Estenose hipertrófica de piloro	Linear de alta resolução (7,5-15 mHz)/abdome pediátrico, intestino pediátrico	Parede única do piloro > 3 mm
	Colecistite	Linear de alta resolução (7,5-15 mHz). Em crianças maiores: convexo 3,0-5,5 mHz/abdome pediátrico, intestino pediátrico	Espessamento e distensão da vesícula biliar

(continua)

TABELA 1 Resumo das principais aplicações potenciais da ultrassonografia no local de atendimento em emergência pediátrica, atenção primária e internação, destacando-se os achados ultrassonográficos mais frequentes *(continuação)*

Contexto clínico	Aplicação	Transdutor/*preset*	Sinais ultrassonográficos
Musculoesquelético	Displasia do desenvolvimento do quadril	Linear de alta resolução (7,5-15 mHz)/neo hip, ped hip, quadril pediátrico	Ângulos do teto ósseo (α) e do teto cartilaginoso (β)
	Fraturas de ossos longos e clavícula	Linear de alta resolução (7,5-15 mHz)/não especificado	Ruptura de cortical/desnivelamento Sinal do coxim gorduroso posterior na região supracondilar
	Fraturas cranianas	Linear de alta resolução (7,5-15 mHz)/não especificado	Ruptura de cortical/desnivelamento
	Derrame articular	Linear de alta resolução (7,5-15 mHz)/não especificado	Detecção de líquido intra-articular
Envolvimento de partes moles	Infecção de tecidos moles	Linear de alta resolução (7,5-15 mHz)/não especificado	Celulite (edema do subcutâneo com aspecto de pedras de calçamento), hiperemia Abscesso (coleção anecoica líquida sem vasos em seu interior, halo hipoecoico)
	Corpos estranhos	Linear de alta resolução (7,5-15 mHz)/não especificado	Detecção de corpos estranhos. Identificação do tipo de corpo estranho com base em artefatos ultrassonográficos
	Massa cervical	Linear de alta resolução (7,5-15 mHz)/cervical, tireoide	Avaliação de linfadenopatia. Massas cervicais císticas × sólidas
Avaliação nefro/urológica	Acesso ao volume da bexiga	Linear de alta resolução (7,5-15 mHz). Em crianças maiores: convexo 3,0-5,5 mHz/abdome pediátrico, intestino pediátrico	Acesso à presença de urina. Cálculo do volume da bexiga (volume = 0,52 × diâmetro anteroposterior × diâmetro transversal × diâmetro longitudinal)
	Hidronefrose	Linear de alta resolução (7,5-15 mHz). Em crianças maiores: convexo 3,0-5,5 mHz/abdome pediátrico, intestino pediátrico	Dilatação da pelve renal e cálices, afilamento do parênquima renal Dilatação ureteral (uretero-hidronefrose)
	Urolitíase	Linear de alta resolução (7,5-15 mHz). Em crianças maiores: convexo 3,0-5,5 mHz/abdome pediátrico, intestino pediátrico	Detecção de cálculos renais. Dilatação do trato urinário
	Testicular	Linear de alta resolução (7,5-15 mHz)/testes, testículo	Tamanho testicular e padrão ultrassonográfico (comparação com testículo contralateral). Criptorquidia, torção de funículo espermático (testicular)
Avaliação oftalmológica	Doença intraocular	Linear de alta resolução (7,5-15 mHz)/não especificado	Detecção de doença intraocular: descolamento de retina, hemorragia vítrea etc.
Avaliação neurológica	Hemorragia intracraniana/hidrocefalia	Setorial (5,0-7,5 mHz)/neo head	Identificar e classificar a hemorragia intracraniana e/ou a hidrocefalia associada por meio da ultrassonografia transfontanela
	Encefalopatia hipóxico-isquêmica	Setorial (5,0-7,5 mHz)/neo head	Avaliar, principalmente por meio do estudo com Doppler, o grau de perfusão arterial cerebral

Adaptada de Mayordomo-Colunga J et al. Point-of-care ultrasound: Time to include it in specialist training? An Pediatr (Barc). 2019;91:208.

PROTOCOLOS

Estenose hipertrófica de piloro (EHP)

A. **Anatomia:** músculo esfincteriano que separa o estômago e o duodeno. Normalmente localizado na região epigástrica ou hipocôndrio direito. Se hipertrófica, pode ser palpável, a "oliva" (Figura 1).
B. **Imagem normal:** pode não ser visualizada, ou apenas uma estreita faixa de músculo pilórico. Quando o bulbo duodenal é facilmente identificado distendido com fluido, o diagnóstico de EHP é improvável.
C. **Imagem alterada:** esfíncter pilórico hipertrofiado; revestimento mucoso ecogênico também tende a hipertrofia, tornando-se redundante; hiperperistaltismo gástrico e lúmen pilórico obliterado no exame dinâmico; Doppler colorido demonstra aumento de fluxo no músculo e na mucosa (Figura 2).
D. **Critérios diagnósticos:** parede única do piloro: > 3,0 mm (melhor indicador: especificidade e sensibilidade de aproximadamente 100%); comprimento do canal pilórico: > 15 mm; diâmetro do piloro: > 13 mm; razão pilórica calculada pela divisão da espessura do músculo pilórico pelo diâmetro pilórico (EMP/DPT), sendo relativamente independente do peso e da idade do paciente. Alterado: ≥ 0,27.[7]

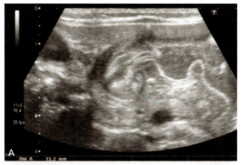

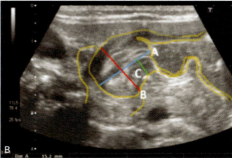

FIGURA 2 (A) Aspecto do piloro hipertrófico na ultrassonografia. (B) Em amarelo: contornos da região antropilórica. A: Comprimento do piloro; B: diâmetro do piloro; C: espessura da parede única do piloro.

E. **Dicas:** quando a oliva é palpável, a ultrassonografia pode ser prescindível; a distensão gasosa pode ocultar o piloro; nestes casos a sua não visualização associada com clínica compatível pode necessitar de outros exames diagnósticos.

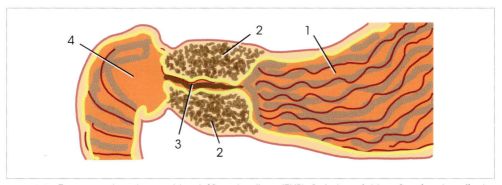

FIGURA 1 Esquema da estenose hipertrófica de piloro (EHP). 1: Antro gástrico; 2: músculo esfíncter pilórico hipertrofiado; 3: canal pilórico; 4: bulbo duodenal.

Intussuscepção

A. **Anatomia**: normalmente as alças intestinais, delgadas e cólicas apresentam cinco camadas ultrassonográficas, mais evidentes no delgado:
   - Camada 1: hiperecoica. Lúmen e interface com a mucosa.
   - Camada 2: hipoecoica. Mucosa sem a muscular da mucosa.
   - Camada 3: ecogênica. Inclui a muscular da mucosa e a submucosa.
   - Camada 4: hipoecoica. Musculatura própria.
   - Camada 5: interface entre a muscular própria e a serosa.
B. **Técnica**: visualizar todo o abdome à procura de imagem sugestiva, especialmente no hipocôndrio direito e mesogástrico.
C. **Imagem normal**: não se observa intussuscepção.
D. **Imagem alterada**: ocorre a invaginação de uma alça ileal no interior de outra (ileoileal), ou a alça ileal invagina pelo ceco (ileocecal ou ileocólica, mais comum) e entre duas alças cólicas (colocólica). Na intussuscepção, a alça invaginada é chamada intussuscepto e a alça que a envolve é a intussuscepiente[3] (Figura 3).
E. **Critérios diagnósticos**: aspecto em alvo com o transdutor transversal ou "pseudorrim" na posição oblíqua; edema difuso das alças envolvidas; fluxo aumentado (edema) ou ausente (necrose intestinal) ao Doppler (Figura 4).
F. **Dicas**: a determinação da natureza da intussuscepção pode ser difícil à USG; a distensão gasosa pode ocultar a intussuscepção. Nesses casos, a sua não visualização associada com clínica compatível pode necessitar de outros exames diagnósticos. A administração de solução salina por via retal para a redução da intussuscepção com controle ultrassonográfico tem sido preconizada; entretanto, a equipe cirúrgica deve ser sempre acionada, em virtude de possíveis complicações (ainda que raras), como perfuração intestinal e contaminação peritoneal.[2]

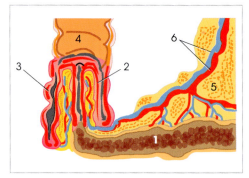

FIGURA 3 Intussuscepção. 1: Alça ileal; 2: alça intussuscepta, edemaciada; 3: alça intussuscepiente; 4: alça cólica; 5: mesentério; 6: vasos mesentéricos.

Apendicite aguda

A. **Anatomia**: normalmente, o apêndice cecal ou vermiforme localiza-se na extremidade do ceco, na fossa ilíaca direita. Entretanto, devido à sua mobilidade, assim como a do ceco, sua localização pode ser variável (Figura 5A).
B. **Técnica**: o abdome deve ser vasculhado principalmente na fossa ilíaca direita (FID); caso o apêndice não seja encontrado, procura-se na pelve, hipocôndrio direito e região mesogástrica. Aplicando-se pequena compressão na face lateral da fossa ilíaca direita, pode-se ter acesso ao apêndice retrocecal em alguns casos. Se possível, marcar com caneta dermográfica o local onde o apêndice foi visualizado.
C. **Imagem normal**: pequena alça intestinal, com fundo cego, peristaltismo presente, sem líquido livre, apendicolito ou borramento da gordura adjacente.
D. **Imagem alterada**: critérios diagnósticos: estrutura tubular não compressível na FID; espessamento da parede > 2 mm; diâmetro: > 6 mm; presença de líquido livre na FID; hiperecogenicidade da gordura periapendicular; dor à compressão abdominal com o trans-

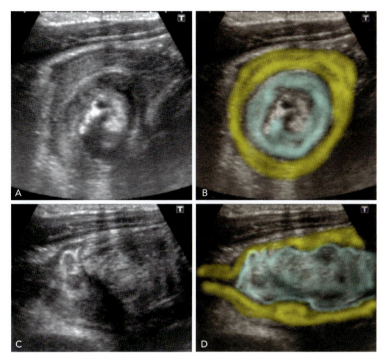

FIGURA 4 Intussuscepção. (A) Sinal do alvo. (B) Amarelo: alça intussuscepiente; azul: alça intussuscepta. (C) Sinal do pseudorrim. (D) Amarelo: alça intussuscepiente; azul: alça inussuscepta com meso ("cabeça") da intussuscepção.

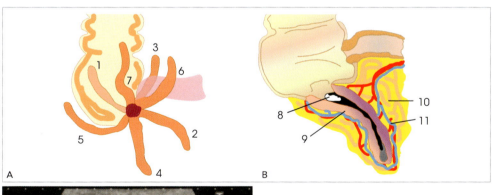

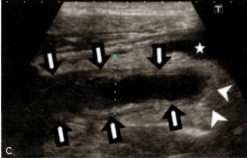

FIGURA 5 (A) Posições do apêndice. 1: Retrocecal; 2: subcecal; 3: pós-ileal; 4: pélvico; 5: paracecal; 6: pré-ileal; 7: outras (p. ex.: sub-hepático). (B) Apendicite. 8: fecalito; 9: parede do apêndice espessada e edemaciada; 10: mesoapêndice hiperemiado/inflamado; 11: vasos apendiculares. (C) Setas: apêndice espessado. Cabeças de seta: hiperecogenicidade da gordura periapendicular. Estrela: líquido livre.

dutor; presença de apendicolito (imagem ecogênica com sombra acústica posterior); aumento do fluxo apendicular ao Doppler[7] (Figuras 5B e 5C). Em casos avançados, o apêndice pode não ser visualizado; em seu lugar observam-se formações heterogêneas semelhantes a massas, líquido livre abundante e/ou com conteúdo espesso. Nesses casos, trata-se de processo inflamatório em organização, com formação de "plastrão" ou abscessos periapendiculares.

E. **Dicas:** nem sempre o apêndice pode ser visualizado à USG; achados indiretos como presença de líquido livre, borramento da gordura pericólica ou coleções podem ser indicativos; em casos duvidosos, outros métodos de imagem podem ser empregados. Outras patologias, como diverticulite de Meckel, ileíte ou abscesso tubovariano, podem simular apendicite.

Displasia do desenvolvimento do quadril (DDQ)

A. **Anatomia:** o quadril do recém-nascido é formado pela cabeça do fêmur (cartilaginosa) e pelos núcleos de ossificação do osso do quadril (ílio, ísquio e púbis), que formam a cavidade acetabular. A margem do acetábulo apresenta uma formação cartilaginosa, o labrum acetabular. A cartilagem que une os três núcleos de ossificação do quadril é denominada cartilagem trirradiada (Figura 6).
B. **Técnica:** usar o *preset* de quadril pediátrico ou *neo hip* ou *pediatric hip* para que se possa utilizar as ferramentas para a mensuração dos ângulos do quadril (Graf).
C. **Posicionamento:** criança em decúbito lateral, com quadris em semiflexão. Aplica-se o transdutor paralelo ao eixo da coluna vertebral, de forma que se consiga visualizar a cabeça femoral, a margem acetabular, o labrum acetabular e o trocanter maior na mesma imagem (Figura 6B).
D. **Imagem normal:** a borda lateral do osso ilíaco deve se manter horizontal na tela e é

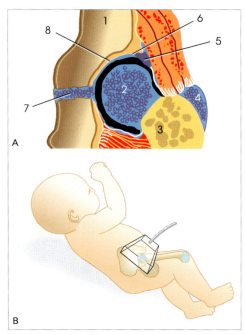

FIGURA 6 (A) Anatomia do quadril do recém-nascido. 1: Osso ilíaco; 2: cabeça femoral não ossificada; 3: diáfise femoral; 4: núcleo de ossificação do trocanter maior; 5: labrum acetabular; 6: promontório; 7: cartilagem trirradiada; 8: teto ósseo acetabular. (B) Posicionamento habitual para a realização da ultrassonografia do quadril.

conhecida como linha de base. Essa linha forma uma angulação, chamada de promontório, para formar o teto acetabular. A cabeça femoral encontra-se arredondada e deve estar igual ou abaixo da metade do prolongamento da linha de base, no interior da cavidade abetabular (sinal do Equador). O labrum acetabular se visualiza como uma formação triangular ecogênica, com base no promontório em direção à cabeça femoral. A partir dessa imagem são calculados os ângulos α e β de Graf[1] (Figura 7).

E. **Imagem alterada:** na DDQ, o promontório deixa de ser angulado, tornando-se arredondado (IIa e IIb) e, por fim, achatado (IIc, IId, III e IV). A cabeça femoral localiza-se acima do prolongamento da linha de base (graus IIa e IIB), se deslocando lateral e superiormente. Com a progressão da patologia, a cabeça femoral perde a esfericidade e "neoarticula-se" com a porção superior da borda do ilíaco (graus III e IV). O labrum acetabular eleva-se e deixa de cobrir a cabeça femoral. Nos casos avançados, ele perde sua conformação normal e se everte superiormente, podendo se interpor entre a parede ilíaca e a cabeça femoral[1] (Figura 8).

F. **Critérios diagnósticos**: classificação de Graf simplificada:

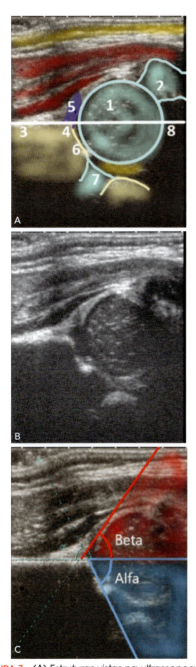

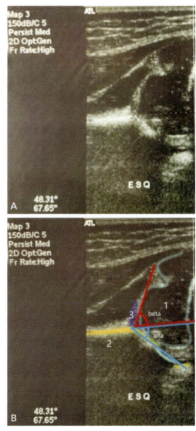

FIGURA 7 (A) Estruturas vistas na ultrassonografia de quadril. 1: Cabeça femoral; 2: trocanter maior; 3: parede lateral do osso ilíaco (linha de base); 4: promontório; 5: labrum acetabular; 6: teto acetabular ósseo; 7: cartilagem trirradiada (fundo acetabular); 8: linha de base. (B) Imagem normal. (C) Mensuração dos ângulos do quadril.

FIGURA 8 (A) Quadril com sinais de displasia do desenvolvimento do quadril (DDQ). Note o valor de alfa < 60° e beta > 55°. (B) A cabeça femoral (1) encontra-se com perda de sua esfericidade e apresenta mais de sua metade acima da linha de base, além de estar localizada lateral e superiormente ao acetábulo; o promontório encontra-se arredondado, com teto acetabular raso (2); o labrum acetabular encontra-se elevado (3).

- Tipo I de Graf: $\alpha \geq 60°$ e $\beta \leq 55°$.
- Tipo II de Graf: α entre 50 e 59° e β entre 55° e 77°.
- IIa: quadril imaturo $\leq$ 3 meses de vida.
- IIb: quadril deficiente > 3 meses.
- IIc e IId: α entre 43 e 49° e β > 77° (quadris muito deficientes).
- Tipos III e IV de Graf (luxados): não é possível medir ângulos pela deformidade do quadril e da cabeça femoral.[1]

G. **Dicas:** nem sempre os ângulos de Graf são fáceis de obter, seja pela movimentação da criança, seja pela dificuldade de encontrar as ferramentas para a sua obtenção, seja pela dificuldade de obter a imagem ideal. Assim, os parâmetros citados podem ser úteis para uma visão inicial; importante ressaltar que na medida em que o núcleo da cabeça femoral se ossifica, diminui a janela ultrassonográfica. O exame possui baixa sensibilidade após os 6 meses de vida.

Fraturas cranianas em recém-nascidos e lactentes

A. **Anatomia:** importante conhecer as suturas coronal, metópica, sagital, lambdóidea e escamosa, assim como as fontanelas anterior, posterior, ptérica e astérica (Figura 9).

B. **Posicionamento:** o transdutor deve ser colocado sobre o local suspeito da fratura, geralmente sobre um hematoma subgaleal ou cefalo-hematoma após a aplicação de boa quantidade de gel. Deslizar suavemente à procura de fraturas.

C. **Imagem normal:** superfície óssea lisa, sem irregularidades, exceto na área das suturas e fontanelas.

D. **Imagem alterada:** foco abrupto de descontinuidade óssea, linear, no interior do hematoma (Figura 10).

E. **Dicas:** aplicação relativamente recente da USG; constitui uma maneira de selecionar os pacientes mais indicados para realizar a tomografia computadorizada (TC), poupando doses de radiação ionizantes nestes pacientes, em recém-nascidos (RNs) em que a manipulação deva ser a menor possível, e uma maneira de evitar a sedação da criança. Rabiner J et al. (2013) apontaram uma sensibilidade de 88% e uma especificidade de 97% para a detecção de fraturas no interior de hematomas.[8] As variações anatômicas, como presença de ossos suturais ou wormianos e suturas acessórias, podem gerar certa dificul-

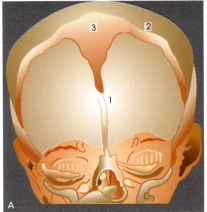 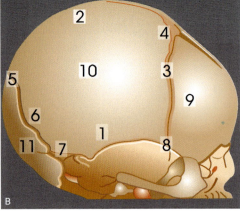

FIGURA 9 Reconstrução tridimensional esquemática de tomografia computadorizada (TC-3D) evidenciando as estruturas cranianas. (A) Vista anterior. 1: Sutura metópica; 2: sutura coronal; 3: fontanela anterior. (B) 1. Sutura escamosa; 2: sutura sagital; 3: sutura coronal; 4: fontanela anterior; 5: fontanela posterior; 6: sutura lambdóidea; 7: fontanela astérica; 8: fontanela ptérica; 9: osso frontal; 10: osso parietal; 11: osso occipital.

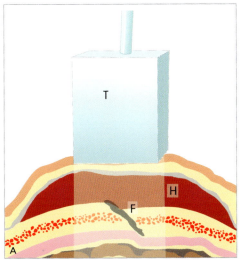
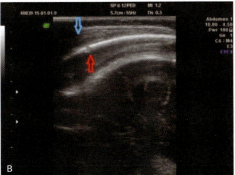

FIGURA 10 (A) Técnica de avaliação das fraturas cranianas. O transdutor (T) é posicionado sobre o hematoma subgaleal (ou cefalo-hematoma, H), visualizando-se o traço de fratura (F). (B) O traço de fratura (seta vermelha) é visualizado com descontinuidade da tábua óssea externa. O hematoma subgaleal corresponde à seta azul.

dade diagnóstica. Quando o hematoma envolve a sutura, pode haver confusão diagnóstica, porém as suturas possuem aspecto regular, simétrico e levam à fontanela.[8]

Torção do funículo espermático (testicular)

A. **Anatomia:** os testículos costumam estar presentes no interior da bolsa escrotal quando do nascimento, embora em alguns casos possam ser retráteis. Em prematuros, um ou mesmo os dois testículos podem ainda se encontrar no interior do canal inguinal. A vascularização arterial testicular é do tipo terminal (artéria testicular). Em casos de testículo hipermóvel, a possibilidade de torção com oclusão arterial sempre deve ser considerada em casos de dor testicular (escroto agudo).

B. **Técnica:** posicionar a criança em decúbito dorsal com os membros inferiores em abdução, expondo completamente a bolsa escrotal. Aplica-se generosa quantidade de gel e coloca-se o transdutor suavemente sobre a bolsa escrotal. As regiões inguinais devem sempre ser visualizadas em caso de ausência de um dos testículos. Em crianças, o volume testicular é em torno de 0,5-3,0 cm^3.

C. **Imagem normal:** os testículos são duas estruturas ovoides, ecogênicas, de orientação paralela ao eixo maior da bolsa escrotal. Os trajetos dos vasos intratesticulares, anecoicos, podem ser vistos. Os epidídimos são duas estruturas ecogênicas alongadas na face posterolateral dos testículos. A partir deles, se observam os funículos espermáticos contendo os vasos e o ducto deferente, que seguem pelas regiões inguinais. Os epidídimos e os funículos espermáticos podem ser difíceis de serem observados em RNs e lactentes. Pequena quantidade de líquido (hidrocele) pode ser observada normalmente em uma ou ambas as hemibolsas escrotais em RNs e lactentes. O estudo com Doppler pode ser feito de duas maneiras: o Doppler colorido, no qual a função color é aplicada no testículo para a visualização do fluxo em seu interior. Em RNs e lactentes, se houver a função Power (Doppler de potência), ela é mais indicada por sua sensibilidade aumentada à presença de fluxo. Ao contrário do Doppler colorido, que apresenta direções de fluxo opostas nas cores azul e vermelha, o Power Doppler apresenta o fluxo em uma única cor (geralmente em amarelo). O Doppler espectral capta o fluxo e transforma em um padrão de onda que pode ser reconhecida como arterial ou venosa. A visualização de uma onda de padrão arterial (bifásica, com pico de velocidade sistólica e diastólica) comprova a presença de fluxo arterial intratesticular[10] (Figura 11).

D. **Imagem alterada**: achados indiretos: o testículo pode apresentar-se alto e horizontalizado em relação ao eixo longo da bolsa escrotal. Nos casos agudos, a ecogenicidade testicular pode se apresentar normal. Com a progressão da torção, o testículo torna-se hipoecoico e finalmente heterogêneo, devido à necrose/hemorragia intratesticular. Na região inguinal, há formação de massa heterogênea com aspecto "em redemoinho" representando os vasos torcidos. O estudo com Doppler é o principal meio diagnóstico para a avaliação de torção testicular. Ao Doppler, classicamente há ausência de fluxo arterial intratesticular, tanto no Doppler colorido como no de potência e no Doppler espectral. A sensibilidade do Doppler para a torção testicular é de 82% e a especificidade é de 100%[10] (Figura 12).

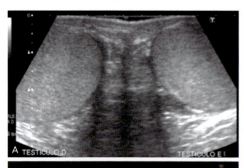

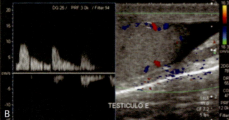

FIGURA 11 (A) Testículos normais à ultrassonografia. (B) Técnica de visualização do fluxo arterial intratesticular.

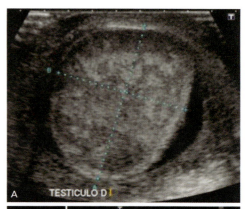

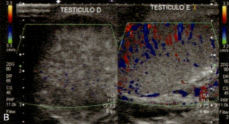

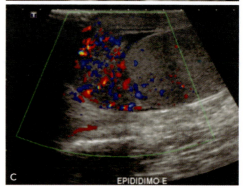

FIGURA 12 (A) Torção testicular: testículo com ecogenicidade heterogênea. (B) O testículo direito apresenta ausência de fluxo ao Doppler (os pontos vermelhos e azuis são artefatos), enquanto o testículo esquerdo apresenta fluxo normal. (C) Orquiepididimite. Epidídimo aumentado de tamanho com fluxo intenso ao Doppler.

E. **Dicas**: em RNs e lactentes, os vasos testiculares podem não ser visualizados ao Doppler, devido ao reduzido tamanho desses vasos. Neste caso, os achados indiretos e a clínica podem indicar cirurgia imediata, visto que se considera que o testículo pode estar ainda viável até 4 horas após o início dos sintomas. Importante lembrar que o principal diagnóstico diferencial de escroto agudo é a orquiepididimite. Nestes casos, há fluxo aumentado ao Doppler colorido no lado afetado em relação ao contralateral, e pode ser visualizado um epidídimo aumentado e heterogêneo, aumento testicular, além de pequena hidrocele. Pode ainda haver edema subcutâneo da bolsa escrotal adjacente (Figura 12C).

Hemorragia intracraniana

A. **Anatomia e técnica**: ultrassonografia transcraniana (transfontanela). Com o paciente em decúbito dorsal, aplicar o transdutor sobre a fontanela anterior e fazer um movimento de báscula, produzindo imagens coronais e sagitais; anatomia: as estruturas mais importantes visualizadas são a região do sulco caudotalâmico (local da matriz germinativa), os ventrículos laterais, o III ventrículo, os tálamos, os plexos coroides dos ventrículos laterais e a substância branca periventricular.

B. **Imagens normais**: as imagens obtidas pelos planos coronal e sagital são evidenciadas nas Figuras 13, 14 e 15.

C. **Imagens alteradas**: a hemorragia intraventricular é classificada em: grau I: confinado ao sulco caudotalâmico; grau II: estende-se para o ventrículo, mas não o expande; grau III: preenche e distende o ventrículo adjacente; grau IV: hemorragia parenquimatosa independentemente de hemorragia intraventricular. Observa-se assimetria com material ecogênico na região do sulco caudotalâmico. Essa hiperecogenicidade pode ocupar um ou mais ventrículos laterais, distendendo-os. Material hiperecoico pode ocupar o parênquima cerebral adjacente, compatível com hemorragia intraparenquimatosa. Assimetria dos plexos coroides pode indicar hemorragia intraventricular (Figura 16).

D. **Dicas**: o estudo com Doppler colorido e pulsátil pode ser utilizado em casos de suspei-

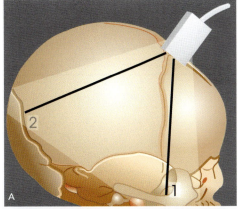

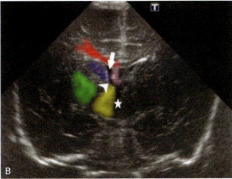

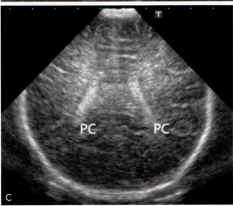

FIGURA 13 (A) Posicionamento do transdutor para as imagens coronais. (B) Imagem no plano coronal (nível 1 em A). Vermelho: corpo caloso; azul: núcleo caudado; amarelo: tálamo; verde: núcleo lenticular; rosa: septo pelúcido; seta: ventrículo lateral; cabeça de seta: sulco caudotalâmico (local da matriz germinativa); estrela: terceiro ventrículo. (C) Imagem no plano coronal (nível 2 em A). PC: plexo coroide do ventrículo lateral.

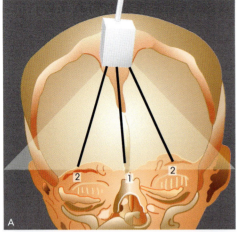

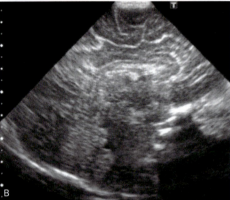

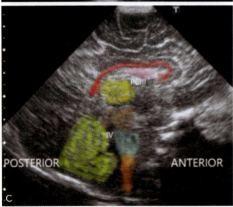

FIGURA 14 (A) Posicionamento do transdutor para as imagens sagitais. (B) Plano sagital mediano (nível 1 em A). (C) Vermelho: corpo caloso; amarelo: tálamo; rosa: septo pelúcido; verde claro: cerebelo; marrom: mesencéfalo; azul claro: ponte; laranja: bulbo. PCIII: plexo coroide do III ventrículo; IV: quarto ventrículo.

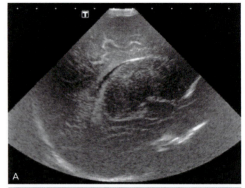

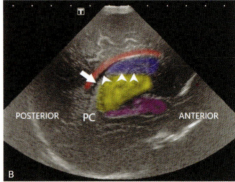

FIGURA 15 (A) Plano sagital paramediano (nível 2 na Figura 14A). (B) Vermelho: corpo caloso; amarelo: tálamo; azul: núcleo caudado; roxo: hipocampo; seta: ventrículo lateral; cabeças de seta: sulco caudotalâmico; PC: plexo coroide do ventrículo lateral.

ta de lesão hipóxico-isquêmica associada. Pode-se obter o fluxo da artéria cerebral anterior com o Doppler espectral e, através da determinação das velocidades sistólica e diastólica, calcular o índice de resistividade (IR). O IR normal das artérias cerebrais é em torno de 0,6-0,9. IRs abaixo de 0,6 indicam isquemia em fase aguda, devido à redução da resistência vascular cerebral e à vasodilatação compensatória em resposta à isquemia ("perfusão de luxo"). IR = 1,0 ou velocidade diastólica = 0 indica isquemia severa com aumento do edema cerebral. IR > 1,0 ou velocidade diastólica negativa (reversa) indica aumento da resistência vascular cerebral pelo edema (fortemente associado à morte cerebral). Neste último caso, o pico de velocidade sistólica reduz até desaparecer (ausência de fluxo cerebral)[3] – Figuras 17 e 18.

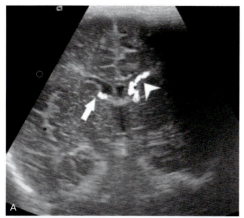

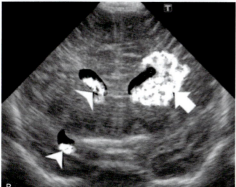

FIGURA 16 (A) Seta: hemorragia grau II; cabeça de seta: hemorragia grau II. (B) Cabeças de seta: hemorragia grau III; seta: hemorragia grau IV.

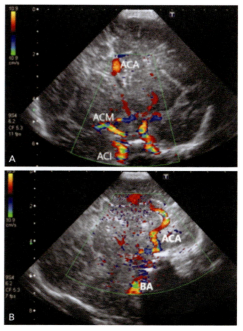

FIGURA 17 Doppler transfontanela. (A) Plano coronal. ACA: artéria cerebral anterior; ACM: artéria cerebral média; ACI: artéria carótida interna. (B) Plano sagital. ACA: artéria cerebral anterior; BA: artéria basilar.

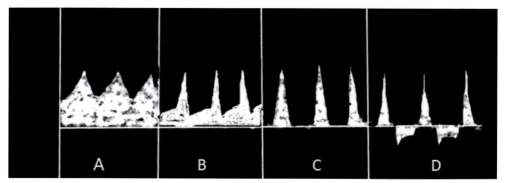

FIGURA 18 Padrões de fluxo arterial no Doppler transfontanela. (A) Baixa resistência (hipoxemia moderada). (B) Padrão bifásico habitual. (C) Diástole zero (hipoxemia grave). (D) Alta resistência (diástole reversa): pré-morte cerebral.

LEITURA ADICIONAL

1. Babcock DS, Hernandez RJ, Kushner DC, et al. Displasia do quadril. Critérios de adequação de exames de imagem e radioterapia. Volume II. Colégio Brasileiro de Radiologia (coordenação geral Soares AH; tradutora Caracik A). 2005. p. 921-9. Disponível em: https://cbr.org.br/wp-content/uploads/2017/06/03_04v2.pdf.
2. Cunha FM, et al. Intussuscepção em crianças: avaliação por métodos de imagem e abordagem terapêutica. Radiol Bras. 2005;38(3):209-18.
3. El-Dib M, et al. Neuroimaging and neurodevelopmental outcome of premature infants. American Journal of Perinatology. 2010;27(10).
4. Kim S, Adler DK. Ultrasound-assisted lumbar puncture in pediatric emergency medicine. The Journal of Emergency Medicine. 2014;47(1):59-64.
5. Marin HR, et al. Pediatric emergency medicine point-of-care ultrasound: summary of the evidence. Crit Ultrasound J. 2016;8:16.
6. Mayordomo-Colunga J, et al. Point-of-care ultrasound: Time to include it in specialist training? An Pediatr (Barc). 2019;91:208.
7. Merrow A, Carlson Jr. Diagnostic imaging. Pediatrics. 3. ed. Salt Lake City: Elsevier; 2016.
8. Rabiner JE, et al. Accuracy of Point-of-Care ultrasound for diagnosis of skull fractures in children. Pediatrics. 2013;131(6):e1757.
9. Song I-K. Pediatric lung ultrasound: its role in the perioperative period. Anesth Pain Med; 2018;13:18-22.
10. Yusuf GT, Sidhu PS. A review of ultrasound imaging in scrotal emergencies. J Ultrasound. 2013;16:171-8.

CAPÍTULO 13

Choque

Danilo Dias de Francesco
Rodolfo Affonso Xavier
Ian Ward Abdalla Maia
Júlio César Garcia de Alencar

INTRODUÇÃO

Choque é uma emergência médica definida como a expressão clínica da hipoperfusão tecidual. Portanto, é imprescindível que o médico diagnostique e trate a síndrome do choque o quanto antes. Identificar a etiologia do choque é o ponto-chave para realizar a terapêutica correta e assim interromper o processo patológico, evitando piores desfechos como disfunções orgânicas e morte.[1]

Em 2001, Rose et al. publicaram o protocolo UHP, que objetivava a partir da ultrassonografia sistematizar a abordagem diagnóstica do paciente com choque circulatório.[2] Com o passar dos anos, novos protocolos diagnósticos foram propostos, como o Trinity, ACES e o RUSH.

Em 2018, Atkinson et al. realizaram um estudo multicêntrico randomizado inédito com 270 pacientes hipotensos. Foi comparada a abordagem inicial dos pacientes com e sem o uso do ultrassom *point of care* (POCUS), não demonstrando diferença de mortalidade entre os grupos.[3]

No entanto, nesse estudo a maioria dos pacientes apresentava choque séptico, e acredita-se que a contribuição do POCUS na abordagem diagnóstica do choque seja maior em etiologias menos prevalentes no departamento de emergência. Por exemplo, alguns relatos mostram a importância do POCUS no diagnóstico de rotura de aneurisma abdominal, gravidez ectópica rota, tromboembolismo pulmonar, derrame pericárdico, úlcera gástrica perfurada e cardiomiopatia de Takotsubo.[4] Além disso, estudos em diferentes departamentos de emergência têm demonstrado o papel do POCUS no diagnóstico etiológico e consequente guia de ressuscitação hemodinâmica de pacientes com choque.[5]

Assim, a principal pergunta a ser respondida com o POCUS diante de um paciente com choque circulatório é: "Qual a etiologia do choque?".

TABELA 1 Evolução dos protocolos de ultrassom point of care (POCUS) em pacientes com choque

Protocolos	Método
Protocolo UHP	Avaliação do espaço de Morrison, cardíaco e aorta
Protocolo Trinity	Avaliação cardíaca, aorta e FAST
Protocolo ACES	Avaliação cardíaca, veia cava inferior, aorta e FAST
Protocolo RUSH	Avaliação cardíaca, aorta, veia cava inferior, FAST e pneumotórax
Protocolo RUSH modificado	Avaliação da bomba (cardíaca), do tanque (veia cava inferior, veia jugulares, FAST, pneumotórax) e dos tubos (aorta e trombose venosa profunda)

ANATOMIA

Independentemente do protocolo a ser seguido na avaliação diagnóstica do paciente, o exame cardíaco focado é indispensável. A avaliação cardíaca tem como principal objetivo excluir ou confirmar mecanismo obstrutivo ou cardiogênico de choque. Assim, podemos rapidamente diagnosticar derrame pericárdico e sinais de tamponamento cardíaco, insuficiência ventricular direita e realizar uma avaliação qualitativa da função ventricular esquerda.

Algumas considerações sobre a relação entre o coração e outras estruturas anatômicas facilitam o entendimento espacial. Relembramos algumas delas (ver Capítulo 2, "Ecocardiografia"):

1. O coração está em um ângulo oblíquo, com o ápice apontando em direção ao quadril esquerdo.
2. O ventrículo direito na maioria dos pacientes será mais anterior; isso significa que, para a maioria das imagens, o ventrículo direito será mais anterior ou mais próximo do transdutor do que o ventrículo esquerdo.
3. O ventrículo esquerdo é um sistema de alta pressão com miocárdio mais espesso, enquanto o ventrículo direito é um sistema de baixa pressão e, portanto, na fisiologia normal, as paredes do ventrículo direito são visivelmente mais finas.

TÉCNICA

Para iniciar o exame, escolha o transdutor **setorial**. Caso não haja essa opção em seu aparelho de ultrassom, prefira os de frequências menores, com faixas entre 2 e 5 MHz. Alguns aparelhos de ultrassom possuem predefinições cardíacas em seus menus, que ajudam na visualização da imagem obtida.

Por fim, as janelas ecocardiograficas utilizadas serão: paraesternal eixo longo, paraesternal eixo curto, subxifoide e apical quatro câmaras.

TAMPONAMENTO CARDÍACO

As janelas paraesternal eixo longo ou subxifoide podem ser utilizadas para avaliar líquido pericárdico, que é mais bem identificado posteriormente ao ventrículo esquerdo e anterior à aorta descendente (Figura 1).

No cenário de choque, mais do que rastrear líquido pericárdico, deve-se avaliar a presença

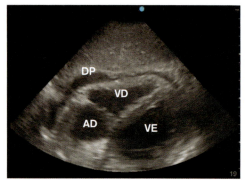

FIGURA 1 Janela subxifoide demonstrando derrame pericárdico (DP) entre o fígado e o ventrículo direito (VD).

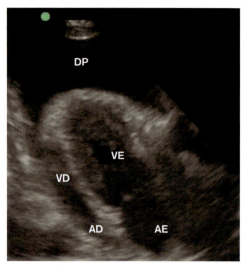

FIGURA 2 Janela apical demonstrando derrame pericárdico (DP) volumoso. AD: átrio direito; AE: átrio esquerdo; VD: ventrículo direito; VE: ventrículo esquerdo.

de tamponamento cardíaco, que representa uma das causas de choque obstrutivo. À visualização de colapso do átrio direito durante a diástole (mais sensível) ou do ventrículo direito durante a diástole precoce (mais específico), é provável que se esteja diante de um tamponamento cardíaco.[6]

Caso diagnosticado, o POCUS também pode auxiliar na realização da pericardiocentese (ver capítulo, "Pericardiocentese"). A pericardiocentese deve ser sempre que possível guiada pelo POCUS, justamente por ser mais segura do que a via subxifoide às cegas.[5]

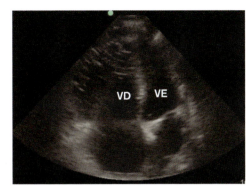

FIGURA 4 Janela apical quatro câmaras evidenciando um aumento de ventrículo direito (VD) quando comparado ao ventrículo esquerdo (VE).

VENTRÍCULO DIREITO

O ventrículo direito (VD) é normalmente menor do que 60% do ventrículo esquerdo (VE).

Um VD aumentado na janela apical quatro câmaras indica insuficiência ventricular direita como um dos contribuintes para o choque do paciente. A insuficiência de VD pode ser causada por múltiplas etiologias, mas quando o cenário é agudo, os diagnósticos mais prováveis são embolia pulmonar maciça e infarto do ventrículo direito.

A especificidade para o diagnóstico de embolia pulmonar é aumentada quando o sinal de McConnell está presente. Esse epônimo refere-se a um padrão regional de disfunção do VD, com acinesia da parede lateral, mas com o movimento normal do ápice.[7]

O aumento do ventrículo direito também pode ocorrer pelo infarto do ventrículo direito. Esse diagnóstico geralmente apresenta sinais de infarto da parede inferior no eletrocardiograma e pode ter disfunção ventricular esquerda associada.[8]

VENTRÍCULO ESQUERDO HIPODINÂMICO

No cenário de choque, a avaliação qualitativa da função do VE pode indicar mecanismo cardiogênico. A função do VE pode ser o resultado de um problema primário, por exemplo, infarto agudo do miocárdio, ou secundário a condições como sepse ou toxinas. Enquanto procedimentos mais acurados permitem uma estimativa numérica da fração de ejeção, no cenário de choque uma estimativa visual parece ser suficiente.[9]

Por exemplo, na janela paraesternal eixo curto, no nível dos músculos papilares, uma diferença < 30% entre o tamanho do VE na sístole e na diástole indica uma função do VE gravemente diminuída. Além disso, na janela paraesternal eixo longo, uma avaliação subjetiva da abertura valvar mitral em relação à raiz da aorta e uma análise comparativa das paredes de

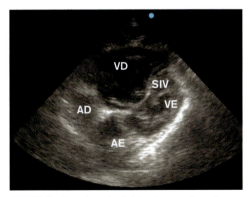

FIGURA 3 Janela subxifoide demonstrando um ventrículo direito (VD) maior do que o ventrículo esquerdo (VE), inclusive com o septo interventricular (SIV) abaulado para o lado esquerdo durante a sístole ventricular. AD: átrio direito; AE: átrio esquerdo.

VE parece ter uma boa equivalência com a avaliação quantitativa feita pelo ecocardiografista.[9]

VENTRÍCULO ESQUERDO HIPERDINÂMICO

Na mesma janela ecocardiográfica, se as paredes do ventrículo esquerdo mudarem > 90% entre a sístole e a diástole ou se realmente se tocarem ao final da sístole, o VE está hiperdinâmico. Isso pode ser observado na hipovolemia e, frequentemente, na sepse. Esses pacientes geralmente se beneficiam com a ressuscitação volêmica.

VEIA CAVA INFERIOR

A veia cava inferior (VCI) pode nos fornecer uma estimativa do *status* volêmico do paciente. Por exemplo, um diâmetro da VCI < 21 mm que com a inspiração apresenta redução maior que 50% do seu diâmetro sugere que a pressão no átrio direito esteja entre zero e 5 mmHg, enquanto um diâmetro > 21 mm, com colapsibilidade < 50%, sugere pressão elevada (entre 10 e 20 mmHg).

Sua avaliação é útil quando estamos diante de pacientes em extremos volêmicos; por exemplo, naqueles com suspeita de choque hipovolêmico, a VCI se apresentará colapsada, ao contrário daqueles em choque obstrutivo ou hipervolêmicos em que possivelmente a VCI se apresentará túrgida e sem variação respiratória.

Importante ressaltar que, principalmente em pacientes submetidos à ventilação mecânica, a avaliação da veia cava não deve ser o único parâmetro a ser considerado para sugerir fluidorresponsividade. Os autores deste capítulo sugerem a variação do VTI > 10-15% (ver Capítulo 2, "Ecocardiograma") com a manobra de elevação passiva das pernas um melhor parâmetro para avaliação de fluidorresponsividade em pacientes no departamento de emergência.

FAST

Os exames FAST e e-FAST são discutidos em capítulo específico. Importante ressaltar aqui

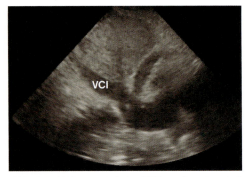

FIGURA 5 Veia cava inferior (VCI) em janela subxifoide.

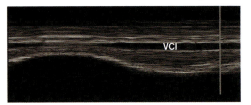

FIGURA 6 Colapsibilidade da veia cava inferior (VCI) > 50% com inspiração avaliada pelo modo M.

sua importância na avaliação do paciente em choque circulatório, principalmente naqueles com suspeita de choque hemorrágico. Além do paciente politraumatizado, existem outras patologias que cursam com sangramento intraperitoneal como: gravidez ectópica rota, sangramentos por neoplasias e complicações pós-operatórias. Lembrando que a ausência de um FAST positivo não exclui sangramento intra-abdominal, pois o FAST não avalia adequadamente sangramentos para retroperitônio.[7] A janela do FAST mais sensível para detectar líquido livre intraperitoneal é a hepatorrenal, mais especificamente no espaço de Morrison.

AORTA

A rápida avaliação da aorta consegue aumentar a suspeita em relação a um aneurisma de aorta abdominal roto/contido. Caracterizado como uma catástrofe vascular, o rompimento aneurismático cursa com choque circulatório importantíssimo. A utilidade do POCUS nesses

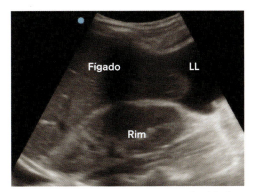

FIGURA 7 Janela hepatorrenal com líquido livre em espaço de Morrison. LL: líquido livre.

pacientes seria a visualização aneurismática da aorta abdominal. O exame da aorta já foi descrito em capítulo específico e deve ser realizado com transdutor de menores frequências. A visualização de um diâmetro maior que 3 cm sugere dilatação aneurismática e a avaliação de um cirurgião vascular se faz necessária.

PLEURA

Pneumotórax hipertensivo é uma importante causa de choque circulatório e facilmente reversível.

Com sensibilidade que supera o raio X, o POCUS é uma ferramenta fundamental para o diagnóstico precoce.[6] A ausência de deslizamento pleural não é patognomônica de pneumotórax. A presença de "ponto pulmonar" apresenta uma especificidade de 100% para o diagnóstico de pneumotórax.

O exame pulmonar é detalhadamente descrito em seu respectivo capítulo.

PROTOCOLOS

Fica claro ao final desse capítulo a importância do POCUS no departamento de emergência, principalmente na avaliação do paciente grave com choque circulatório. Logo, algumas perguntas nos ajudam a guiar nosso exame na busca etiológica. São elas:

1. O coração apresenta contratilidade? Caso a resposta seja não, você está diante de uma parada cardíaca. Inicie as compressões torácicas o quanto antes e busque causas reversíveis durante os intervalos.
2. Vejo sinais de tamponamento cardíaco? Caso a resposta seja sim, há necessidade de pericardiocentese em sala de emergência?
3. O ventrículo direito se apresenta maior que o ventrículo esquerdo? Caso a resposta seja sim, o quadro clínico é agudo (i.e., paciente com embolia pulmonar, por exemplo) ou crônico (i.e., paciente com hipertensão pulmonar secundária a DPOC)?
4. O coração parece hipodinâmico ou hiperdinâmico? Coração hipodinâmico pode sugerir um mecanismo cardiogênico como principal (insuficiência cardíaca aguda) ou associado ao choque (e definir uma melhor segunda droga vasoativa, como dobutamina, em associação a noradrenalina).
5. A veia cava se apresenta túrgida ou colapsável? Associada a análise do VTI com manobra de elevação passiva das pernas (ver Capítulo 2, "Ecocardiograma"), pode sugerir fluidorresponsividade.
6. Há sinal do "ponto pulmonar"? Caso a resposta seja sim, em pacientes chocados, o paciente tem indicação de toracocentese ou drenagem torácica.
7. Há presença de líquido livre na cavidade abdominal? Caso a resposta seja sim, em pacientes chocados, há indicação cirúrgica emergencial?
8. Há sinais de dilatação aneurismática em aorta? Na ausência de outras etiologias e com resposta negativa às perguntas acima, pode-se considerar ruptura de aneurisma de aorta abdominal como causa de choque até que se prove o contrário.

Respondendo essas perguntas, temos informações valiosas sobre a etiologia do choque circulatório do nosso paciente.

O mnemônico **HIMAP-ED** inclui, em ordem de execução, os passos que devem ser realizados pelo médico que realizará o POCUS.[8]

- **H**EART (exame cardíaco focado).
- **I**VC (veia cava inferior).
- **M**ORRISON'S (FAST).
- **A**ORTA (via de saída do VE e aorta abdominal).
- **P**ULMONARY (exame pulmonar focado).
- **E**CTOPIC (gravidez ectópica).
- **D**VT (trombose venosa profunda).

Maiores discussões sobre cada um desses exames são realizadas em capítulos específicos.

LEITURA ADICIONAL

1. Velasco I, Neto R, Souza H, Marino L, Marchini J. Medicina de emergência: Abordagem prática. Barueri: Manole; 2019.
2. Rose JS, Bair AE, Mandavia D, Kinser DJ. The UHP ultrasound protocol: A novel ultrasound approach to the empiric evaluation of the undifferentiated hypotensive patient. Am J Emerg Med. 2001;19(4):299-302.
3. Atkinson PR, Milne J, Diegelmann L, Lamprecht H, Stander M, Lussier D, et al. Does point-of-care ultrasonography improve clinical outcomes in emergency department patients with undifferentiated hypotension? An international randomized controlled trial from the SHoC-ED Investigators. Ann Emerg Med. 2018.
4. Shokoohi H, Boniface KS, Zaragoza M, Pourmand A, Earls JP. Point-of-care ultrasound leads to diagnostic shifts in patients with undifferentiated hypotension. Am J Emerg Med. 2017.
5. Shokoohi H, Boniface KS, Pourmand A, Liu YT, Davison DL, Hawkins KD, et al. Bedside ultrasound reduces diagnostic uncertainty and guides resuscitation in patients with undifferentiated hypotension. Crit Care Med. 2015.
6. Perera P, Mailhot T, Riley D, Mandavia D. The RUSH Exam: Rapid Ultrasound in SHock in the evaluation of the critically ill. Emergency Medicine Clinics of North America. 2010.
7. Seif D, Perera P, Mailhot T, Riley D, Mandavia D. Bedside ultrasound in resuscitation and the rapid ultrasound in shock protocol. Critical Care Research and Practice. 2012.
8. Weingart SD, Duque D, Nelson B. Rapid Ultrasound for Shock and Hypotension (RUSH¡). EmedHome.com. 2010.
9. Sasmaz MI, Gungor F, Guven R, Akyol KC, Kozaci N, Kesapli M. Effect of focused bedside ultrasonography in hypotensive patients on the clinical decision of emergency physicians. Emerg Med Int. 2017.

CAPÍTULO 14

Parada cardiorrespiratória

Braian Valério Cassiano de Castro

INTRODUÇÃO

Grandes entidades como o *American College of Emergency Physicians* (ACEP), a *European Society for Emergency Medicine* (EUSEM), a Associação Brasileira de Medicina de Emergência (ABRAMEDE) e a *American Society of Echocardiography* (ASECHO) reconhecem as diversas aplicações do ultrassom *point of care* (POCUS) no departamento de emergência, destacando o seu uso na avaliação e no reconhecimento de pacientes em parada cardiorrespiratória (PCR).[1] Tanto a ecocardiografia quanto o ultrassom (USG) podem auxiliar nessa avaliação por meio da visualização da contratilidade miocárdica ou fluxo sanguíneo em veia periférica, contudo, caso haja dúvida, deve-se proceder com ressuscitação cardiopulmonar imediatamente.[2]

O ACEP endossa o uso dessa modalidade de exame no contexto de PCR, visto que também se mostrou um modo acurado para identificar a presença ou não de atividade cardíaca intrínseca, e em algumas situações evidencia a causa da parada, como nos casos de tromboembolismo pulmonar (TEP), tamponamento cardíaco e hipovolemia. Além disso, o período que antecede a PCR é caracterizado por instabilidade, hipotensão, perda de pulso periférico e deterioração do nível de consciência. Nessa fase, se não houver tratamento da causa o paciente tenderá à progressão para parada cardiorrespiratória.[2] Outrossim, a possibilidade de obtenção de imagens ultrassonográficas durante a PCR, além de parâmetros eletrocardiográficos e clínicos, possui o potencial de permitir guiar intervenções durante o suporte avançado de vida (SAV).[3,4] Em consonância com as orientações das entidades citadas anteriormente, o *Task Force* da *International Liaison Committee on Resuscitation* (ILCOR) e a *European Resuscitation Concil* (ERC) concordam que existem circunstâncias em que a identificação pelo ultrassom de potenciais causas reversíveis de PCR ou da pseudoatividade elétrica sem pulso (AESP) pode ser útil.[3-5]

O diagnóstico de causas reversíveis como pneumotórax pode ser feito clinicamente ou pelo USG, sendo que em mãos habilidosas essa avaliação pode ser realizada pelo ultrassom mais rapidamente e com maior sensibilidade do que pelo raio X de tórax.[2,5] Ademais, o diagnóstico de tamponamento cardíaco é difícil de ser realizado pela clínica do paciente somente, porque os sinais típicos de turgência jugular e hipotensão são obscurecidos por si só pela parada cardiorrespiratória, o que torna muito mais confiável o diagnóstico feito por meio do POCUS,[4,5] podendo inclusive guiar a pericardiocentese.[2] A identificação de hipovolemia, patologias abdominais e gestação (determinação da idade gestacional aproximada) em pacientes em PCR permite direcionar terapêuticas específicas para cada uma dessas situações.[2]

Importante alertar contra a interpretação excessiva do achado de dilatação do ventrículo direito isoladamente como um indicador diagnóstico de TEP maciço.[6] A dilatação ventricular direita começa poucos minutos após o início da PCR, na medida que o sangue retorna da circulação sistêmica para o coração, além disso, em modelos animais, foi observada essa mesma dilatação em outras etiologias como hipovolemia, hipercalemia e arritmia primária após alguns minutos da PCR.[6]

Outra possível função do POCUS na parada cardiorrespiratória refere-se ao seu uso em prognóstico. Existe uma evidência crescente de que a constatação de imobilidade cardíaca no exame ultrassonográfico à beira do leito pode ser utilizada como indicador prognóstico, pois é fortemente associada à falência da ressuscitação e pode ser útil, juntamente com outros fatores, na tomada da decisão de encerrar os esforços.[4,5,7] Contudo, em 2020 a ILCOR publicou uma recomendação contra o uso do exame nesse contexto, alegando inconsistências na definição e terminologia em torno do que é movimentação cardíaca, e vieses relacionados à mensuração do fator prognóstico e à mensuração de desfecho.[6]

Particularmente em situações de falha de acesso em pacientes em parada cardiorrespiratória em que a administração intravenosa seja primordial, de acordo com a *American Institute of Ultrasound in Medicine* (AIUM) o USG pode auxiliar aumentando o sucesso na passagem de cateter venoso central em veia femoral.[8] Diante do exposto, embora haja uma aplicabilidade clara e crescente da ultrassonografia no paciente em PCR, ainda permanece incerto se o uso nesse contexto melhora algum desfecho.[3-5,9]

As principais recomendações do uso do POCUS são:

- *International Liaison Committee on Resuscitation* (ILCOR) 2015:[3]
    - O POCUS pode ser realizado, sem interferir no SAV, como ferramenta diagnóstica adicional para identificar potenciais causas reversíveis de PCR (recomendação fraca; nível de evidência baixo).
    - Para confirmação da intubação orotraqueal, se a capnografia quantitativa em forma de onda não estiver disponível (recomendação forte; nível de evidência baixo).
    - Recomendação contra o uso do ecocardiograma à beira do leito para prognóstico durante a ressuscitação cardiopulmonar (recomendação fraca; nível de evidência muito baixo).[6]
- American Heart Association (AHA) 2020:[9]
    - O POCUS (cardíaco ou não cardíaco) pode ser considerado durante o manejo da PCR, pois pode identificar causas reversíveis de PCR (como tamponamento cardíaco) e identificar contração cardíaca em pacientes em atividade elétrica sem pulso (AESP), embora sua utilidade ainda não tenha sido bem estabelecida (classe de recomendação IIb; nível de evidência C-LD).

OBJETIVOS

- Identificar contratilidade cardíaca organizada para auxiliar o emergencista a distinguir assistolia de AESP e pseudo-AESP.[7]
- Determinar causas reversíveis da PCR nos ritmos de AESP e assistolia.[7]
- Guiar procedimentos salvadores de vida à beira do leito.[7]

ANATOMIA E TÉCNICA

A avaliação ultrassonográfica deve ser realizada nos 10 segundos de intervalo para checagem de ritmo, de maneira a não atrasar ou interferir na ressuscitação cardiopulmonar (RCP).[4,5] A janela subxifoide é recomendada utilizando o transdutor setorial preferencialmente, porém pode ser usado o transdutor curvilíneo.[4,5]

CAPÍTULO 14 PARADA CARDIORRESPIRATÓRIA 133

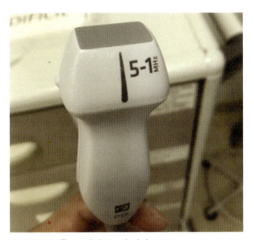

FIGURA 1 Transdutor setorial.

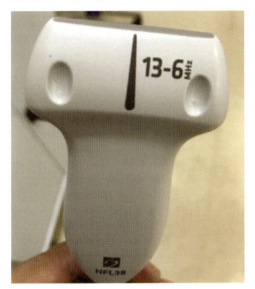

FIGURA 2 Transdutor linear.

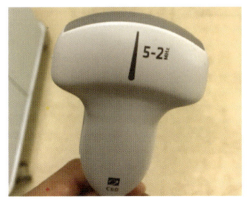

FIGURA 3 Transdutor curvilíneo.

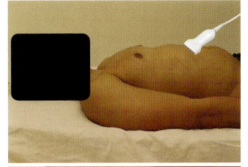

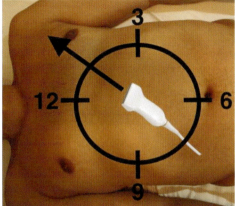

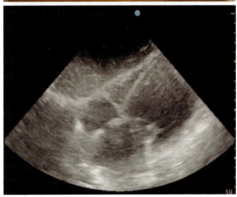

FIGURA 4 Ilustração do correto posicionamento do transdutor na janela subxifoide (subcostal). O **transdutor setorial** deve ser colocado em um ângulo agudo com a superfície abdominal, na região de junção entre o apêndice xifoide e o abdome, apontando para o ombro esquerdo e com a marcação do transdutor direcionada para a esquerda do paciente (3 h). Essa recomendação deve ser seguida se a marcação no monitor estiver para a direita (imagem circular azul no canto superior direito – posição da marcação tradicionalmente utilizada na ecocardiografia).

Para avaliação ultrassonográfica da intubação orotraqueal (IOT), o transdutor (curvilíneo ou linear) deve ser colocado na posição transversal, na região anterior do pescoço, acima do entalhe supraesternal, para identificar se a intubação foi endotraqueal ou esofágica.[9] Além disso, o ultrassom pode confirmar a correta inserção do tubo orotraqueal por meio da identificação do movimento pleural ("*lung sliding*").[9]

IMAGENS NORMAIS

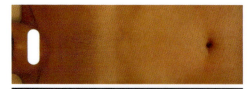
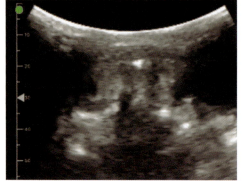

FIGURA 5 Ilustração da correta localização do transdutor para avaliação ultrassonográfica da intubação orotraqueal (IOT). Marcação do transdutor para a direita do paciente se a marcação no monitor estiver à esquerda (imagem circular verde no canto superior esquerdo).

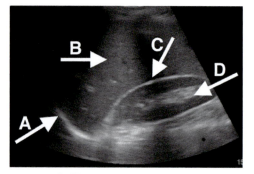

FIGURA 7 FAST negativo em espaço hepatorrenal. A: Linha do diafragma; B: fígado; C: espaço de Morrison; D: rim direito.

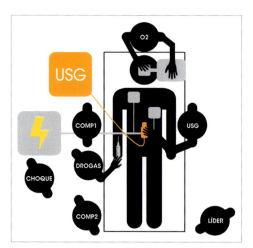

FIGURA 6 Ilustração de um atendimento ao paciente em parada cardiorrespiratória (PCR) utilizando o ultrassom *point of care* (POCUS) nos 10 segundos de checagem de ritmo.

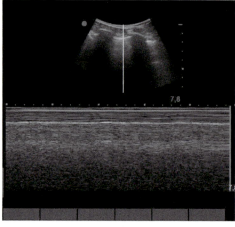

FIGURA 8 Ultrassom torácico (modo M) – sinal da linha da praia.

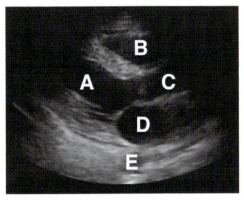

FIGURA 9   Janela cardíaca (eixo paraesternal eixo longo). A: Ventrículo esquerdo; B: ventrículo direito; C: aorta ascendente; D: átrio esquerdo; E: aorta descendente.

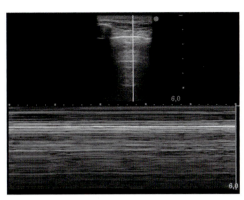

FIGURA 12   Ultrassom torácico (modo M) – sinal do código de barra indicando pneumotórax.

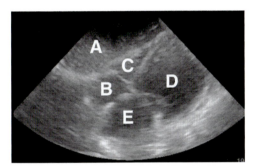

FIGURA 10   Janela cardíaca (subxifoide). A: Fígado; B: átrio direito; C: ventrículo direito; D: ventrículo esquerdo; E: átrio esquerdo.

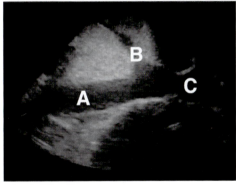

FIGURA 13   Veia cava túrgida. A: Veia cava túrgida; B: veia hepática; C: átrio direito.

IMAGENS ALTERADAS

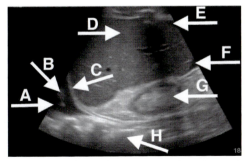

FIGURA 11   FAST positivo em espaço hepatorrenal. A: Derrame pleural; B: pulmão; C: linha do diafragma; D: fígado; E: fígado; F: líquido na cavidade; G: rim direito; H: "*spine sign*".

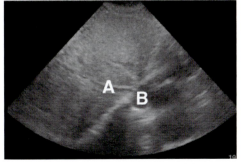

FIGURA 14   Veia cava colabada. A: Veia cava colabada; B: átrio direito.

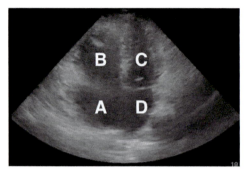

FIGURA 15 Janela cardíaca (apical) – ventrículo direito dilatado. A: Átrio direito; B: ventrículo direito; C: ventrículo esquerdo; D: átrio esquerdo.

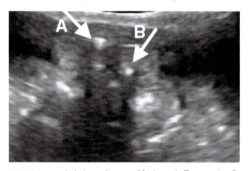

FIGURA 16 Intubação esofágica. A: Traqueia; B: esôfago.

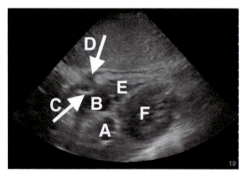

FIGURA 17 Janela cardíaca (subxifoide) – tamponamento cardíaco. A: Átrio esquerdo; B: átrio direito; C: colapso diastólico do átrio direito; D: derrame pericárdico; E: ventrículo direito; F: ventrículo esquerdo.

PROTOCOLOS

Protocolos específicos de ultrassom para avaliação de pacientes em PCR permitem o acesso à contratilidade miocárdica e podem ajudar a identificar potenciais causas tratáveis, como hipovolemia, pneumotórax, tromboembolismo pulmonar (TEP) e derrame pericárdico restritivo, sem interferir no cuidado do paciente.[3-5] A seguir estão listados os principais protocolos descritos na literatura.

Focused Echocardiographic Evaluation in Resuscitation (FEER)[11] – 2007

O conceito inicial e o protocolo básico para uso do ultrassom na parada cardiorrespiratória foram desenhados inicialmente em 2007, por Breitkreutz et al.,[11] com o nome de protocolo FEER, que consiste em 10 etapas estruturadas divididas em 4 fases para que sejam feitas simultaneamente à RCP, diminuindo possíveis atrasos. Esse protocolo avalia apenas o coração.

Cardiac Arrest Sonographic Assessment (CASA)[12] – 2018

Este protocolo consiste em três etapas que serão realizadas em três checagens de ritmo (< 10 segundos). A intenção deste protocolo é que o emergencista possa focar em um único objetivo a cada avaliação, de modo que no 1º, 2º e 3º exames serão avaliados respectivamente se há sinal de derrame pericárdico (e possibilidade de tamponamento pericárdico), dilatação de ventrículo direito (e possibilidade de tromboembolismo venoso) e atividade cardíaca (com intuito prognóstico). Durante essas etapas, o médico poderá, durante a RCP, acessar o tórax em busca de pneumotórax e o abdome em busca de líquido na cavidade.

Sonography in Hypotension and Cardiac Arrest (ShoC)[13] – 2017

Este protocolo, diferentemente dos outros, não foi desenvolvido por um grupo de pesquisadores somente, mas sim por um consenso elaborado pela *International Federation for Emergency Medicine* (IFEM), que convidou 24 líderes internacionais em medicina de emergência e

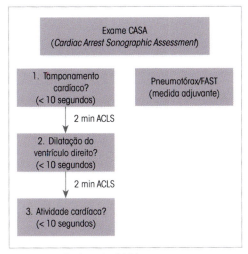

FIGURA 18 Protocolo CASA.

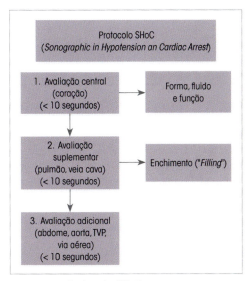

FIGURA 19 Protocolo SHoC.

medicina intensiva com conhecimento em ultrassom à beira do leito perfazendo o painel de profissionais que desenvolveriam o *SHoC protocol*. A abordagem ultrassonográfica é baseada em 4 Fs: fluido, forma, função e enchimento ("*filling*")

- Avaliação central ("*core*"): limitada a janelas cardíacas e deve ser realizada de rotina em todos os pacientes em PCR. Além disso, deverá ser realizada durante as pausas para checagem de ritmo, sem causar atrasos para o reinício das compressões torácicas. Fazem parte as avaliações do pericárdio (fluido), dos ventrículos (forma) e se há atividade cardíaca (função).
- Avaliação suplementar: deve ser realizada em todos os pacientes em que seja necessário adquirir novas informações e se o tempo permitir. Avalia-se pulmão em busca de pneumotórax (ausência de "*lung sliding*"), pleura (derrame pleural) e veia cava ("*filling*")
- Avaliação adicional: deve ser realizada quando clinicamente indicada de acordo com o contexto específico de cada paciente. A função dessa avaliação é confirmar intubação orotraqueal, verificar presença de trombose venosa profunda (TVP) em membros inferiores e verificar possível fonte perdedora de sangue (p. ex.: líquido na cavidade abdominal).

Outros protocolos

Vale a menção dos protocolos SESAME e CAUSE, que por serem menos consagrados na literatura, não estão no escopo deste capítulo.

DICAS E LIMITAÇÕES

- Não interromper a ressuscitação cardiopulmonar (RCP) para a avaliação com ultrassom.
- A aquisição das imagens deve ser iniciada durante as compressões, no sentido de ter uma ideia se determinada janela ultrassonográfica é boa ou não, e qual a melhor angulação do transdutor.
- Grave sempre as imagens durante os 10 segundos de avaliação, para que juntamente com o líder, elas possam ser revistas e analisadas durante a RCP a seguir.

- Durante a checagem de ritmo, contar em voz alta 1, 2, 3..., para que não se ultrapasse a janela dos 10 segundos.

NOTA

O ecocardiograma transesofágico (ETE) vem ganhando cada vez mais espaço no manejo de pacientes em PCR, pois elimina as limitações do ultrassom transtorácico e permite ao médico emergencista manter o padrão de atendimento e o padrão de imagem necessários para a adequada ressuscitação, promovendo monitorização constante da contratilidade cardíaca e evidenciando causas reversíveis de maneira mais clara. O ACEP,[10] desde 2017, inclui o ETE como um dos procedimentos passíveis de realização pelo médico emergencista durante a PCR, entretanto, apesar da crescente evidência da sua utilidade, ainda é um procedimento que carece de mais estudos e de recomendações formais por grandes entidades de ressuscitação como a ILCOR, a AHA e a ERC.

LEITURA ADICIONAL

1. Ultrasound guidelines: Emergency, point-of-care and clinical ultrasound guidelines in medicine. Annals of Emergency Medicine [Internet]. 2017 May;69(5):e27-54. Disponível em: https://linkinghub.elsevier.com/retrieve/pii/S0196064416309350.
2. Truhlář A, Deakin CD, Soar J, Khalifa GEA, Alfonzo A, Bierens JJLM, et al. European Resuscitation Council Guidelines for Resuscitation 2015. Resuscitation [Internet]. 2015 Oct;95:148-201. Disponível em: https://linkinghub.elsevier.com/retrieve/pii/S0300957215003299.
3. Soar J, Callaway CW, Aibiki M, Böttiger BW, Brooks SC, Deakin CD, et al. Part 4: Advanced life support. Resuscitation [Internet]. 2015 Oct;95:e71-120. Disponível em: https://linkinghub.elsevier.com/retrieve/pii/S0300957215003639.
4. Soar J, Nolan JP, Böttiger BW, Perkins GD, Lott C, Carli P, et al. European Resuscitation Council Guidelines for Resuscitation 2015. Resuscitation [Internet]. 2015 Oct;95:100-47. Disponível em: https://linkinghub.elsevier.com/retrieve/pii/S0300957215003287.
5. Soar J, Deakin C, Lockey A, Nolan J, Perkins G. Adult advanced life support. Resuscitation Council (UK). 2015.
6. ILCOR staff. Prognostication with point-of-care echocardiography during cardiac arrest (ALS): systematic review. Consensus on Science with Treatment Recommendations (CoSTR). 2020.
7. Labovitz AJ, Noble VE, Bierig M, Goldstein SA, Jones R, Kort S, et al. Focused cardiac ultrasound in the emergent setting: A consensus statement of the American Society of Echocardiography and American College of Emergency Physicians. Journal of the American Society of Echocardiography [Internet]. 2010 Dec;23(12):1225-30. Disponível em: https://linkinghub.elsevier.com/retrieve/pii/S0894731710008710.
8. AIUM practice parameter for the use of ultrasound to guide vascular access procedures. Journal of Ultrasound in Medicine [Internet]. 2019 Mar;38(3):E4-18. Disponível em: http://doi.wiley.com/10.1002/jum.14954.
9. Link MS, Berkow LC, Kudenchuk PJ, Halperin HR, Hess EP, Moitra VK, et al. Part 7: Adult Advanced Cardiovascular Life Support. Circulation [Internet]. 2015 Nov 3;132(18 suppl 2):S444-64. Disponível em: http://circ.ahajournals.org/lookup/doi/10.1161/CIR.0000000000000261.
10. Guidelines for the use of transesophageal echocardiography (TEE) in the ED for cardiac arrest. American College of Emergency Physicians. 2017.
11. Breitkreutz R, Walcher F, Seeger FH. Focused echocardiographic evaluation in resuscitation management: Concept of an advanced life support–conformed algorithm. Critical Care Medicine [Internet]. 2007 May;35(Suppl):S150-61. Disponível em: http://journals.lww.com/00003246-200705001-00006.
12. Gardner KF, Clattenburg EJ, Wroe P, Singh A, Mantuani D, Nagdev A. The Cardiac Arrest Sonographic Assessment (CASA) exam – A standardized approach to the use of ultrasound in PEA. The American Journal of Emergency Medicine [Internet]. 2018 Apr;36(4):729-31. Disponível em: https://linkinghub.elsevier.com/retrieve/pii/S0735675717307015.
13. Atkinson P, Bowra J, Milne J, Lewis D, Lambert M, Jarman B, et al. International Federation for Emergency Medicine Consensus Statement: Sonography in hypotension and cardiac arrest (SHoC): An international consensus on the use of point of care ultrasound for undifferentiated hypotension and during cardiac arrest. CJEM [Internet]. 2017 Nov 21;19(06):459-70. Disponível em: https://www.cambridge.org/core/product/identifier/S1481803516003948/type/journal_article.

SEÇÃO II

Ultrassonografia para procedimentos

CAPÍTULO 15

Acesso venoso central

Karina Turaça

INTRODUÇÃO

O acesso venoso central é um procedimento muito frequente no departamento de emergência. Consiste em um cateter cuja extremidade fica posicionada na veia cava superior (VCS), no átrio direito ou na veia cava inferior (VCI). É obtido por meio de uma punção percutânea que pode ser realizada em diferentes sítios anatômicos através de veias centrais (jugular interna, subclávia ou femoral) ou periféricas. Os cateteres venosos centrais (CVC) podem ser classificados de acordo com suas características em relação ao tempo de permanência (curta, média ou longa permanência), tipo de inserção (central ou periférica) e número de lúmens (simples, duplo ou triplo). O cateter mais utilizado no departamento de emergência é o cateter de curta permanência, inserção central, duplo ou triplo lúmen.

O acesso venoso central está indicado quando não é possível obter acesso periférico, quando há necessidade de administração de medicações vasoconstritoras, hiperosmolares ou com maior risco de causar flebite, administração de nutrição parenteral, realização de hemodiálise ou aféreses, monitorização hemodinâmica invasiva ou passagem de marca-passo transvenoso. As contraindicações ao acesso venoso central são relativas, dependem da condição clínica de cada paciente e das alternativas disponíveis. A principal contraindicação está relacionada a distúrbios de coagulação; nesses casos é recomendado o uso de punção guiada por ultrassonografia (USG) e punção em sítios compressíveis, como veias jugulares internas e veias femorais, para minimizar o risco de sangramento.

As complicações relacionadas ao CVC podem ser precoces ou tardias. As complicações precoces mais frequentes são: sangramentos, formação de hematomas locais, punção arterial, pneumotórax e hemotórax. Tais complicações estão relacionadas com o sítio de punção escolhido, experiência do médico, números de tentativas de punções e uso de USG para punção guiada. Dentre as complicações tardias, as mais frequentes são: infecção de corrente sanguínea associada ao cateter, trombose venosa, embolia pulmonar e perfuração miocárdica; estas estão associadas com o cuidado local do cateter e a condição clínica do paciente.

Nos últimos anos a punção de CVC guiado por ultrassonografia tem se tornado cada vez mais frequente no departamento de emergência e, quando disponível, recomenda-se que seja utilizada.

O primeiro relato de uso da ultrassonografia para punção venosa central foi descrito por Ullman et al. em 1978,[2] e desde então diversos estudos randomizados e metanálises mostraram que o uso do ultrassom aumenta a chance de sucesso na primeira tentativa e diminui consideravelmente o risco de complicações como punção arterial inadvertida, formação de hematomas e pneumotórax.[3] Uma revisão sistemática publicada em 2015 de 35 estudos, com 5.108 participantes, comparou a eficácia de colocação do cateter em veia jugular guiado por USG *versus* a colocação guiada por referência anatômica; os resultados mostraram um aumento de 57% de sucesso na primeira tentativa e redução de 71% de complicações associadas ao procedimento.[4]

A grande maioria dos estudos aponta para benefício da punção guiada de veias jugulares e femorais. Estudos sobre a punção de veia subclávia são menos consistentes, entretanto as evidências ainda apontam para uma melhor taxa de sucesso na primeira tentativa e redução de punção inadvertida de artéria e formação de hematomas.[5-8]

O uso do ultrassom não é restrito apenas à punção do vaso, mas também antes do procedimento para escolha do sítio mais adequado, avaliando a ocorrência de trombose prévia, extensão e diâmetro do vaso. Além disso, pode ser usado para avaliar complicações precoces, como formação de hematomas e pneumotórax, avaliar o posicionamento adequado do fio-guia durante a punção e posicionamento do cateter ao término do procedimento.[9-12]

Há algumas condições em que o uso do ultrassom é limitado. Em pacientes obesos, pode ser difícil a visualização do vaso, uma vez que a resolução da USG diminui com a profundidade; nesse caso recomenda-se a escolha de um vaso mais superficial como a veia jugular interna. A tração da pele sobre o sítio de punção também auxilia para melhor visualização do vaso e diminui o deslocamento do mesmo durante o procedimento. O ajuste da profundidade, frequência e ganho do aparelho também pode ajudar a melhorar a visualização.

Outra situação em que a visualização é prejudicada é na ocorrência de enfisema de subcutâneo, onde a presença do ar dificulta a transmissão do ultrassom, comprometendo a resolução da imagem. Recomenda-se buscar outro sítio para punção que não esteja acometido pelo enfisema.[9,13]

TÉCNICA

Seleção de transdutor e configurações do aparelho

O transdutor de escolha para visualização de vasos é o transdutor linear de alta frequência (5 a 10 MHz) (Figura 1), pois permite melhor visualização de estruturas superficiais. Além disso, por seu formato linear permite uma compressão uniforme dos vasos, ajudando na diferenciação de artérias e veias.

Geralmente os transdutores apresentam uma marcação indicando a orientação em relação ao aparelho. É importante observar o posicionamento do transdutor; em geral, a marcação é posicionada do lado esquerdo do examinador (lado direito do paciente) e a imagem correspondente também aparecerá na tela do lado esquerdo (Figura 2). Dessa forma, ao deslocar o transdutor para a esquerda, a imagem correspondente na tela também se deslocará para o mesmo lado, e o mesmo ocorrerá com a inserção e a movimentação da agulha.

Algumas configurações do aparelho podem ser ajustadas para melhor visualização do vaso. Alguns aparelhos apresentam uma configuração preestabelecida (*preset*) para visualização de estruturas vasculares. Outros parâmetros que po-

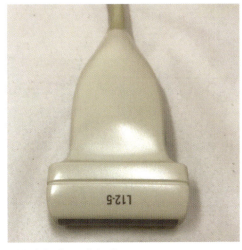

FIGURA 1 Transdutor linear.

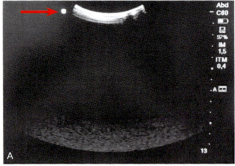

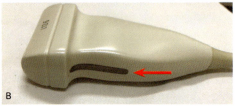

FIGURA 2 Observe em A a indicação na tela do ultrassom que mostra o lado correspondente à marcação do transdutor em B.

dem ser ajustados são: o ganho, que otimiza a imagem amplificando os ecos recebidos, aumentando o brilho; a frequência, que melhora a resolução da imagem; a profundidade, que quando aumentada permite visualização de estruturas mais profundas e quando diminuída permite melhor resolução de estruturas superficiais; e o foco, que deve ser posicionado próximo ao vaso a ser puncionado para otimizar a visualização.

Escolha do sítio de punção e identificação do vaso

A escolha do local de punção depende de fatores relacionados ao paciente e da experiência do médico que realizará o procedimento. Na Tabela 1 estão descritos os principais sítios anatômicos de punção, reparos anatômicos, posicionamento, vantagens, desvantagens e contraindicações de cada um dos sítios (Tabela 1, Figuras 3 e 4).

TABELA 1 Sítios anatômicos para punção de cateter venoso central

Sítio de punção	Posicionamento	Reparos anatômicos	Vantagens	Desvantagens
Jugular	Paciente em decúbito dorsal, em Trendelenburg com a cabeça rotacionada para o lado contralateral ao lado da punção	Triângulo de Sedillot formado em sua base pela clavícula e lateralmente pela porção esternal e clavicular do músculo esternocleidomastóideo (ECM). A veia jugular interna está localizada no espaço delimitado pelas estruturas, lateralmente à carótida, sendo mais acessível no ápice do triangulo	Posicionamento da ponta do cateter na VCS ou átrio direito. Sítio compressivo com melhor controle de sangramento em caso de punção inadvertida de carótida	Risco de punção inadvertida de carótida e pneumotórax
Subclávio	Paciente em decúbito dorsal, em Trendelenburg	Ponto de junção do terço médio e distal da clavícula. A veia subclávia localiza-se abaixo da clavícula, inferiormente à artéria subclávia	Mantém melhor estrutura do vaso em caso de choque, associado a menor risco de infecção	Sítio não compressivo com maior risco de sangramento em caso de punção inadvertida de a. subclávia e maior risco de pneumotórax
Femoral	Paciente em decúbito dorsal, com o membro inferior ipsilateral com leve rotação externa	Artéria femoral abaixo do ligamento inguinal. A veia femoral fica localizada medialmente à artéria; na porção distal é dividida em veia femoral e veia femoral profunda	Sítio compressivo preferido em casos de coagulopatia, maior facilidade de posicionamento do paciente	Posicionamento do cateter em VCI, maior incidência de trombose venosa profunda relacionada ao cateter e maior risco de infecção
Contraindicações relativas				

- Áreas de infecção cutânea, queimaduras, locais próximos a traqueostomia ou ferida operatória
- Áreas com anatomia alterada (alterações congênitas, fraturas, traumas, tumores, manipulação cirúrgica prévia ou cicatrizes)
- Áreas em que estiverem locados outros dispositivos (cateteres de diálise, marca-passo ou desfibrilador interno)

VCI: veia cava inferior; VCS: veia cava superior.

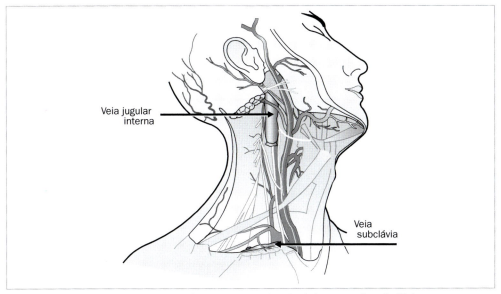

FIGURA 3 Localização e reparos anatômicos da veia jugular interna e veia subclávia.

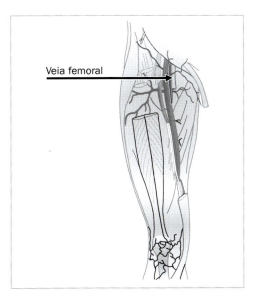

FIGURA 4 Localização e reparos anatômicos da veia femoral.

O uso do USG permite a visualização do vaso antes da punção, auxiliando na escolha do melhor sítio. O conteúdo dos vasos sanguíneos apresenta-se anecoico na ultrassonografia (preto), enquanto os tecidos circundantes apresentam-se em tons variados de cinza.

O vaso pode ser avaliado pelos eixos longitudinal e transverso (Figura 5). Na avaliação inicial recomenda-se uma combinação dos dois métodos para melhor análise do vaso. O eixo longitudinal é obtido posicionando o maior eixo do transdutor paralelo ao vaso; essa visão auxilia na delimitação do trajeto do vaso, diâmetro, presença de tortuosidades, estenoses ou válvulas. Já o eixo transverso é obtido posicionando o transdutor perpendicular ao vaso; essa visualização permite melhor localização do vaso e avaliação da posição do mesmo em relação às estruturas adjacentes.

Para diferenciar artérias de veias aplica-se uma leve compressão do transdutor sobre a pele. As veias apresentam paredes mais finas e são facilmente compressíveis, colabando-se por completo ou apresentando morfologia filamentar. Já as artérias apresentam paredes mais espessas e são mais difíceis de serem comprimidas, mantendo sua arquitetura mesmo após compressão extrínseca; além disso, é possível observar a pulsação arterial do vaso (Figura 6).

Outro método para identificar e diferenciar os vasos é por meio do ultrassom Doppler. O fluxo arterial geralmente é amplo e pulsátil, já o fluxo venoso se apresenta mais linear, poden-

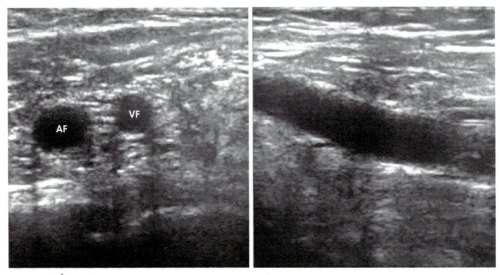

FIGURA 5 À esquerda, visualização transversa da artéria e veia femoral esquerda; nesse caso, a veia femoral está posicionada à esquerda (medial em relação ao paciente) e a artéria femoral à direita (lateral em relação ao paciente). À direita, visualização longitudinal da veia femoral. AF: artéria femoral; VF: veia femoral.

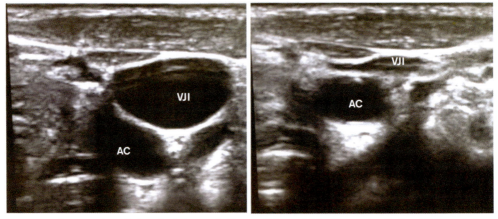

FIGURA 6 À esquerda, veia jugular interna direita e artéria carótida. Figura da direita obtida após leve compressão da pele com o transdutor. A veia apresenta-se totalmente colabada, enquanto a artéria mantém sua arquitetura. AC: artéria carótida; VJI: veia jugular interna.

do apresentar uma pulsatilidade de menor amplitude se estiver próximo de artérias ou próximo do coração.

Uma vez identificada a veia, o vaso deve ser avaliado em sua extensão em relação ao calibre e complacência; vasos com trombose intraluminal apresentam complacência reduzida (não colabam à manobra de compressão) e podem apresentar calibres menores. Nesse caso, é recomendada a troca do sítio de punção.

Materiais

Para o procedimento de passagem de CVC guiado por ultrassonografia, além dos materiais já utilizados para punções não guiadas (descritos na Tabela 2), também serão necessários os seguintes itens:

- Aparelho de USG com transdutor linear.
- Gel de contato.
- Capa de plástico estéril para transdutor do ultrassom.
- Soro fisiológico ou solução de clorexidina.

Como utilizar o USG durante o procedimento

Antes da descrição do uso do ultrassom recomenda-se relembrar os pontos principais da passagem do cateter venoso central. A Tabela 3 resume as principais etapas do procedimento.

Assim como todo procedimento de passagem do CVC, o uso do ultrassom também segue uma técnica estéril. É necessário envolvê-lo com um plástico estéril que recobre toda a superfície do transdutor e do cabo. Existem diversos modelos disponíveis no mercado, todos eles permitem o envolvimento completo do aparelho e têm disponível alguma estrutura associada (elástico ou tiras plásticas) para fixação do plástico rente ao transdutor. Recomenda-se aplicação do gel de contato na superfície do transdutor; o gel também será recoberto pelo plástico. Deve-se re-

TABELA 2 Materiais necessários para passagem de cateter venoso central

- Material para limpeza e antissepsia local: gaze, pinças para assepsia, solução degermante e solução alcoólica (preferência para soluções à base de clorexidina).
- Luvas de procedimento.
- Equipamentos de proteção individual: gorro, máscara, óculos de proteção, luvas estéreis e avental estéril de mangas compridas.
- Campos cirúrgicos estéreis.
- Anestésico local (preferência para lidocaína injetável).
- Gazes, agulhas e seringas estéreis.
- Soro fisiológico para salinização do acesso.
- Kit de cateter venoso central (CVC), que contém: cateter venoso central com mono, duplo ou triplo lúmen; fio-guia; seringa; agulha de punção; dilatador; bisturi; peças para fixação (borboletas).
- Material cirúrgico para fixação: porta-agulhas, pinça e tesoura.
- Fio de náilon 3.0 ou 4.0 para fixação.
- Esparadrapos, fita microporosa ou fixador de acesso.
- Caixa para descarte de material perfurocortante.

TABELA 3 Técnica para passagem de cateter venoso central – pontos principais

1. Identificação do paciente, explicação do procedimento ao paciente ou ao responsável legal e obtenção de consentimento.
2. Posicionar o paciente de acordo com o sítio de punção escolhido.
3. Colocar paramentação para procedimento: gorro, máscara e luvas de procedimento.
4. Realizar limpeza do local a ser puncionado com solução degermante.
5. Realizar escovação das mãos e colocar paramentação estéril: avental de manga comprida e luvas estéreis.
6. Realizar limpeza do local a ser puncionado com solução alcoólica e colocar campos estéreis, deixando exposta apenas a área a ser puncionada.
7. Salinizar vias do acesso e testar perviedade de todas as vias com solução salina estéril.
8. Aspirar anestésico local e realizar inicialmente a punção com agulha de anestesia, injetando anestésico conforme progressão da agulha.
9. Realizar punção com agulha e seringa de punção guiada por ultrassom; introduzir a agulha aspirando até refluxo de sangue.
10. Desconectar seringa da agulha, introduzir fio-guia através do lúmen da agulha e retirar a agulha.
11. Introduzir o dilatador pelo fio-guia e retirá-lo depois.
12. Colocar o cateter através do fio-guia e proceder introdução do cateter simultaneamente à retirada do fio-guia.
13. Com uma seringa com solução salina, checar refluxo de sangue em todas as vias do acesso e lavar todas as vias.
14. Proceder com a fixação do cateter à pele, realizar limpeza local e curativo.

mover qualquer interposição gasosa entre o transdutor e o plástico para evitar comprometimento da imagem. Recomenda-se também que uma solução estéril como soro fisiológico ou solução de clorexidina seja aplicada na superfície da pele onde será colocado o transdutor para melhor formação da imagem.

O transdutor pode ser posicionado de modo a obter uma visão longitudinal ou transversa do vaso (Figura 5). Para técnica transversa deve-se posicionar o transdutor de forma perpendicular ao vaso, introduzir a agulha com angulação de 45° a uma distância do transdutor igual à profundidade da veia, angular o transdutor em direção à agulha acompanhando seu o trajeto até a inserção no vaso, realizar aspiração com a seringa para confirmar posicionamento e refluxo de sangue (Figura 7A). Outra técnica possível na punção pela técnica transversa é inserir a agulha rente ao transdutor e deslocar o transdutor no sentido do vaso concomitante à inserção da agulha, acompanhando o trajeto da ponta da agulha até a inserção no vaso. Para técnica longitudinal deve-se posicionar o transdutor de forma paralela ao vaso, visualizando seu trajeto. Introduzir a agulha com angulação de 45° rente ao transdutor em direção ao vaso e, caso necessário, deslocar a agulha no sentido horizontal para melhor posicionamento em relação ao vaso. Observar o trajeto da agulha até a inserção no vaso, realizar aspiração com a seringa para confirmar posicionamento e refluxo de sangue (Figura 7B).

Visualização da agulha

A ponta da agulha forma uma imagem hiperecogênica no ultrassom (Figura 8). Ela deve ser visualizada durante todo o procedimento (técnica dinâmica), desde a inserção na pele até a introdução no vaso. Diversos estudos comprovaram a maior eficácia da técnica dinâmica em relação à técnica estática (identificação da veia pelo USG, marcação do local de punção e punção "às cegas"), demonstrando menor índice de complicações e menor tempo

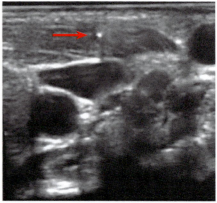

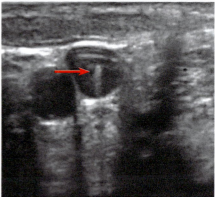

FIGURA 8 A ponta da agulha forma uma figura puntiforme hiperecogênica, conforme demonstrado pela seta vermelha.

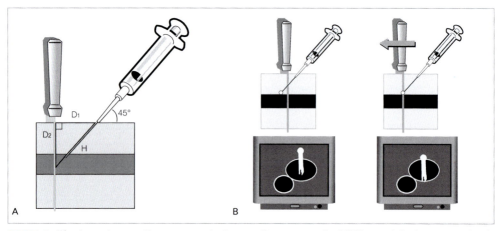

FIGURA 7 Técnicas de punção venosa guiada por ultrassonografia (USG) em visão transversa (mais utilizada em nosso serviço). Em A a agulha é introduzida em ângulo de 45° com a pele, a uma distância do transdutor (D1) igual à profundidade da pele até o centro da veia (D2) – mensurada pela USG. Em B a punção na pele é feita rente ao transdutor, em ângulo variável, com o deslocamento do transdutor simultaneamente à inserção da agulha, acompanhando o trajeto da ponta da agulha da pele até a inserção no vaso.

para inserção do cateter.[14-16] O operador deve segurar o transdutor em uma das mãos (em geral a mão não dominante) e com a outra proceder a inserção da agulha. Durante todo o procedimento deve observar o monitor do ultrassom acompanhando o trajeto da ponta da agulha até a punção do vaso.

Identificação do fio-guia no vaso

O fio-guia, por apresentar estrutura metálica, é facilmente visualizado no ultrassom, apresentando uma imagem filamentar hiperecogênica. O posicionamento e o trajeto do fio guia devem ser avaliados antes da introdução do dilatador. Para melhor avaliação recomenda-se visualização combinada transversal e longitudinal (Figura 9).

Confirmação do posicionamento do cateter

O posicionamento do cateter também pode ser confirmado por meio do ultrassom. Quando inserido no átrio direito é possível visualizar a ponta do cateter por meio da realização de um ecocardiograma, onde a imagem aparece como um ponto hiperecogênico móvel no interior do átrio direito (Figura 10). Entretanto, nem sempre é possível a visualização da ponta do cateter, seja por posicionamento mais proximal na veia cava superior ou por dificuldade de visualização das câmaras atriais; nesses casos, outro método que pode ser empregado para confirmação do posicionamento do cateter é o uso de microbolhas de solução salina.

As microbolhas são pequenas bolhas de ar obtidas a partir da agitação manual de 10 mL de solução fisiológica. Uma vez na circulação, as microbolhas aumentam a refletividade do ultrassom, acentuando o contraste vascular. Para se obter as microbolhas recomenda-se o uso de duas seringas de 10 mL acopladas a uma torneirinha; uma das seringas é preenchida com 10 mL de solução fisiológica e a outra permanece vazia. A seguir direciona-se a abertura da torneirinha para ambas as seringas e procede-se a agitação da solução entre as duas seringas (Figura 11). Uma vez formadas as mi-

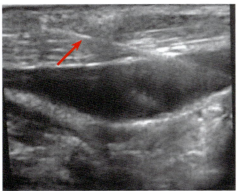

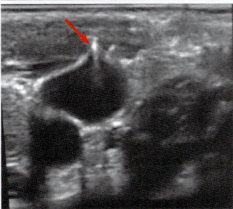

FIGURA 9 Fio-guia. Visualização longitudinal (acima) e transversal (abaixo) mostrando a inserção do fio-guia no vaso.

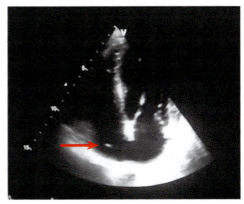

FIGURA 10 Ecocardiograma com visualização da ponta do cateter no interior do átrio direito.

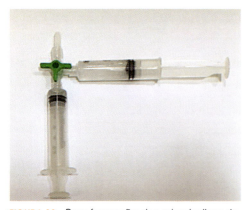

FIGURA 11 Para formação das microbolhas deve-se acoplar duas seringas a uma torneirinha, conforme representado na figura. Uma das seringas deve ser preenchida com solução fisiológica, enquanto a outra está inicialmente vazia, e posteriormente realiza-se agitação da solução movendo o êmbolo das duas seringas de forma rápida e simultânea.

crobolhas, a terceira via da torneirinha é conectada em uma das vias do cateter, ao mesmo tempo que uma imagem ecocardiográfica das câmaras direitas é obtida. A seguir infunde-se toda a solução com microbolhas no cateter, e o posicionamento adequado é confirmado com a visualização das microbolhas em câmaras direitas (Figura 12).

Uma vez confirmado o posicionamento do cateter pelo USG, o uso dele para infusão de medicações está autorizado. Entretanto, a solicitação da radiografia de tórax ainda se faz necessária para excluir outras complicações decorrentes do procedimento.

DICAS

Em pacientes muito magros, o vaso a ser puncionado pode estar muito superficial e muitas vezes mesmo pequenas inserções da agulha são suficientes para transfixar o vaso, podendo formar hematomas ou ocorrer punção inadvertida da artéria subjacente. Além disso, pode haver também o deslocamento do vaso durante o procedimento, dificultando a

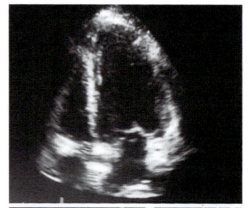

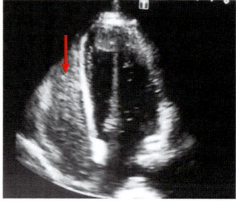

FIGURA 12 Ecocardiograma. Observe na figura de cima a presença de conteúdo anecoico nas câmaras cardíacas. Abaixo, após infusão de microbolhas, observamos conteúdo hiperecogênico em câmaras direitas (seta vermelha), correspondente às microbolhas.

punção. Para evitar esse tipo de complicação uma dica é administrar um botão anestésico no subcutâneo em quantidade suficiente para aumentar a distância do vaso em relação à pele e facilitar a punção. Observe a Figura 13: acima observamos o vaso a uma distância de aproximadamente 1 cm da pele; abaixo observamos o mesmo local após infusão do anestésico, agora a distância do vaso da pele é de aproximadamente 2 cm; o aumento da distância, ainda que pequeno, facilita o procedimento e reduz a possibilidade de transfixação do vaso.

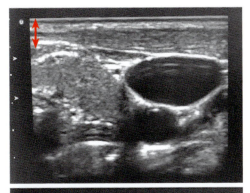

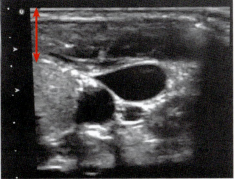

FIGURA 13   Veia jugular sem/com anestésico.

LEITURA ADICIONAL

1. Turaça K, Alencar JCG. Acessos vasculares. In: Velasco IT, et al. Medicina de emergência – Abordagem prática. 14. ed. Barueri: Manole; 2020. p. 1546-59.
2. Ullman JI, Stoelting RK. Internal jugular vein location with the ultrasound Doppler blood flow detector. Anesth Analg. 1978;57(1):118.
3. Biasucci DG, La Greca A, Scoppettuolo G, Pittiruti M. What's really new in the field of vascular access? Towards a global use of ultrasound. Intensive Care Med. 2015;41:731.
4. Brass P, Hellmich M, Kolodziej L, et al. Ultrasound guidance versus anatomical landmarks for internal jugular vein catheterization. Cochrane Database Syst Rev. 2015;1:CD006962.
5. Brass P, Hellmich M, Kolodziej L, et al. Ultrasound guidance versus anatomical landmarks for subclavian or femoral vein catheterization. Cochrane Database Syst Rev. 2015;1:CD011447.
6. Griswold-Theodorson S, Farabaugh E, Handly N, et al. Subclavian central venous catheters and ultrasound guidance: policy vs practice. J Vasc Access. 2013;14:104.
7. Lalu MM, Fayad A, Ahmed O, et al. Ultrasound-guided subclavian vein catheterization: A systematic review and meta-analysis. Crit Care Med. 2015;43:1498.
8. Oh AY, Jeon YT, Choi EJ, et al. The influence of the direction of J-tip on the placement of a subclavian catheter: real time ultrasound-guided cannulation versus landmark method, a randomized controlled trial. BMC Anesthesiol. 2014;14:11.
9. Pittiruti M, LaGreca A. How to choose the most appropriate ultrasound-guided approach for central line insertion: Introducing the rapid central venous assessment protocol. In: Lumb PD, Karakitsos D (eds.). Critical care ultrasound. Philadelphia: Saunders; 2014. p. 76.
10. Kim SC, Heinze I, Schmiedel A, et al. Ultrasound confirmation of central venous catheter position via a right supraclavicular fossa view using a microconvex probe: an observational pilot study. Eur J Anaesthesiol. 2015;32:29.
11. La Greca A, Biasucci DG, Emoli A, Pittiruti M. Improving the "global use" of ultrasound for central venous access: a new supraclavicular scan by microconvex probe. Critical Ultrasound Journal. 2014;6(Suppl2):A11.
12. Amir R, Knio ZO, Mahmood F, et al. Ultrasound as a screening tool for central venous catheter positioning and exclusion of pneumothorax. Crit Care Med. 2017;45:1192.
13. Spencer TR, Pittiruti M. Rapid Central Vein Assessment (RaCeVA): A systematic, standardized approach for ultrasound assessment before central venous catheterization. J Vasc Access. 2019;20:239.
14. Lamperti M, Bodenham AR, Pittiruti M, et al. International evidence-based recommendations on ultrasound-guided vascular access. Intensive Care Med. 2012;38:1105.
15. Rabindranath KS, Kumar E, Shail R, Vaux E. Use of real-time ultrasound guidance for the placement of hemodialysis catheters: a systematic review and meta-analysis of randomized controlled trials. Am J Kidney Dis. 2011;58:964.
16. Hind D, Calvert N, McWilliams R, et al. Ultrasonic locating devices for central venous cannulation: meta-analysis. BMJ. 2003;327:361.
17. Hofer M. Ultrassonografia – Manual prático de ensino: Princípios básicos de execução e interpretação. 6. ed. Revinter; 2011.

CAPÍTULO 16

Via aérea

Júlio César Garcia de Alencar

INTRODUÇÃO

O ultrassom *point of care* (POCUS) da via aérea superior é um método simples, seguro, reprodutível, não invasivo e portátil de avaliação e manejo da via aérea do paciente crítico no departamento de emergência.[1]

O POCUS é capaz de identificar rápida e acuradamente importantes marcos anatômicos da via aérea superior, como epiglote, cartilagem tireoide, cartilagem cricoide, membrana cricotireóidea, cartilagens traqueais e esôfago;[1] fornecendo pontos de referência precisos, principalmente quando a anatomia não é facilmente identificada pelo método de palpação tradicional.

As aplicações do POCUS no departamento de emergência para procedimentos em via aérea incluem, mas não se limitam a:

- Predizer laringoscopia difícil.
- Escolher o tamanho do tubo endotraqueal.
- Confirmar a intubação endotraqueal.
- Guiar o local de cricotireoidostomia.

A qualidade e os resultados do POCUS de via aérea superior não só exigem proficiência técnica, mas também interpretação competente das imagens obtidas. Como qualquer exame operador-dependente, exige treinamento e experiência adequados. Felizmente, as curvas de aprendizagem são relativamente curtas, já que a anatomia cervical é semelhante entre pacientes.

ANATOMIA

A anatomia da via aérea superior é demonstrada nas Figuras 1 e 2.

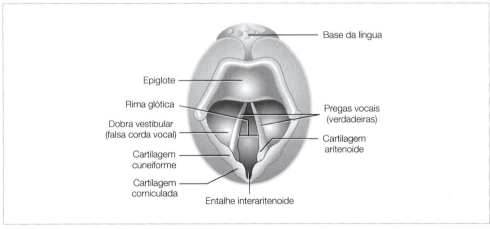

FIGURA 1   Anatomia da via aérea superior.

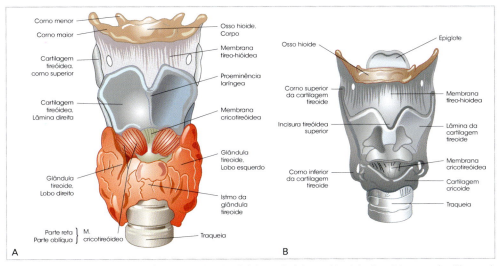

FIGURA 2 Anatomia da via aérea superior. Em B foi suprimida a glândula tireoide para facilitar a visualização da membrana cricotireóidea.

TÉCNICA

Transdutores lineares de alta frequência são ideais para a avaliação da via aérea superior.

Sugerimos iniciar o exame com um transdutor na linha média cervical, em posição transversa, para identificar os anéis traqueais. A traqueia no plano transverso é vista como uma estrutura em forma de "U" invertido, e os anéis traqueais são vistos como imagens hipoecogênicas (Figura 3).

O transdutor pode ser rotacionado para o plano longitudinal, com o marcador em direção cefálica ao paciente (Figura 4).

O transdutor pode ser movido cefálica e suavemente na região cervical até que a cartilagem cricoide seja visualizada. A cartilagem cricoide é visualizada como uma estrutura em forma de C na visão transversa, mais espessa do que os anéis traqueais, com uma linha hiperecoica diretamente abaixo dela.

A membrana cricotireóidea é vista em corte transversal como uma faixa hiperecoica entre a cartilagem cricotireóidea e a cartilagem tireoide (Figura 5).

O esôfago pode ser visto no plano transverso no nível da primeira ou segunda cartilagem traqueal, localizado posteriormente (Figura 6).

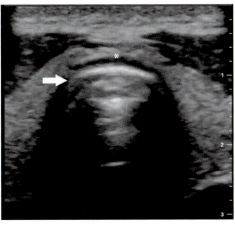

FIGURA 3 A cartilagem traqueal (*) no plano transverso é vista como uma estrutura hipoecogênica em forma de "U" invertido, delimitada posteriormente por uma linha hiperecoica, a interface ar-mucosa (A-M) (seta).

CONFIRMAÇÃO DE INTUBAÇÃO ENDOTRAQUEAL

O POCUS pode ser usado para confirmação de intubação orotraqueal. Na Figura 7A há apenas uma interface ar-mucosa (seta branca) indicando que o tubo está na traqueia. Na Figura

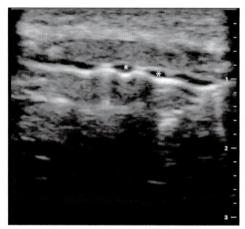

FIGURA 4 Corte longitudinal da traqueia. No plano longitudinal, as cartilagens traqueais (T1, T2, T3, T4) têm uma aparência hipoecoica com uma interface A-M hiperecoica abaixo delas.
Cartilagens traqueais marcadas com *.

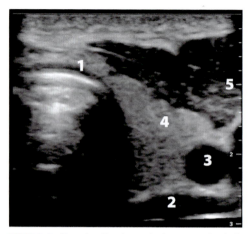

FIGURA 6 Correlação das estruturas cervicais: 1. traqueia, 2. esôfago, 3. carótida, 4. tireoide, 5. esternocleidomastóideo.

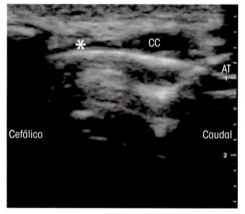

FIGURA 5 Corte longitudinal da traqueia no nível da membrana cricotireoide (asterisco).
CC: cartilagem cricoide; AT: anel traqueal.

7B há duas interfaces ar-mucosa (setas brancas) indicando que o tubo está no esôfago.

CRICOTIREOIDOSTOMIA PERCUTÂNEA

A cricotireoidostomia percutânea é um procedimento emergencial indicado para pacientes na situação "não intuba, não ventila".

Sugerimos a realização do POCUS de via aérea superior, sempre que possível, antes de um

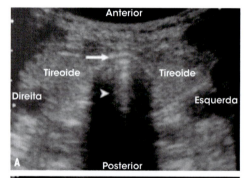
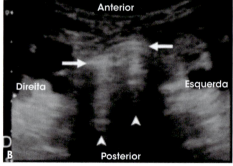

FIGURA 7 Confirmação de intubação endotraqueal com POCUS.

procedimento de intubação em pacientes com preditores de laringoscopia difícil, para marcar a membrana cricotireóidea. Caso não seja realizado previamente, o POCUS pode orientar a cricotireoidostomia percutânea em tempo real.

Cricotireoidostomia cirúrgica

A técnica de cricotireoidostomia cirúrgica classicamente descrita utiliza materiais não disponíveis na maioria dos departamentos de emergência brasileiros, como dilatador de Trousseau e gancho traqueal. No caso de falta do dilatador e disponibilidade do gancho traqueal pode-se fazer o procedimento com incisão laterolateral simultaneamente da pele e da membrana cricotireóidea após visualização ultrassonográfica. Posiciona-se o gancho na posição cefálica da incisão e traciona-o. Após tracionar, o tubo de cricotireoidostomia ou tubo endotraqueal de diâmetro interno 6 mm é passado pela incisão, obtendo acesso à via aérea.

Nos casos em que não há material específico para via aérea cirúrgica disponível, pode-se fazer incisão laterolateral na pele e na membrana cricotireóidea, posicionar um *bougie* na incisão, retirar a lâmina da incisão e deslizar tubo endotraqueal de diâmetro 6 mm pelo *bougie* (Figuras 8 e 9).

Em todos os procedimentos de cricotireoidostomia cirúrgica deve-se ter o controle da traqueia em todos os momentos, sempre com algum instrumento segurando-a em posição com relação à incisão.

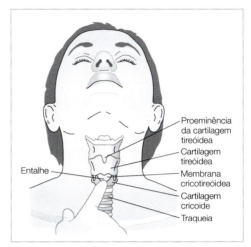

FIGURA 8 Determinação anatômica da membrana cricotireóidea.

Cricotireoidostomia por punção

Após visualização ultrassonográfica, utiliza-se um dispositivo, como cateter sobre agulha 14G, para puncionar a membrana cricotireóidea.

Pode-se conectar uma seringa de 5 mL ao dispositivo 14G, e conectar a seringa a um conector de tubo endotraqueal 3.0 e ventilar com

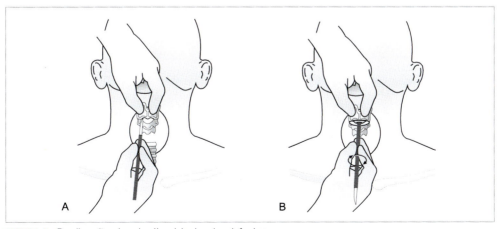

FIGURA 9 Realização de cricotireoidostomia cirúrgica.

bolsa-válvula-máscara ou ventilar por *manujet* (pouco disponível no Brasil).

A válvula de segurança de pressão da bolsa deve estar aberta devido às altas pressões necessárias para que haja fluxo pelo diminuto lúmen do cateter.

DICAS

Há uma boa correlação entre o diâmetro transverso subglótico medido pelo POCUS e o diâmetro externo do tubo orotraqueal. O POCUS é superior às fórmulas baseadas na idade e na altura em crianças.

A espessura anterior do pescoço no nível da membrana cricotireóidea maior do que 2,8 cm está associada a laringoscopia difícil.

A cricotireoidostomia cirúrgica é contraindicada em crianças menores do que 10 anos. Não há limitação de idade para a técnica por punção.

LEITURA ADICIONAL

1. Osman A, Sum KM. Role of upper airway ultrasound in airway management. J Intensive Care. 2016;4:52.
2. Siddiqui N, Arzola C, Friedman Z, et al. Ultrasound improves cricothyrotomy success in cadavers with poorly defined neck anatomy. Anesthesiology. 2015;123:1033-41.
3. Weaver B, Lyon M, Blaivas M. Confirmation of endotracheal tube placement after intubation using the ultrasound sliding lung sign. Acad Emerg Med. 2006;13:239-44.
4. Shibasaki M, Nakajima Y, Ishii S, Shimizu F, Shime N, Sessler DI. Prediction of pediatric endotracheal tube size by ultrasonography. Anesthesiology. 2010;113(4):819-24.

CAPÍTULO 17

Toracocentese

Felipe Liger Moreira
Júlio César Garcia de Alencar

INTRODUÇÃO

Os procedimentos destinados a acessar o espaço pleural podem ser desafiadores em pacientes atendidos no departamento de emergência, associando-se a complicações potencialmente fatais.[1] A toracocentese ou punção pleural consiste na introdução de uma agulha, cânula ou cateter no espaço pleural, que é naturalmente virtual, mas em condições patológicas pode ser preenchido de maneira anormal por fluidos ou ar.

A incorporação do ultrassom *point of care* (POCUS) tem como objetivos:

- Fornecer uma ferramenta de alta acurácia para detecção de patologias do espaço pleural quando comparada à técnica propedêutica convencional,[2] podendo detectar derrames tão pequenos quanto 5 mL sem necessidade de deslocamento do paciente.
- Possibilitar reconhecimento anatômico previamente ao procedimento ou guiá-lo em tempo real, reduzindo consideravelmente a taxa de complicações.[3] Desde a descrição por Ravin em 1977, os estudos mostram menores taxas de complicações (p. ex., pneumotórax traumático) e maior sucesso quando utilizada a técnica guiada por ultrassonografia, especialmente em situações desafiadoras (como na vigência de suporte ventilatório mecânico ou derrame loculado).[4]

A toracocentese pode ser realizada com objetivo diagnóstico ou terapêutico.

TORACOCENTESE DIAGNÓSTICA

Tradicionalmente sua indicação é justificada pelo encontro de novo derrame pleural com no mínimo 10 a 15 mm de fluido entre a pleura parietal e visceral em decúbito lateral à radiografia. Com o uso do POCUS para guiar o procedimento, a "janela de segurança" é definida como a distância entre pleura parietal e visceral > 10 mm.[6] A observação, ao invés de toracocentese, pode ser justificada na insuficiência cardíaca não complicada e na pleurisia viral. Esses cenários só devem levar a toracocentese diagnóstica quando não progredirem conforme previsto. Para toracocentese diagnóstica a retirada de 50 mL de líquido pleural é suficiente.

TORACOCENTESE TERAPÊUTICA

- Pneumotórax hipertensivo (realização de toracocentese de alívio antes de drenagem pleural).

- Derrames volumosos e sintomáticos (incluindo transudatos secundários a doenças sistêmicas ainda não compensadas ou em descompensação). Tradicionalmente, a toracocentese terapêutica é descontinuada quando se alcança a retirada de 1.000 a 1.500 mL de líquido pleural,[7] apesar de não existir um valor universalmente aceito como seguro para eliminar o risco de edema pulmonar de reexpansão.

TÉCNICA

O termo *ultrasound-assisted* refere-se à técnica estática de toracocentese guiada por ultrassonografia, em que o local do procedimento é demarcado previamente pelo exame ultrassonográfico e a referência anatômica é mantida por meio de marcação com caneta cirúrgica.

A técnica dinâmica ou '*real time*' refere-se à realização da toracocentese concomitantemente à visibilidade com ultrassonografia. Para a maioria dos procedimentos pleurais a técnica estática é a preferida, uma vez que a técnica dinâmica possui inúmeras desvantagens, como manter uma mão ocupada segurando o transdutor e dificuldade de detecção da agulha em tempo real para operadores inexperientes.[10]

Materiais

- Material para assepsia e antissepsia (preferência por solução degermante e solução alcoólica à base de clorexidina).
- Material para procedimento invasivo com barreira total (avental estéril de mangas compridas, gorro, máscara, luva estéril, óculos de proteção e campos cirúrgicos).
- Anestésico local (preferência por lidocaína injetável 1 ou 2% sem vasoconstritor – dose máxima 3 mg/kg).
- Agulha fina (de 22 a 25G) para realização de anestesia local.
- Agulha grossa (18G) para aspirar anestésico.
- Seringas de 10 e 20 mL, gaze estéril, micropore ou esparadrapo.
- Dispositivo tipo cateter de acesso venoso periférico (preferência por jelco calibre 16 ou maior).
- Equipo de macrogotas estéril e torneirinha estéril de três vias (Figuras 1 e 2).
- Frascos para coleta de material (tubo seco para bioquímica, tubo EDTA para celularidade, frascos para cultura aeróbia e anaeróbia).
- Ultrassom e caneta cirúrgica.

Seleção, ajustes do ultrassom e abordagem por técnica estática

Há inúmeros modelos de ultrassom disponíveis. Considerando que há pequenas diferenças nos *presets* existentes, é de suma importância que o operador conheça e esteja familiarizado com o que está disponível em sua instituição.

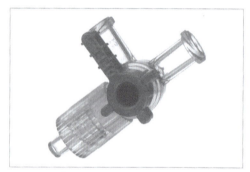

FIGURA 1 Torneirinha de três vias.

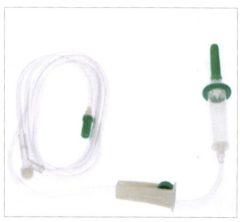

FIGURA 2 Equipo de macrogotas.

Com o aparelho ligado, selecione o transdutor curvilíneo (frequência de 2-5 MHz; profundidade 15-30 cm). O transdutor setorial (frequência de 1-5 MHz; profundidade 15-35 cm) é eficaz quando se tem o objetivo de alocá-lo entre as costelas, evitando a sombra acústica; o transdutor linear (frequência 5-10 MHz; profundidade 9 cm) é ideal para avaliação da linha pleural e *lung sliding*.

- Ajustar o *preset* para a realização de exame pulmonar (ou abdominal, se *preset* pulmonar indisponível).
- Ajustar a profundidade para 10 a 15 cm. O objetivo é identificar todas as estruturas adjacentes e que são referências anatômicas para a punção. Entretanto, em pacientes com excesso de tecido redundante, pode ser necessário aumentar a profundidade para obtenção de janela adequada.
- Determinar o ganho adequado para que as estruturas possam ser visualizadas e discriminadas (p. ex., linha curvilínea do espaço de Morrison *versus* diafragma).

Posição do paciente e sítio de entrada

A toracocentese pode ser realizada em duas posições: sentada com braços apoiados (Figura 3) e supina (Figura 4; decúbito dorsal). Tradicionalmente, para realização da toracocentese às cegas em paciente sentado se obedece a orientação de não puncionar abaixo da 9ª costela, 5-10 cm da coluna vertebral e na margem superior da costela inferior do espaço intercostal escolhido (Figura 5), com o único intuito de evitar punção inadvertida de órgãos intrabdominais e do feixe neurovascular. Atualmente, as recomendações permanecem, mas para obedecê-las o operador deve realizar o exame ultrassonográfico previamente ao procedimento (ver a seguir) com o intuito de assegurar o sucesso e minimizar o risco de complicações.

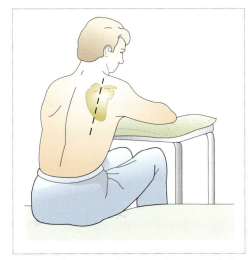

FIGURA 3   Posição sentada com braços apoiados.

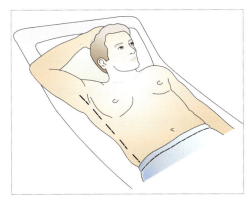

FIGURA 4   Posição supina.

IMAGENS E ANATOMIA

Localizar o diafragma

A localização do diafragma tem como objetivo evitar a inserção inadvertida da agulha na cavidade abdominal, essencial antes de qualquer procedimento pleural. A forma mais confiável para identificar o diafragma em pacientes em posição supina é identificando um marco anatômico característico: o rim. A obtenção da janela hepatorrenal (Figura 6) à sua direita e esplenorrenal à sua esquerda com o

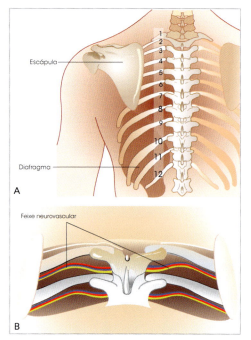

FIGURA 5 Observe o local correto de inserção da agulha para toracocentese em paciente sentado. A punção acima da 9ª costela evita lesão iatrogênica do diafragma e estruturas intrabdominais, enquanto a distância de 5 a 10 cm da coluna vertebral e a máxima distância da margem inferior da costela superior evitam o feixe neurovascular.

FAST é factível em quase todos os pacientes (ver capítulo específico). Uma vez que o rim tenha sido identificado, deslize o transdutor cranialmente passando através do fígado ou baço para então identificar o diafragma. A posição do diafragma sempre deve ser marcada ao fim da expiração.

Em pacientes sentados, o exame ultrassonográfico deve ser iniciado com o transdutor na altura do 5º espaço intercostal, com o seu indicador direcionado para a cabeça do paciente (perpendicular à parede torácica), na linha axilar anterior. Deve-se realizar uma varredura em direção à linha paravertebral, identificando o rim, fígado ou baço, diafragma e o derrame. Considerando o acesso posterior, deve-se delimitar a punção acima da 9ª costela (correspondente ao aspecto mais cranial do diafragma), na linha hemiclavicular posterior e 5 a 10 cm lateral à coluna vertebral.

Medida da coluna de líquido

A estrutura que costuma ser inadvertidamente puncionada durante a toracocentese é o pulmão. Para reduzir a incidência de lesão pulmonar, o ponto de entrada da agulha e sua trajetória devem ser avaliados (Figura 7) ao fim da inspiração, após o operador congelar a imagem apertando o botão *freeze* do equipamento.

- Pele a pleura parietal: representa a profundidade necessária da agulha para alcançar o líquido pleural e serve como referência de

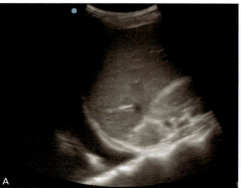 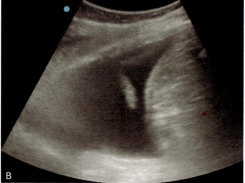

FIGURA 6 (A) Localização da janela hepatorrenal a partir da propedêutica do FAST. (B) O derrame pleural deve ser localizado e centrado na tela.

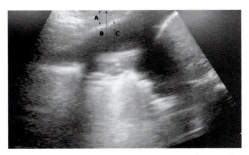

FIGURA 7 A distância A demarca a mínima distância necessária para alcançar o líquido pleural; a distância B demarca a mínima distância para alcançar o pulmão e, com o objetivo de evitar lesão pulmonar, nunca deve ser excedida; C refere-se à mensuração da coluna de líquido para tornar o procedimento factível, devendo ser > 10 mm. Fonte: imagem do próprio autor.

segurança; sempre que o líquido pleural não for obtido após inserção da agulha na distância assinalada, o ângulo de inserção deve ser reconsiderado.
- Pele a pleura visceral: representa a profundidade necessária para alcançar o pulmão atelectasiado e nunca deve ser excedida. É de particular importância quando o procedimento é realizado em derrames de pequena monta, pacientes sob ventilação mecânica invasiva, derrames loculados e obesos.
- Pleura parietal a visceral: representa a distância entre a pleura parietal e visceral, correspondendo à coluna de líquido pleural, que deve ser > 10 mm para aumentar a efetividade e segurança do procedimento. O operador deve encontrar o espaço intercostal que ofereça a maior coluna de líquido pleural.

É de extrema importância lembrar que a medida "A" está sujeita ao artefato de compressão, motivo pelo qual o operador deve liberar a pressão do transdutor na pele antes de congelar a imagem para realizar a medição. Após realizar as medidas, assinale na pele do paciente o sítio de inserção da agulha e assegure-se que o paciente manterá a mesma posição e sem tossir durante o procedimento.

PROCEDIMENTO

Com o local mais cranial do diafragma demarcado e a mensuração da distância necessária para alcançar o derrame e o pulmão, documente *lung sliding* por meio do modo M antes de iniciar o procedimento. Todo o restante será realizado sem auxílio do ultrassom, devendo o operador prosseguir com os passos a seguir:

- Assepsia, antissepsia e paramentação com método de barreira total.
- Anestesia local (lidocaína 1 ou 2% sem vasoconstritor e seringa de 10 mL). Inicia-se com botão anestésico. Com os dedos da mão não dominante, sinta a margem superior da costela inferior e a use como sítio de inserção da agulha para minimizar lesão neurovascular (Figura 8). Quando obter percepção de estar

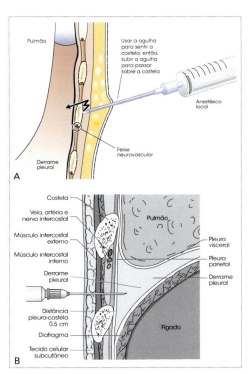

FIGURA 8 Introdução da agulha na margem superior da costela inferior do espaço intercostal permite a percepção anatômica para minimizar lesão do feixe neurovascular.

na margem superior da costela inferior, suba a agulha para passar sobre a costela. Alterne introdução da agulha com aspiração a cada 2-3 mm de inserção e a administração do anestésico. A aspiração de sangue pode indicar a punção de vaso (contraindicando a injeção do anestésico) ou presença de hemotórax. No momento que retornar fluido pleural, recue e administre anestésico na pleura parietal. Não administre anestésico no espaço pleural. Observe a profundidade de penetração antes de retirar a agulha.

- Conecte seringa de 20 mL à torneirinha de três vias e reserve o conjunto. Certifique-se que a via de conexão fêmea (para seringas e equipos) esteja fechada.
- Conecte o cateter de acesso venoso periférico à seringa de 10 mL e promova a inserção para dentro da cavidade torácica, aspirando a seringa. Quando líquido pleural for aspirado, interrompa a inserção da agulha e avance a parte plástica do cateter para dentro do tórax.
- Antes de retirar a agulha, peça para o paciente fazer manobra de Valsalva ou contar até 10 em voz alta para evitar pressão negativa intratorácica (evitando entrada de ar e pneumotórax iatrogênico). Retire a agulha tomando o cuidado de tampar com o dedo a entrada de ar.
- Conectar o conjunto seringa-torneirinha ao cateter venoso periférico. Para toracocentese diagnóstica, permita a abertura do cateter para a seringa. A parte "fêmea" deve estar fechada. Aspire 50 mL de líquido e feche a torneirinha para o paciente. Inocule o material nos frascos adequados.
- Para toracocentese terapêutica, conecte equipo tipo macrogota à torneirinha, com a via do paciente fechada. A outra ponta deve estar posicionada em um frasco coletor a vácuo ou similar (Figura 9). Anteriormente à introdução do equipo no frasco, certifique-se de que ele esteja fechado (pinça corta-fluxo, que fica no meio do equipo). Realize a abertura lenta e gradual. Interrompa imediatamente o procedimento quando o paciente manifestar desconforto torácico ou

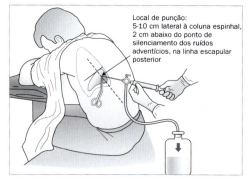

FIGURA 9 Sistema torneirinha com equipo macrogotas conectado com a ponta posicionada em frasco coletor.

se o volume total de fluido evacuado alcançar de 1 a 1,5 L.
- Após o término do procedimento, peça ao paciente para realizar novamente manobra de Valsalva ou contar até 10 em voz alta e retire a agulha comprimindo rapidamente o local de punção com gaze. Em seguida, confeccione curativo sobre a gaze.
- Documentar a presença de *lung sliding* por meio do modo M após o procedimento para excluir pneumotórax.

LEITURA ADICIONAL

1. Millington SJ, Koenig S. Better with ultrasound: pleural procedures in critically Ill patients. Chest. 2018;153(1):224-32.
2. Xirouchaki N, et al. Lung ultrasound in critically ill patients: comparison with bedside chest radiography. Intensive Care Med. 2011;37(9):1488-93.
3. Lichtenstein D, et al Comparative diagnostic performances of auscultation, chest radiography, and lung ultrasonography in acute respiratory distress syndrome. Anesthesiology. 2004;100(1):9-15.
4. Seneff M, Corwin R, Gold L, Irwin R. Complications associated with thoracocentesis. Chest. 1986;90(1):97-100.
5. Mayo PH, Goltz HR, Tafreshi M, Doelken P. Safety of ultrasound guided thoracentesis in patients receiving mechanical ventilation. Chest. 2004;125(3):1059-62.
6. Daniels CE, Ryu JH. Improving the safety of thoracentesis. Curr Opin Pulm Med. 2011 Jul;17(4):232-6.

7. Havelock T, Teoh R, Laws D, Gleeson F, BTS Pleural Disease Guideline Group. Pleural procedures and thoracic ultrasound: British Thoracic Society Pleural Disease Guideline 2010. Thorax. 2010;65 Suppl 2:ii61.
8. McVay PA, Toy PT. Lack of increased bleeding after paracentesis and thoracentesis in patients with mild coagulation abnormalities. Transfusion. 1991;31(2):164.
9. Puchalski J. Thoracentesis and the risks for bleeding: a new era. Curr Opin Pulm Med. 2014 Jul;20(4):377-84.
10. Soni NJ, Arntfield R, Kory P. Point-of-care ultrasound. 1. ed. Elsevier Saunders; 2015.

CAPÍTULO 18

Paracentese

Yago Henrique Padovan Chio
Júlio César Garcia de Alencar

INTRODUÇÃO

A paracentese é o procedimento no qual é retirado líquido acumulado em alguma cavidade do corpo através de uma agulha, mais comumente da cavidade abdominal.

O procedimento no departamento de emergência (DE) tem indicações claras para a sua realização, como, por exemplo, análise do líquido ascítico para identificação de possível processo infeccioso (p. ex.: peritonite bacteriana espontânea – PBE); conforto e alívio do paciente com ascites de grande volume; estudo do líquido ascítico "novo", para compreender sua origem e características; por fim, a paracentese também pode ser útil para identificação de líquido encontrado durante o exame de FAST, em pacientes sem histórico claro de trauma.

O ultrassom *point of care* (POCUS) no DE vem trazendo mais segurança e maior acurácia na realização do procedimento. A taxa de sucesso com ultrassom (USG) é de 95% comparada a 65% com a técnica tradicional.[5]

A ultrassonografia é considerada o padrão-ouro na detecção de ascites, sendo capaz de identificar volumes tão pequenos quanto 100 mL dentro da cavidade abdominal. Volumes ainda menores podem ser detectados se estiverem circundando a bexiga. A realização de USG antes da realização do procedimento é altamente recomendada, para que se possa avaliar a quantidade de líquido e o melhor lugar de punção. O quadrante inferior esquerdo, comumente usado em paracenteses "às cegas", em pacientes com menores volumes de líquido ascítico, podem não demonstrar quantidades suficientes de líquido para serem puncionadas de maneira adequada.

A quantidade de líquido retirada durante o procedimento dependerá da finalidade do exame. Paracenteses puramente diagnósticas necessitam de volumes menores de líquido, como 40 a 60 mL. Já as paracenteses de alívio podem variar de acordo com a quantidade de líquido que o paciente apresenta e a quantidade necessária para promover alívio ao paciente. Volumes tão grandes quanto 6 a 8 L podem ser retirados durante o procedimento.

As principais complicações decorrentes do procedimento são os hematomas de parede abdominal, punção inadvertida de bexiga ou alças intestinais, que podem levar a peritonite, abscesso de parede abdominal e pseudoaneurismas de artérias abdominais. Para que possamos minimizar tais danos, o uso de USG é essencial.

ANATOMIA

O primeiro ponto do exame consiste no posicionamento do paciente. Ele pode permanecer em decúbito dorsal horizontal (DDH) ou em decúbitos laterais, esquerdo ou direito. O posicionamento adequado para o procedimento dependerá do local onde a USG visualizar o maior bolsão de líquido.

Alguns pontos devem ser ressaltados; deve-se preferencialmente evitar a punção em alguns locais, pelo maior risco de acidentes e complicações. Idealmente, os quadrantes superiores, esquerdo e direito, devem ser evitados pelo risco de hepatoesplenomegalia e, portanto, da punção inadvertida do fígado e baço. Locais com cicatrizes cirúrgicas devem ser evitados pela maior chance de aderências e possivelmente alças localizadas próximo ao local. Deve-se também evitar a punção próxima aos músculos retos abdominais pelo risco de lesão a estruturas vasculares. Por fim, durante a realização de USG, deve-se certificar que o bolsão de líquido tem profundidade adequada e que não há alças intestinais muito próximas a ele. É recomendada uma profundidade de ao menos 3 cm.

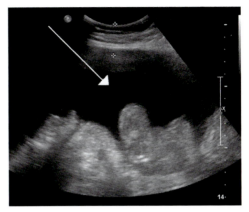

FIGURA 2   Ascite em ultrassom *point of care*.

Durante a realização de USG é adequado também visualizar junto ao maior bolsão o local onde a parede abdominal é mais fina, proporcionando assim uma relação adequada para a realização do procedimento. Por fim, sempre observar a presença de estruturas vasculares no caminho da punção, evitando, assim, complicações.

TÉCNICA

O transdutor mais adequado para a realização do procedimento é o curvilíneo de 3,5-5 MHz (Figura 3). Deve-se ajustar o ganho para que o líquido apareça hipoecogênico/anecoico, ou seja, preto na USG (Figuras 4 e 5). Idealmente a cabeceira do paciente deve ser elevada e o paciente deve ser colocado levemente em decúbito lateral direito ou esquerdo, a depender do local onde há o maior bolsão de líquido.

É importante salientar que usualmente o líquido ascítico será anecoico ou hipoecoico na USG. No entanto, condições como hemoperitônio, malignidade e líquidos ascíticos complexos (com presença de grande quantidade de proteínas, leucócitos, debris, fibrina) podem se apresentar como imagens hipoecogênicas, com grande quantidade de pontos hipercogênicos, com septos ou traves fibrosas no meio do líquido ascítico.

Também durante a USG é possível avaliar o fígado, sendo que a presença de um órgão nodular, encolhido e hiperecogênico sugere etio-

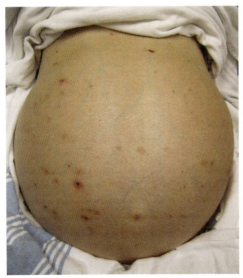

FIGURA 1   Abdome ascítico.

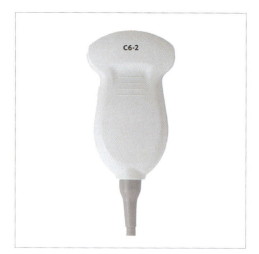

FIGURA 3   Transdutor curvilíneo.

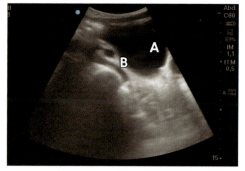

FIGURA 4   Ultrassom (USG) abdominal com presença de grande quantidade de líquido ascítico (anecoico) (A). É possível visualizar também a presença de alças intestinais (B) imersas no líquido ascítico.

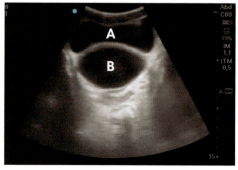

FIGURA 5   Presença de líquido ascítico (A) em paciente cirrótico. Notar a bexiga cheia (B).

logia cirrótica. Da mesma forma, uma imagem de um omento espessado e hipercogênico pode sugerir uma etiologia maligna para a ascite.

É de suma importância ressaltar o cuidado que deve se ter ao avaliar o líquido ascítico, visto que bexiga com grande volume de urina, cistos ovarianos, alças intestinas dilatadas podem ser confundidas com líquido ascítico.

O procedimento poderá ser realizado seguindo guia estático, ou seja, demarca-se o local de punção com a USG e realiza-se o procedimento sem a visão constante da USG, ou no guia dinâmico. No guia dinâmico, acompanha-se o procedimento o tempo todo com o auxilio da USG. Neste, ainda é possível realizar o procedimento com técnica "*in line*", ou seja, vendo o trajeto da agulha desde sua inserção na pele até a entrada no bolsão de líquido; ou com técnica "*out of line*", na qual se visualiza a ponta da agulha e seguimos a sua progressão até a entrada no bolsão de líquido ascítico.

Técnica segundo guia estático

Para realização de paracentese segundo técnica estática deve-se inicialmente seguir os passos já descritos. Após localização adequada de bolsão e posicionamento adequado do paciente, deve-se mapear o bolsão de líquidos em dois planos ortogonais e marcar a pele com tinta indelével. Deve-se, durante a marcação, avaliar a distância que o bolsão de líquido se encontra da pele do paciente, a fim de se mensurar a profundidade na qual a agulha deverá ser inserida para a correta aquisição de líquido ascítico.

Como já mencionado previamente, a finalidade do procedimento ditará o material necessário, sendo que, para paracenteses diagnósticas (quando cerca de 40 mL a 60 mL de líquidos são suficientes), apenas agulhas, geralmente abocaths 18-20, e seringas de 20 mL são suficientes para o procedimento, além de toda a paramentação asséptica (fora do escopo deste capítulo). Deve-se ressaltar, no entanto, que não é incomum a necessidade de dispositivos sobre agulha mais calibrosos, como 16 ou 14, para realização do procedimento.

Caso a finalidade do procedimento seja de alívio, deve-se usar o kit próprio para o procedimento, seguindo normas da instituição.

Uma vez posicionado o paciente e marcada a área, o paciente não deve mais se mover, visto que, como se trata de um procedimento com guia "estático", a movimentação do paciente poderá acarretar movimentação do líquido ascítico e a punção em local indevido, assim como acidentes e complicações.

Na hora da punção, idealmente deve-se realizar pequena tração na pele do paciente antes da entrada da agulha. Isso auxiliará a parada de saída de líquido quando a agulha for retirada.

Técnica segundo guia dinâmico

Inicialmente, devem-se realizar os passos já apresentados previamente. Deve-se procurar o melhor bolsão de líquido, posicionar o paciente de maneira adequada e então preparar-se para a realização do procedimento, seguindo toda assepsia e antissepsia necessárias. Lembre-se que não é necessário marcar a pele do paciente, já que, nessa modalidade, o procedimento será assistido em tempo real.

Como dito previamente, o procedimento realizado segundo guia "dinâmico" baseia-se em observação em tempo real da agulha durante todo seu trajeto, desde a pele do paciente até a entrada, nesse caso, do bolsão de líquido ascítico.

É uma técnica que exige maior treinamento, no entanto, é mais segura e mais eficiente.

Ela pode ser realizada segundo técnica *"in line"*, na qual se observa todo o trajeto da agulha até a entrada do bolsão e a técnica *"out of line"*, na qual vai acompanhando-se a ponta da agulha até a entrada no bolsão de líquido.

Tenha certeza, durante todo o trajeto, que não há alças intestinais próximas, ou outros órgãos na trajetória da punção.

Uma vez inserida a agulha dentro do bolsão de líquido, pode-se soltar o aparelho de ultrassom e prosseguir a drenagem do líquido de acordo com sua finalidade.

Caso a drenagem seja interrompida abruptamente, pode-se reutilizar o ultrassom para verificar se a inserção do cateter se encontra adequada. Da mesma forma, é possível verificar a evolução da quantidade de líquido ascítico, conforme a drenagem acontece.

LEITURA ADICIONAL

1. MA OJ, Matter JR, Reardon RF, Joing AS. Ma & Matter's emergency ultrasound. 3. ed. McGraw-Hill Education; 2014. p. 690-3.
2. Kang TL, Bailitz J. Clinical Ultrasound – how to guide. CRC Press, Taylor and Francis Group; 2015. p. 95-8.
3. Velasco IT, Neto RAB, Souza HP, Marino LO, Marchini JFM, Alencar JCG. Manual de medicina de emergência. 2. ed. Barueri: Manole; 2019. p. 568-77.
4. Bard C, Lafortune M, Breton G. Ascites: Ultrasound guidance or blind paracentesis? Can Me Assoc J. 1986;135:209-10.
5. Nazeer SR, Dewbre H, Miller AH. Ultrasound-assisted paracentesis performed by emergency physicians vs the traditional technique: A prospective, randomized study. Am J Emerg Med. 2005;23:363-7.
6. Irshad A, Ackerman SJ, Anis M, et al. Can the smallest depth of ascitic fluid on sonograms predict the amount of drainable fluid? J Clin Ultrasound. 2009;37(8):440-4.
7. Sakai H, Sheer TA, Mendler MH, et al. Choosing the location for non-image guided abdominal paracentesis. Liver Int. 2005;25:984-6.
8. Tsochatzis EA, Gerbes AL. Diagnosis and treatment of ascites. Journal of Hepatology. 2017;67:184.
9. Runyon BA. Management of adult patients with ascites due to cirrhosis: an update. Hepatology. 2012;49(6):2087-107.
10. The POCUS ATLAS (Website). Ascites – images from Tambelli R.
11. Avila J. Paracentesis. 5minSono – ultrasound podcasts.

CAPÍTULO 19

Artrocentese

Márcio Bezerra Gadelha Lopes
Jonatas Brito de Alencar Neto

INTRODUÇÃO

A presença de derrame articular é um sinal comum no exame físico nos atendimentos de urgência. A articulação mais acometida com derrame articular é a do joelho. A etiologia pode ser por vários distúrbios traumáticos ou não traumáticos. Diferentes tipos de artrite podem ser os fatores etiológicos de doenças não traumáticas. Artrites séptica, por cristais e degenerativa são as artrites mais representativas.[1] Outras causas atraumáticas incluem reumatológicas, vasculares, doenças hematológicas, malignas ou outras doenças sistêmicas. As causas traumáticas mais comuns de derrame articular do joelho são lesões ligamentares, ósseas, meniscais e lesões por sobrecarga.[2] Destaca-se a lesão do ligamento cruzado anterior (LCA); segundo Pezeshnki et al.[2], em seu estudo prospectivo com 86 joelhos, 64,6% das lesões de LCA tinham, na admissão no centro de trauma, derrame articular.

No exame clínico, o diagnóstico é feito por meio da palpação e compressão suprapatelar com a graduação[3] de 1 a 4, sendo:

- Grau 1: ausência de líquido.
- Grau 2: discreta elevação da patela.
- Grau 3: presença de rechaço patelar.
- Grau 4: derrame articular intenso, a patela não toca a tróclea à compressão.

Após o diagnóstico, em determinados casos, pode-se realizar a artrocentese. Ela pode ser diagnóstica e/ou terapêutica, em casos de doenças articulares.[4] As principais indicações de artrocentese são indicadas na Tabela 1.

A artrocentese tem efeitos clínicos positivos, como indicado no estudo de Wang et al.,[5] que estudaram, em uma coorte retrospectiva, 63 joelhos com lesão de LCA na admissão no centro de trauma divididos em dois grupos (grupo da artrocentese *versus* sem artrocentese). O grupo que fez artrocentese teve melhora na escala subjetiva de dor, restauração do arco de movimento e melhorou a sensibilidade do exame clínico do diagnóstico de LCA.

Há basicamente duas formas de se realizar a artrocentese: (1) baseada nos marcos anatô-

TABELA 1 Principais indicações de artrocentese

Diagnóstica

a) Sinovite aguda:
   a1) séptica;
   a2) por cristais.
b) Artropatia crônica:
   b1) por cristais.

Terapêutica
a) Para reduzir a pressão intracapsular (melhora sintomática); b) administrar corticoide e/ou ácido hialurônico.

Adaptada e traduzida de Courtney et al.[4]

micos ou (2) guiada por ultrassom. Wu et al.[6], em uma revisão sistemática de 9 estudos com 725 joelhos, constataram maior acurácia com a infiltração guiada por ultrassom com uma diferença estatisticamente significativa, infiltração menos dolorosa, maior aspiração de líquido articular e diminuição de dor após duas semanas de procedimento.

Há tendência de melhores resultados na artrocentese guiada por ultrassom em outras articulações. No estudo de Berona et al.[7] em cadáveres, houve maior taxa de sucesso nas artrocenteses de quadril, tornozelo e punho.

Em relação ao índice de falha em infiltrações baseadas apenas na anatomia, um estudo de Chernchujt et al.[8] comparou dois tipos de locais diferentes de infiltrações em 132 joelhos realizadas por um experiente ortopedista e verificou o sucesso da infiltração por meio de artrografia. O ortopedista injetava ar e, logo após, solicitava uma radiografia do joelho. Se o ar estivesse extra-articular, significava que a agulha não estaria no espaço articular. No grupo de 66 joelhos que receberam infiltração no local tradicional, região suprapatelar lateral, apenas 58% das infiltrações estavam no espaço articular com p significativo, mostrando o alto índice de falha em casos de infiltração às cegas (não guiada por ultrassom).

As principais indicações[9] para punções guiada por ultrassom são:

- Obesidade.
- Alteração da anatomia por cirurgia prévia.
- Falha na artrocentese por marcos anatômicos.
- Injeções de ortobiológicos (plasma rico em plaquetas, ácido hialurônico, entre outros) em que a efetividade do tratamento ocorre pela infiltração de maneira correta no espaço intra-articular.

Essas quatro indicações são as clássicas na literatura. No entanto, nosso entendimento é que o auxílio do ultrassom deve ser feito sempre que houver disponibilidade desse artifício, tendo em vista que há uma ampla gama de estudos mostrando seu benefício em relação a punções baseadas apenas em marcos anatômicos.

O objetivo deste capítulo é detalhar a técnica de artrocentese do joelho guiada por ultrassonografia, que atualmente é o método com maior acurácia na detecção e aspiração do derrame articular no contexto diagnóstico ou terapêutico, seja nos serviços de emergência (p. ex.: alívio de uma hemartrose sintomática pós-traumática), seja no ambiente eletivo de investigação do líquido sinovial (p. ex.: diagnóstico diferencial entre artrite séptica e inflamatória).

ANATOMIA

O joelho é a maior articulação do corpo. É formado por três articulações: femorotibial medial e lateral e femoropatelar. Há quatro ligamentos principais que proporcionam estabilidade: os ligamentos cruzados anterior e posterior e os ligamentos colaterais medial e do complexo lateral. Os principais grupos musculares ao redor do joelho são os quadríceps (anterior), os isquiotibiais, os plantares, os poplíteos e o gastrocnêmio (posteriores).[10]

O menisco (da palavra grega *meniskos*, que significa crescente) são placas de fibrocartilagem em forma de "meia-lua" que, dentre outras funções, atuam como amortecedores para movimentos do joelho. A sinóvia é uma membrana fina que reveste a cápsula do joelho anexada ao revestimento interno da articulação. A sinóvia contém microvilosidades que secretam o líquido sinovial mucoide claro. Esse fluido desempenha um papel crítico na lubrificação, nutrição e manutenção da integridade das articulações (removendo detritos). Derrames volumosos (20-30 mL) ocupam o espaço suprapatelar e deslocam a patela a nteriormente.[10]

TÉCNICA

Transdutores

Transdutores lineares de alta frequência (8-15 MHz) são usados para melhor visualização das estruturas musculoesqueléticas superficiais (ideal para o joelho). Os transdutores convexos (3-5 MHz) com frequência mais baixa são usados para visualizar estruturas mais profundas, como articulação do quadril, por exemplo.

Cuidados assépticos

Envolvem a limpeza da área de interesse com antissépticos. Seguimos o protocolo de realizar degermação com clorexidine-degermante e, depois, aplicação de clorexidine-alcoólico em todo o joelho até a região da coxa distal. Polvidine também é uma opção. Cobrimos o transdutor com preservativo/luvas estéreis após a aplicação de uma camada de gel sobre o transdutor. Mesmo utilizando luva estéril, recomendamos que a mão utilizada no transdutor seja considerada contaminada e toda a manipulação da agulha e seringa seja realizada com mão que esteja sempre estéril. Sugerimos realizar o procedimento de preferência com um auxiliar.

Seleção da agulha

Na quase totalidade dos casos, uma agulha 30 × 8 mm consegue chegar à região intra-articular do joelho. No entanto, em joelhos de pacientes obesos ou quando há um derrame muito volumoso e/ou com líquido de consistência muito espessa, uma agulha 40 × 12 mm pode ser utilizada para facilitar a drenagem.

Técnica

O local de inserção da agulha é logo proximal e lateral ao polo superior da patela, um local sem riscos neurovasculares (Figura 1). O joelho é po-

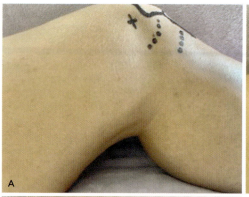
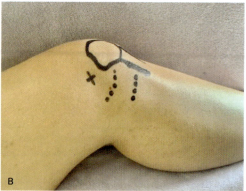
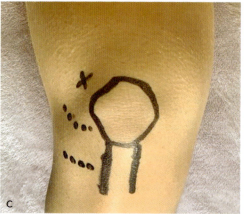

FIGURA 1 Marcos anatômicos do joelho. Visão do local de punção. A: Visão em perfil; B: visão oblíqua; C: visão frontal. Linhas sólidas: contornos da patela e tendão patelar. Linhas pontilhadas: proximal (contorno do fêmur distal) e distal (contorno da tíbia). Ponto "X" corresponde ao ponto anatômico em que sugerimos realizar a punção (rente à borda superior e lateral da patela). De acordo com a preferência do médico, pode-se fazer até 1 cm proximal e lateral a este local.

sicionado com cerca de 30 graus de flexão, podendo ser utilizado um suporte abaixo do joelho para melhor conforto do paciente (Figura 2A).

Sugerimos, caso o aparelho de ultrassom seja não portátil, que o médico se habitue a manipular o transdutor e a agulha com ambas as mãos, pois, a depender da lateralidade do joelho, o médico pode ter que usar a mão dominante para posicionar o transdutor ou a agulha. Em aparelhos portáteis, sugerimos utilizar a mão dominante para a manipulação da agulha e usar a mão não dominante para posicionar o transdutor.

O ultrassom fornece a vantagem de a agulha poder ser visualizada dinamicamente ao atingir o alvo. A agulha é introduzida paralelamente ao eixo longo do transdutor e pode ser vista em todo o comprimento como uma estrutura ecogênica. No joelho, utilizamos o transdutor em orientação transversa (visão axial).

O transdutor deve ser reposicionado sempre que a agulha não estiver visualizada. Neste caso, o mais importante é manter o paralelismo entre a agulha e o transdutor.

Assim que entramos na pele, fazemos um botão anestésico com xilocaína sem vasoconstritor. Usamos uma seringa, sempre com rosca, de 20 mm em volumosos derrames ou 10 mL para derrames pequenos contendo 3-4 mL de anestésico que é infiltrado conforme a agulha vai avançando. Se optado pela agulha 30 × 8 mm, após a agulha estar em ambiente intra-articular, colocamos a ponta da agulha no local que visualizamos o derrame articular (aparece como uma região anecoica) (Figura 2) e aspiramos. Neste caso, utilizamos apenas uma agulha.

Se optado por uma aspiração com agulha 40 × 12 mm, recomendamos, após o botão anestésico com uma agulha 25 × 7 mm, retirar a agulha, trocar pela 40 × 12 mm, e reinserir no mesmo trajeto do botão anestésico. Se o líquido articular for para estudo, colocamos em um recipiente estéril. Se for para alívio, apenas o desprezamos.

Após o procedimento de aspiração, pode-se realizar infiltração de algumas medicações como, por exemplo, corticosteroides.

DICAS

O uso do aparelho de ultrassom para procedimentos de artrocentese é de fácil execução após um conhecimento básico da anatomia e do manejo do aparelho. Aos iniciantes, sugeri-

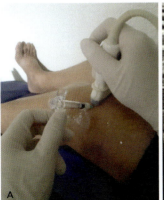
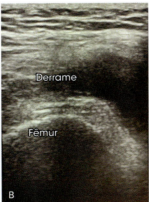
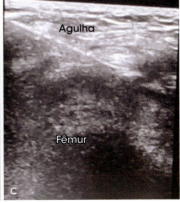

FIGURA 2 A: Note o posicionamento ideal: flexão de 30 graus com suporte abaixo do joelho. Manipulação com luva estéril e paralelismo da agulha e transdutor. B: Região suprapatelar, transdutor na orientação transversal. A imagem anecoica representa o derrame articular. C: Visualização da agulha (imagem linear hiperecogênica) com sua ponta localizada dentro da imagem anecoica (derrame articular). Após chegar nesta localização, basta aspirar o líquido articular. Fonte: Serviço de Cirurgia do Joelho e Medicina do Esporte do Hospital Geral do Exército de Fortaleza.

mos realizar exames em joelhos normais e correlacionar o exame com o estudo da anatomia para, só depois, examinar joelhos patológicos.

A seringa deve ser sempre com rosca, pois caso o médico queira aplicar alguma medicação após a aspiração e houver alguma resistência, há grande chance de desencaixe da seringa com a agulha e a medicação pode ser expelida em jato para fora da seringa.

O erro mais comum dos iniciantes é não visualizar a agulha. Se isso ocorrer, não mude a agulha de posição, e sim o transdutor. Além de facilitar a técnica, diminui a dor do paciente. Se o médico colocar o transdutor em paralelismo absoluto em relação à agulha, com certeza ela aparecerá no monitor. Se mesmo assim ela não aparecer, procure olhar de cima para baixo em relação ao transdutor, pois provavelmente o paralelismo não está sendo atingido e, nesta visão, é mais fácil corrigir o posicionamento. Por fim, se mesmo assim a imagem da agulha não estiver nítida, procure superficializar sua agulha para melhor visualização e só então aprofundar a agulha sob visualização.

LEITURA ADICIONAL

1. Paschos NK, Giotis D, Abuhemoud K, Georgoulis AD. Effectiveness of aspiration in knee joint effusion management: a prospective randomized controlled study. Knee Surg Sports Traumatol Arthrosc. 2013.
2. Pezeshki S, Vogl TJ, Pezeshki MZ, Daghighi MH, Pourisa M. Association of the type of trauma, occurrence of bone bruise, fracture and joint effusion with the injury to the menisci and ligaments in MRI of knee trauma. Muscles, Ligaments and Tendons Journal. 2016;6 (1):161-6.
3. Leite NM, Fallopa F. Propedêutica ortopédica e traumatológica. Porto Alegre: Artmed; 2013.
4. Courtney P, Doherty M. Joint aspiration and injection and synovial fluid analysis. Best Practice & Research Clinical Rheumatology. 2013.
5. Wang JH, Lee JH, Cho Y, Shin JM, Lee BH. Efficacy of knee joint aspiration in patients with acute ACL injury in the emergency department. Injury. 2016.
6. Wu T, Dong Y, Song HX, Fu Y, Li JH. Ultrasound guided versus landmarking knee arthrocentesis: A systematic review. Seminars in Arthritis and Rheumatism. 2013.
7. Berona K, Abdi A, Menchine M, Mailhot T, Kang T, Seif D, et al. Success of ultrasound-guided versus landmark-guided arthrocentesis of hip, ankle, and wrist in a cadaver model. Am J Emerg Med. 2017.
8. Chernchujit B, Tharakulphan S, Apivatgaroon A, Prasetia R. Accuracy comparisons of intra-articular knee injection between the new modified anterolateral approach and superolateral approach in patients with symptomatic knee osteoarthritis without effusion. Asia Pac J Sports Med Arthrosc Rehabil Technol. 2019.
9. Lueders DR, Smith J, Sellon JL. Ultrasound-guided knee procedures. Phys Med Rehabil Clin N Am. 2016;27:631-48.
10. Mathison DJ, Teach SJ. Approach to knee effusions. Pediatr Emer Care. 2009;25:773-90.

CAPÍTULO 20

Drenagem de abscesso

Millena Gomes Pinheiro Costa

INTRODUÇÃO

No departamento de emergência (DE), queixas relacionadas à infecção de partes moles são frequentes, sendo responsáveis por mais de 4 milhões de atendimentos por ano. A celulite e os abscessos cutâneos são as formas mais comuns dessa entidade, e frequentemente não são diagnosticados pela dificuldade de diferenciação apenas por história e exame físico, principalmente se não houver sinais óbvios de abscesso, como ponto de flutuação ou drenagem espontânea.

O ultrassom *point of care* (POCUS) aparece com um papel importante na diferenciação entre pele normal, um quadro de celulite e o abscesso cutâneo em si, evitando assim punções desnecessárias em quadros de infecções superficiais ou o não diagnóstico de abscessos com a falta de realização do tratamento adequado.

Um estudo prospectivo publicado na *Academy Emergency Medicine*, denominado "ABSCESS: Applied Bedside Sonography for Convenient Evaluation of Superficial Soft Tissue Infections", comparou o diagnóstico de abscesso realizado clinicamente vs. clínica + uso do POCUS. Os resultados são apresentados na Tabela 1.

Outro benefício do uso da USG é a localização do local ideal de punção. Apesar da drenagem ser um procedimento relativamente livre de maiores complicações, em abscessos mais complexos ou em localizações de risco o POCUS diminui o risco de eventos adversos (Figura 1).

TÉCNICA

Para o procedimento a melhor visualização é feita com o transdutor de alta frequência (7-12 MHZ), o transdutor linear. A utilização do Doppler pode ajudar a identificar a presença de vasos próximos.

A drenagem pode ser feita após marcação do local com o POCUS ou sob visualização direta e guiada. Após a drenagem é indicada nova observação para avaliar presença de coleções

TABELA 1 Acurácia do diagnóstico de abscesso

	Diagnóstico pelo exame clínico	Diagnóstico pelo exame clínico + USG
Sensibilidade	86% (95% IC: 76-93%)	98% (95% IC: 93-100%)
Especificidade	70% (95% IC: 55-82%)	88% (95% IC: 76-96%)
VPP	81% (95% IC: 70-90%)	93% (95% IC: 84-97%)
VPN	77% (95% IC: 62-88%)	97% (95% IC: 88-100%)

USG: ultrassonografia; VPN: valor preditivo negativo; VPP: valor preditivo positivo.

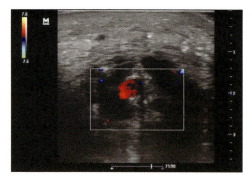

FIGURA 1 Abscesso circunjacente à artéria braquial.

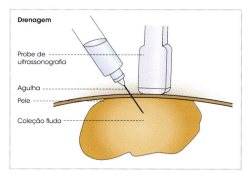

FIGURA 2 Drenagem sob visualização direta pelo POCUS.

não drenadas ou septadas, principalmente em abscessos maiores.

Etapas do procedimento:

1. Explique para o paciente o que vai ser feito e solicite seu consentimento quando possível.
2. Use equipamento de proteção individual e capa estéril para o USG.
3. Limpe a área com solução estéril, iniciando do centro do local de drenagem com movimentos para fora.
4. Com o USG, procure a transição da área afetada para a pele normal e vá avançando até achar o melhor local para a incisão (pode ser feito antes com demarcação do local).
5. Utilize o Doppler para descartar vasos sanguíneos no local.
6. Faça um corte com o bisturi na profundidade e largura adequadas de acordo com o tamanho do abscesso.
7. Faça pressão ao redor da incisão para saída do conteúdo.
8. Se adequado, colete secreção para culturas.
9. Considere utilizar uma pinça hemostática para desfazer septações se presentes.
10. Realize irrigação da cavidade.
11. Se necessário, deixe um dreno penrose.
12. Faça curativo no local.

A realização ou não de anestesia local fica a critério do médico, considerando a pouca penetração no tecido inflamado.

IMAGENS

A visão da anatomia normal da pele pode ser vista na Figura 3.

A celulite é visualizada com o aspecto de "pedras de calçamento" (Figura 4).

Já o abscesso é identificado como uma coleção anecoica ou hipoecoica, com margens mal definidas. Ao pressionar o transdutor pode-se visualizar a movimentação do conteúdo (por vezes com sedimento), sinal conhecido como "*swerling*" (Figura 5).

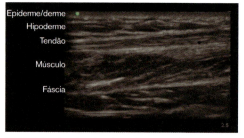

FIGURA 3 Anatomia da pele normal.

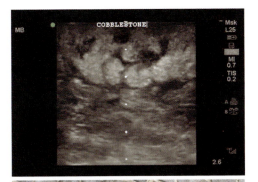

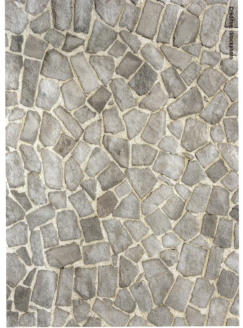

FIGURA 4 Celulite visualizada pelo ultrassom com aspecto em pedras de calçamento.

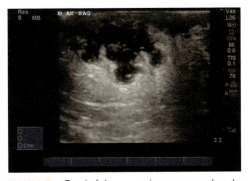

FIGURA 5 Conteúdo anecoico representando abscesso.

LEITURA ADICIONAL

1. Tayal VS, Hassan N, Norton HJ, Tomaszewski CA. The effect of soft-tissue ultrasound on the management of cellulitis in the Emergency Department. Acad Emer Med. 2006;13:384-8.
2. Squire BT, Fox JC, Anderson C. ABSCESS: Applied Bedside Sonography for Convenient Evaluation of Superficial Soft Tissue infections. Acad Emerg Med. 2005 Jul;12(7):601-6.
3. Iverson K, Haritos D, Thomas R, Kannikeswaran N. The effect of bedside ultrasound on diagnosis and management of soft tissue infections in a pediatric ED. Am J Emerg Med. 2011.
4. Giovanni JE, Dowd MD, Kennedy C, Michael JG. Interexaminer agreement in physical examination for children with suspected soft tissue abscesses. Pediatr Emerg Care. 2011;27(6):475-8.
5. Blaivas M, Adhikari S. Unexpected findings on Point of care superficial ultrasound imaging before incision and drainage. J Ultrasound Med. 2011;30:1425-30.
6. Amanda B. Point of care ultrasound for skin and soft tissue infections. Advanced Emergency Nursing Journal. 2018;40(44):296-303.
7. Barbic D, Chenkin J, Cho DD, Jelic T, Scheuermeyer FX. In patients presenting to the Emergency Department with skin and soft tissue infections what is the diagnostic accuracy of point of care ultrasonography for the diagnosis of abscess compared to the current standard of Care? A systematic review and meta-analysis. BMJ. 2017 Jan 10;7(1):e013688.
8. Iverson K, Haritos D, Thomas R, Kannikeswaran N. The effect of bedside ultrasound on diagnosis and management of soft tissue infections in a pediatric ED. Am J Emerg Med. 2012 oct;30(8):1347-51.

CAPÍTULO 21

Punção lombar

Iago Navas Perissinotti
Júlio César Garcia de Alencar

INTRODUÇÃO

A punção lombar é um procedimento diagnóstico e, por vezes, terapêutico, de particular importância no contexto de emergência e com baixo risco de complicações graves, desde que respeitadas suas contraindicações. No entanto, é um procedimento doloroso e que pode tornar-se extremamente desafiador em caso de condições aquém das ideais (i.e. pacientes obesos, com alterações anatômicas, agitados ou ansiosos). Dificuldades de punção podem atrasar o diagnóstico e o tratamento de condições potencialmente graves, além de causar mais desconforto no paciente. Além disso, acidentes de punção podem interferir significativamente com os resultados, pela mistura de conteúdo sanguíneo com o líquido cefalorraquidiano. Por esses motivos, o ultrassom *point of care* (POCUS) vem ganhando crescente importância devido à sua capacidade superior de identificar pontos de referência anatômicos e aumentar o sucesso das punções.[1]

O objetivo do USG é auxiliar na identificação do espaço intervertebral, facilitando a localização do melhor sítio para entrada da agulha e reduzindo o mal posicionamento vertical (em cima do processo espinhoso) e horizontal (na musculatura paravertebral). Adicionalmente, a visualização da angulação dos processos espinhosos facilita o direcionamento da agulha com menos tentativas em relação ao método às cegas.

TABELA 1 Situações de potencial dificuldade na punção

- Obesidade
- Alterações anatômicas da coluna (p. ex., escoliose, doenças degenerativas da coluna lombar, cirurgias prévias)
- Crianças
- Agitação ou ansiedade
- Dificuldade de posicionamento (p. ex., pacientes intubados, politraumatizados, em uso de múltiplos dispositivos ou com instabilidade hemodinâmica)

ANATOMIA

A medula espinal em adultos normalmente termina na altura dos corpos vertebrais de L1-L2, restando apenas raízes da cauda equina e líquido cefalorraquidiano abaixo desse nível. Normalmente a punção é realizada entre L4-L5, nível correspondente à altura das cristas ilíacas, podendo ser realizada entre L3-L4 em caso de dificuldades locais. A agulha deve ser introduzida na linha mediana, no espaço interespinhoso, percorrendo pele, tecido celular subcutâneo, ligamento interespinhoso, ligamento amarelo, dura-máter e aracnoide, até o espaço subaracnoide. Um erro comum com a técnica de palpação é a punção "escorregar" ligeiramente para as laterais, devido à concavidade do espaço interespinhoso, resultando em punção da musculatura paraespinhal. Ao perfurar a dura-máter, é possível sentir uma perda de resistência, indicando que a agulha atingiu o espaço subaracnoide (Figura 1).

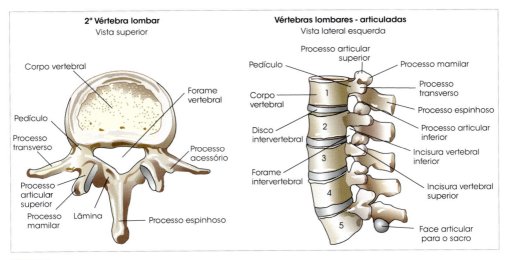

FIGURA 1

A punção suboccipital caiu em desuso devido ao alto risco de complicações em relação à punção lombar e seu uso deve ser reservado a casos muito particulares e está fora do escopo deste livro.

TÉCNICA

Orientações

Deve-se começar o procedimento orientando o paciente sobre as possíveis complicações, inclusive a possibilidade de dor e sensação de "choque" por punção acidental de raízes nervosas, a fim de reduzir a ansiedade e movimentação do paciente durante o procedimento.

A complicação mais comum da punção lombar é a cefaleia por hipotensão liquórica. Caracteristicamente, ela inicia-se entre 24-48 horas do procedimento e sua característica principal é o componente ortostático, melhorando com o decúbito. Apesar de ser uma recomendação clássica, o repouso **não** reduz a incidência de cefaleia, de acordo com uma metanálise,[2] e não é necessário de rotina. Entretanto, o uso do repouso pode aliviar os sintomas em pacientes com cefaleia já estabelecida e é recomendado neste contexto. As medidas com eficácia comprovada na redução de cefaleia pós-punção são:

- O uso de uma agulha atraumática (*pencil point*).[3]
- Usar a agulha com o menor calibre possível.[4]
- Reintroduzir o mandril sempre que for avançar ou retrair a agulha.[5]
- Entrar com o bisel paralelo à orientação das fibras da dura-máter (para cima no paciente deitado, para os lados no paciente sentado).[6]

Complicações menos comuns incluem sangramento e herniação cerebral em pacientes com lesões intracranianas com efeito de massa. Apesar de potencialmente graves, são muito raras na ausência de contraindicações formais ao procedimento. A Tabela 2 resume as principais contraindicações à punção lombar e a Tabela 3 as indicações de neuroimagem antes do procedimento. Apesar de teoricamente possível, a incidência de infecção é extremamente rara, desde que sejam realizadas técnicas assépticas convencionais.

O uso de antiagregantes plaquetários ou heparina não fracionada ou de baixo peso molecular em doses profiláticas não é contraindicação ao procedimento.

TABELA 2 Principais contraindicações à punção lombar

Plaquetopenia < 50 mil	Uso de enoxaparina em dose plena nas últimas 24 h
INR > 1,4	Uso de novos anticoagulantes orais nas últimas 48 h
Lesões intracranianas com efeito de massa significativo	Sinais ou sintomas sugestivos de hipotensão ou fístula liquórica
Infecções cutâneas locais	Suspeita de abscesso epidural

TABELA 3 Indicações de neuroimagem

Alteração de nível de consciência	Presença de déficits neurológicos focais
Crises convulsivas de início recente	Pacientes imunocomprometidos
Edema de papila à fundoscopia ou ao USG de nervo óptico	História de doença estrutural no SNC (p. ex., tumores, aneurismas, malformações vasculares etc.)

SNC: sistema nervoso central; USG: ultrassom.

Preparação e posicionamento

Pode-se realizar a punção com o paciente sentado ou em decúbito lateral. A posição sentada normalmente facilita a punção, porém não permite a medida da pressão de abertura, devido às variações decorrentes da altura do paciente (não há método de correção validado). A posição deitada é um pouco mais trabalhosa, porém permite a aferição da pressão.

Pode-se realizar a técnica de visualização em tempo real por meio de capa estéril ou a visualização para auxílio na marcação antes do procedimento. Na grande maioria das situações, a técnica de marcação é suficiente, além de ser mais simples e, portanto, será descrita neste capítulo.

Deve ser selecionado o transdutor de acordo com a espessura do tecido subcutâneo, utilizando-se o linear para pacientes magros e o curvilíneo para indivíduos obesos, e selecionar o programa (*preset*) de partes moles.

A profundidade e o ganho devem ser ajustados para que haja boa visualização das estruturas ósseas e subcutâneas.

Procedimento

Inicie a avaliação com o transdutor no plano transversal/axial (Figura 2), procurando identificar os processos espinhosos das vértebras, estruturas de formato triangular, com sombra acústica posterior (Figura 3). Ao identificar a estrutura, coloque-a no centro da tela, em posição correspondente ao marcador no centro do transdutor e marque a pele no sentido transversal em dois níveis (L4-L5 ou L3-L4). Depois, rotacione o transdutor 90° para o sentido longitudinal, com o indicador apontando para cima (Figura 4). Nesta posição, tente visualizar a curvatura dos processos espinhosos e a localização do espaço interespinhoso e realize marcação longitudinal (Figuras 5 e 6). A marcação

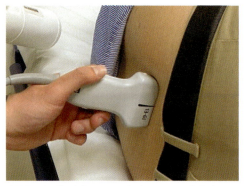

FIGURA 2 Posicionamento transversal do transdutor.

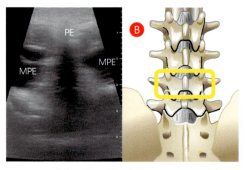

FIGURA 3 Visualização do processo espinhoso em posição transversal na linha paramediana com o apontador do transdutor apontando para a esquerda do paciente e sua sombra acústica posterior. MPE: músculos paraespinhais; PE: processo espinhoso.

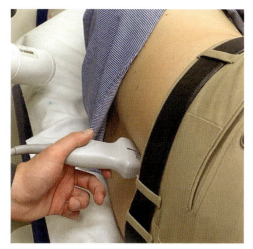

FIGURA 4 Posicionamento do transdutor no eixo longitudinal (ou plano sagital).

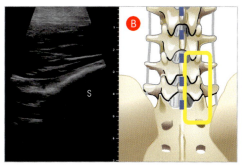

FIGURA 5 Localização do sacro com o transdutor em posição longitudinal na linha paramediana com o apontador do transdutor apontando para região cefálica. S: sacro.

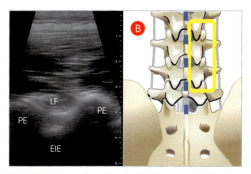

FIGURA 6 Localização de L3-L4 em posição longitudinal na linha paramediana com o apontador do transdutor apontando para região cefálica. EIE: espaços interespinhosos; LF: ligamento flavum; PE: processos espinhosos.

resultante deve apresentar formato semelhante à letra "H".

Limpe a pele com álcool 70% ou solução alcoólica de clorexidina.

Realize anestesia da pele e do subcutâneo com lidocaína com ou sem vasoconstritor.

Introduza a agulha de punção no espaço entre as duas marcações transversais (espaço interespinhoso), com a orientação do bisel paralela à orientação longitudinal, usando a mão não dominante para estabilizar a pele durante a entrada. Ao perfurar o ligamento interespinhoso, o examinador deve sentir consistência de "borracha". Caso a consistência percebida seja macia, lembrando um "bife", provavelmente foi puncionada a musculatura paravertebral e a agulha deverá ser reposicionada. Após penetrar o ligamento, deve-se avançar lentamente a agulha utilizando-se as duas mãos, controlando a velocidade e sentindo a consistência durante todo o trajeto. Ao notar uma perda de resistência, retire o mandril e observe se há refluxo de liquor. Caso não ocorra refluxo, lembre-se de reintroduzir o mandril até o final sempre que a agulha for movimentada e avance lentamente a agulha, retirando o mandril e checando se há saída de liquor a cada cerca de 5 mm. Ao observar refluxo de liquor, retire o mandril e deixe o líquido gotejar em um tubo sem conservantes. Para as análises básicas, um tubo com 3 mL (utilizado para culturas) e outro com 5 mL (para quimiocitológico) são suficientes.

DICAS

- Caso ocorra acidente de punção, colete o tubo de culturas primeiro, para permitir o clareamento do liquor no quimiocitológico.
- Não é necessário repouso após a punção. No entanto, é importante orientar ao paciente que retorne ao serviço caso apresente cefaleia, para que medidas terapêuticas possam ser iniciadas. A cefaleia pós-punção geralmente é autolimitada e costuma melhorar com analgésicos simples, anti-inflamatórios não esteroidais,

cafeína e repouso. Após uma semana, caso os sintomas não melhorem, pode ser considerada a realização de *blood patch*. A realização de *blood patch* não é foco deste capítulo, mas o uso do USG também pode ser extremamente útil para auxiliar neste procedimento.

LEITURA ADICIONAL

1. Soni NJ, Franco-Sadud R, Schnobrich D, et al. Ultrasound guidance for lumbar puncture. Neurol Clin Pract. 2016;6(4):358-68.
2. Thoennissen J, Herkner H, Lang W, Domanovits H, Laggner AN, Müllner M. Does bed rest after cervical or lumbar puncture prevent headache? A systematic review and meta-analysis. CMAJ. 2001.
3. Vallejo MC, Mandell GL, Sabo DP, Ramanathan S. Postdural puncture headache: A randomized comparison of five spinal needles in obstetric patients. Anesth Analg. 2000.
4. Zorrilla-Vaca A, Healy R, Zorrilla-Vaca C. Finer gauge of cutting but not pencil-point needles correlate with lower incidence of post-dural puncture headache: a meta-regression analysis. J Anesth. 2016.
5. Strupp M, Brandt T, Müller A. Incidence of post-lumbar puncture syndrome reduced by reinserting the stylet: A randomized prospective study of 600 patients. J Neurol. 1998.
6. Flaatten H, Thorsen T, Askeland B, et al. Puncture technique and postural postdural puncture headache. A randomised, double-blind study comparing transverse and parallel puncture. Acta Anaesthesiol Scand. 1998.

CAPÍTULO 22

Pericardiocentese

Adriana Brentegani
Fernando Arturo Effio Solis

INTRODUÇÃO

O ecocardiograma transtorácico é o exame de escolha em pacientes com suspeita de doença pericárdica e tamponamento cardíaco devido ao seu baixo custo, rápida execução e pronta disponibilidade na beira do leito. Visualiza com precisão o derrame pericárdico, avalia sua repercussão hemodinâmica, determina o melhor local de punção, bem como monitoriza o procedimento diagnosticando complicações e estabelecendo o sucesso da intervenção.

O pericárdio é composto por dois folhetos: o visceral, aderido à superfície do epicárdio; e o pericárdio parietal, que tem cerca de 2 mm de espessura e envolve a maior parte do coração. O espaço pericárdico se localiza entre essas duas camadas e contém, normalmente, até 50 mL de líquido seroso. O saco pericárdico tem um volume de reserva relativamente pequeno, que quando excedido faz a pressão no espaço pericárdico aumentar rapidamente, sendo transferida para o interior das câmaras cardíacas. Quantidades relativamente pequenas de líquido podem causar grandes aumentos na pressão intrapericárdica, com efeitos acentuados na função cardíaca. Inversamente, a remoção de pequenas quantidades de líquido pode causar grandes benefícios. O tempo de instalação do derrame é outra variável de grande importância nesse processo. Derrames pericárdicos de instalação lenta podem ser mais bem tolerados, podendo adquirir grandes volumes antes de comprometer a função cardíaca, ao passo que derrames de rápida instalação, mesmo que pequenos, podem ter consequências desastrosas.

CLASSIFICAÇÃO

O derrame pode ser classificado pelo ecocardiograma quanto ao seu tamanho, a partir da distância entre os seus dois folhetos, em discreto (Figura 2), moderado e importante (Figura 3). Para isso, devemos medir a distância diastólica final do espaço ocupado pelo derrame entre o pericárdio visceral e o parietal (Tabela 1).

Também pode ser classificado quanto à sua localização em circunferencial ou localizado (loculado). E quanto à presença de repercussão hemodinâmica.

São mandatórias a pesquisa e a confirmação do derrame pericárdico em mais de uma janela ecocardiográfica.

DIFERENCIAÇÃO ENTRE DERRAME PERICÁRDICO E PLEURAL

Algumas vezes, a diferenciação entre derrame pericárdico e derrame pleural é desafiadora.

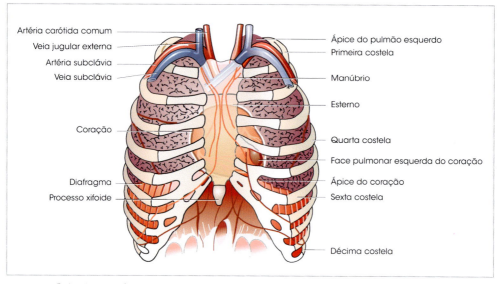

FIGURA 1   Relação anatômica do coração na caixa torácica.

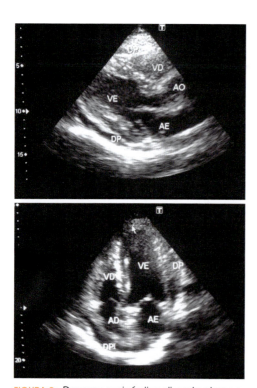

FIGURA 2   Derrame pericárdico discreto observado na janela paraesternal em eixo longo e na janela apical em 4 câmaras.

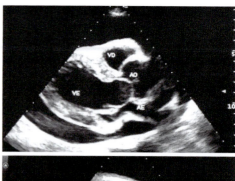
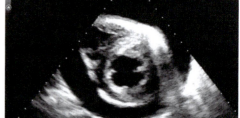

FIGURA 3   Derrame pericárdico importante observado na janela paraesternal em eixo longo e em eixo curto.

TABELA 1   Classificação do derrame pericárdico

Discreto	Moderado	Importante
< 10 mm	10-20 mm	> 20 mm

Nesses casos, podemos usar o plano paraesternal em eixo longo e ter a aorta descendente como guia para a diferenciação. O derrame pericárdico estará localizado entre o coração e a aorta descendente, ao passo que o derrame pleural esquerdo estará localizado inferiormente em relação à aorta descendente (Figura 4).

SINAIS ECOCARDIOGRÁFICOS DE REPERCUSSÃO HEMODINÂMICA

Após determinarmos que um derrame pericárdico está presente, devemos procurar os sinais ecocardiográficos que sugerem tamponamento cardíaco:

1. Colapso de câmaras cardíacas: a primeira câmara a colapsar em caso de derrame pericárdico com repercussão hemodinâmica é o átrio direito. Seu colapso apresenta sensibilidade de 55% e especificidade de 88% para detectar tamponamento. Quando esse colapso dura mais que um terço da sístole, tanto a sensibilidade quanto a especificidade para detecção de tamponamento aumentam para 94% e 100%, respectivamente. Caso o derrame aumente e a pressão intrapericárdica suba ainda mais, a segunda câmara a se colapsar será o ventrículo direito; este fenômeno tem sensibilidade de 48% e especificidade de 88% para detectar tamponamento cardíaco. Colapso diastólico do ventrículo direito indica maior gravidade. O colapso do átrio esquerdo, apesar de raramente visto, apresenta sensibilidade de 25%, mas quando presente possui alta especificidade (> 95%) para tamponamento cardíaco.

2. Variação respiratória exagerada dos fluxos mitral e tricúspide devido à interdependência ventricular (Figura 5). Em condições normais, ocorre uma pequena variação dos fluxos transvalvares durante o ciclo respiratório, em geral menor que 20%. Para se falar em restrição ao enchimento ventricular e tamponamento cardíaco, essa variação deve exceder 40% no fluxo tricúspide e 25% no fluxo mitral. Essa análise deve ser pesquisada através do Doppler pulsado sobre a válvula tricúspide e mitral analisando-se a diferença das velocidades do fluxo transvalvar no ciclo respiratório. Vale lembrar que essa avaliação só tem valor em paciente em ventilação espontânea e em ritmo cardíaco regular.

3. Dilatação da veia cava inferior e redução maior que 50% da variação respiratória de seu diâmetro. O aumento da pressão intrapericárdica dificulta o retorno venoso e é transmitida retrogradamente para a cava inferior, determinando sua dilatação e redução da variabilidade respiratória. É um achado muito sensível para tamponamen-

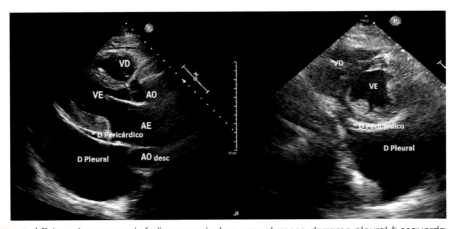

FIGURA 4   Mínimo derrame pericárdico associado a um volumoso derrame pleural à esquerda.

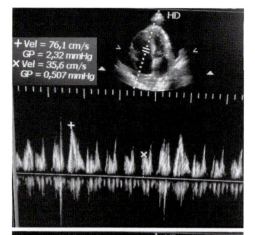
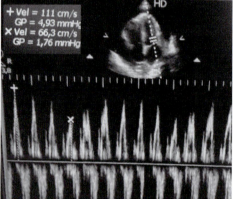

FIGURA 5 Acima, vemos uma variação respiratória do fluxo tricúpide de 53%. Abaixo, variação respiratória do fluxo mitral de 40%.

to (97%), no entanto, pouco específico, podendo estar presente em várias outras patologias (DPOC exacerbada, crise de asma, hipertensão pulmonar e pericardite constritiva, entre outras).

CONTRAINDICAÇÕES

Não existe contraindicação absoluta para a realização de pericardiocentese guiada pelo ecocardiograma em situações de emergência, como em parada cardíaca ou na instabilidade hemodinâmica com risco iminente de morte que impossibilitem a transferência do paciente ao centro cirúrgico.

Muitos autores consideram dissecção de aorta e ruptura miocárdica como contraindicações relativas para a pericardiocentese. Nesses casos, devemos dar preferência para a abordagem cirúrgica do derrame.

Outras contraindicações relativas incluem coagulopatia não corrigida, uso de anticoagulante, trombocitopenia e pequenos derrames pericárdicos.

Também derrames pericárdicos posteriores, loculados ou com coágulos não são bons candidatos a pericardiocentese.

TÉCNICA DE PERICARDIOCENTESE

O tamponamento cardíaco é uma emergência em que é necessário reduzir a pressão intrapericárdica de imediato, seja por pericardiocentese ou drenagem cirúrgica.

Pericardiocentese guiada por ecocardiograma é a técnica de escolha para o tratamento inicial do paciente com derrame pericárdico, com indicação de drenagem na urgência.

Antes da introdução do ecocardiograma, o procedimento era feito totalmente às cegas, com grande risco de complicações relacionadas à punção (6% de mortalidade e 50% de taxa de complicações).

O ecocardiograma revolucionou a técnica, permitindo a visualização direta do derrame, das estruturas cardíacas próximas e dos órgãos adjacentes, reduzindo drasticamente o risco do procedimento.

Médicos com noções gerais de ecocardiografia ou ultrassom *point of care* (POCUS), com o conhecimento da técnica e com aparelho adequado podem guiar o procedimento sem dificuldades.

O procedimento pode ser realizado na beira do leito. Qualquer aparelho de ultrassom pode

TABELA 2 Contraindicações para pericardiocentese

Dissecção de aorta	Ruptura miocárdica
Coagulopatia	Plaquetopenia
Derrames posteriores, pequenos ou hemáticos	

ser utilizado, desde que tenhamos em mãos um transdutor de 2,5 a 5,0 MHz, seja ele setorial ou convexo.

O passo a passo para a pericardiocentese guiada pelo ecocardiograma envolve:

1. Manter o paciente em decúbito de 30 a 45°, se possível. Em uma parada cardiorrespiratória, o paciente deve ser mantido em decúbito dorsal horizontal.
2. Expor todo o tórax e separar o material a ser utilizado (Tabela 3).
3. Análise rápida e precisa do derrame avaliando sua localização, tamanho e repercussão hemodinâmica.
4. Identificar o sítio ideal de punção, ou seja, o ponto da superfície do tórax do paciente onde o transdutor fique mais próximo ao local de maior acúmulo de derrame. Além disso, avaliar através da imagem o trajeto da agulha com atenção a estruturas vitais.
5. A janela ecocardiográfica para a punção pode variar de acordo com o local de maior acúmulo do derrame e a presença de estruturas vitais no caminho da agulha (Figura 6).
    - **Punção paraesternal** é a abordagem mais utilizada. Acessa a maioria dos derrames pericárdicos de forma segura por visualizar o derrame próximo à parede torácica. Deve-se inserir a agulha perpendicularmente à pele e sobre a borda superior da costela, em geral entre o quinto e o sexto espaço intercostal, imediatamente adjacente à borda esternal esquerda. Nesta janela, o cuidado deve ser para evitar lesões nos vasos torácicos: artéria mamária interna (evitar punção muito lateral à borda esternal, não puncionar a mais que 1 cm da borda esternal), e vasos intercostais na borda in-

TABELA 3 Materiais para pericardiocentese

Antisséptico para preparar a pele (à base de clorexedina, por exemplo)	Luvas, máscaras, aventais e campos estéreis
Agulha 20 a 25G para anestesia local	Seringas (10, 20 e 60 mL)
Kit de cateter venoso central (se usar técnica de Seldinger) – agulha, cateter e dilatador*	Anestésico local (xilocaína 1 a 2% sem vasoconstritor)
Gaze	Tubos coletores
Aparelho de ultrassom com transdutor de 2,5 a 5 MHz	Camisinha estéril para o transdutor de ultrassom
Gel condutor estéril	Soro fisiológico

* Pode-se utilizar o cateter de duplo lúmen, monolúmen ou *pigtail*. Em geral, o cateter venoso central de 7 French é utilizado.

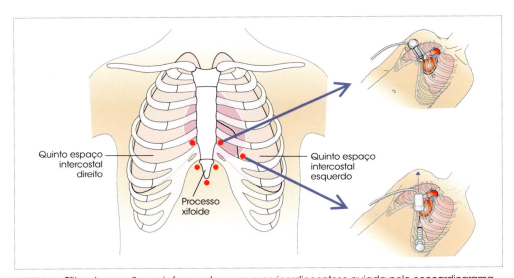

FIGURA 6 Sítios de punção mais frequentes para a pericardiocentese guiada pelo ecocardiograma.

ferior de cada costela (realizar a punção na borda superior da costela).
- **Punção apical** – essa abordagem reduz o risco de complicações cardíacas, aproveitando a proximidade com o ventrículo esquerdo de paredes espessas e os pequenos vasos coronários apicais. No entanto, aumenta o risco de pneumotórax. O local de inserção da agulha é pelo menos 5 cm lateral à abordagem paraesternal no quinto, sexto ou sétimo espaço intercostal. Avance a agulha sobre a borda superior da costela e em direção ao ombro direito do paciente.
- **Punção subcostal** é classicamente usada para a punção às cegas, mas com o uso do ultrassom, devemos evitar esta via como primeira escolha, já que ela costuma apresentar a maior distância para se alcançar o espaço pericárdico e normalmente é necessário transfixar o fígado para a punção.

6. Marcar o sítio de punção com caneta específica.
7. Paramentação completa com gorro, máscara, avental e luvas estéreis, além de lavagem das mãos pelos profissionais que forem realizar o procedimento. Assepsia e antissepsia da pele com antisséptico (em geral, clorexedine degermante e alcoólico), uso de campo estéril que possibilite a visualização adequada da pele e também o uso do transdutor.
8. Colocação de capa estéril (ou até mesmo luva estéril) no transdutor com gel transmissor dentro da capa. Na interface entre a capa do transdutor e a pele do paciente pode-se usar um pouco de soro fisiológico durante a execução do procedimento.
9. Abrir o material estéril em uma mesa acessória. Podemos usar cateter de duplo lúmen, monolúmen (*intracath*) ou até mesmo um cateter de *pigtail*.
10. Anestesia tópica no local da punção com xilocaína a 1-2% sem vasoconstritor.
11. Inserção da agulha acoplada à seringa através do ponto previamente demarcado, sob visão direta do aparelho de ultrassom, na direção do derrame. Após transpassar a pele, introduzir a agulha lentamente com aspiração leve e contínua.
12. O líquido pericárdico pode ser aspirado com cuidado, manualmente, através de seringa acoplada a agulha e o material deve ser enviado para análise. Em geral, a retirada de 50-100 mL de líquido pericárdico é acompanhada de melhora significativa do estado clínico do doente.
13. A posição da agulha no espaço pericárdico pode ser confirmada pela injeção de 5 mL de solução salina agitada. Essa solução é preparada com uma seringa com 5 mL de soro fisiológico e outra seringa com 1 mL de ar, ambas acopladas a um conector de 3 vias. A solução de uma seringa então é misturada com o ar da outra, passando-se a mistura rapidamente de uma seringa para a outra e então sendo injetada pela agulha. A agulha está bem posicionada, caso se observe efeito de "contraste" dentro do espaço pericárdio ao ultrassom. Caso as microbolhas estejam dentro da cavidade cardíaca, ventricular ou atrial, houve a punção inadvertida do coração.
14. Caso se opte por manter um cateter no espaço pericárdico, deve-se utilizar a técnica de Seldinger: passar o fio-guia por dentro da agulha, tirar a agulha, passar o dilatador, em seguida introduzir o cateter propriamente dito e esperar a drenagem espontânea.
15. A drenagem deve ser acompanhada pela visualização ultrassonográfica contínua para avaliação de líquido residual, bem como a identificação de complicações.
16. Em geral, realiza-se a drenagem do líquido pericárdico até 500 a 1.000 mL por vez, para evitar a rara complicação de síndrome de descompressão pericárdica com disfunção aguda do ventrículo direito. Depois, o cateter é fechado e reaberto a cada 4-6 horas. A drenagem intermitente do líquido pericárdico reduz a chance de obstrução do cateter. O cateter é retirado quando a drenagem for menor que 50 mL/dia ou, anteriormen-

te, se o paciente apresentar febre, saída de material purulento pelo dreno etc. Se a drenagem continuar maior que 100 mL/dia após 3 dias, deve-se pensar em abordagem cirúrgica, por exemplo, uma janela pericárdica.

Sempre após a pericardiocentese, deve-se realizar um exame físico completo do paciente à procura de complicações do procedimento. A execução de uma radiografia de tórax é obrigatória, pois avalia a posição do cateter e verifica a presença de um eventual pneumotórax.

COMPLICAÇÕES

Antes da introdução do ecocardiograma, o procedimento era feito totalmente às cegas, com grande risco de complicações relacionadas à punção, chegando a apresentar taxa de 6% de mortalidade e 50% de complicações. Com o advento da pericardiocentese guiada por ecocardiograma, houve surpreendente melhora nas taxas de sucesso e redução das complicações.

Uma série da Clínica Mayo com 1.127 procedimentos realizados ao longo de 21 anos demonstrou taxa de sucesso de 97%, com apenas 1,2% de complicações maiores e 3,5% de complicações menores. Maggiolini et al. realizaram 161 pericardiocenteses guiadas pelo ecocardiograma com 99% de eficácia, 1,2% de complicações maiores e 4,3% de complicações menores, com 0% de mortalidade.

Vários outros estudos também mostraram taxas de segurança e eficácia semelhantes.

As taxas de complicações variam quanto à experiência do operador, cenário do procedimento (emergência × urgência × eletivo) e característica do derrame (maior risco de complicações quando o derrame é loculado, localizado posteriormente e menor que 10 mm).

LEITURA ADICIONAL

1. Armstrong WF, Ryan T. Feigenbaum ecocardiografia. 7. ed. Rio de Janeiro: Guanabara Koogan; 2012.
2. Tsang TS, Freeman WK, Sinak LJ, Seward JB. Echocardiographically guided pericardiocentesis: evolution and state-of-the-art technique. Mayo Clin Proc. 1998 Jul;73(7):647-52.
3. Maggiolini S, Gentile G, Farina A, De Carlini CC, Lenatti L, Meles E, et al. Safety, efficacy, and complications of pericardiocentesis by real-time echo-monitored procedure. Am J Cardiol. 2016 Apr 15;117(8):1369-74.
4. Nagdev A, Mantuani D. A novel in-plane technique for ultrasound-guided pericardiocentesis. Am J Emerg Med. 2013 Sep;31(9):1424.e5-9.
5. Adler Y, Charron P, Imazio M, Badano L, Barón-Esquivias G, Bogaert J, et al. [2015 ESC Guidelines for the diagnosis and management of pericardial diseases]. European Heart Journal. 2015;36(42):2922-64.
6. Roy CL, Minor MA, Brookhart MA, Choudhry NK. Does this patient with a pericardial effusion have cardiac tamponade? JAMA. 2007;297:1810-8.
7. Fitch MT, Nicks BA, Pariyadath M, McGinnis HD, Manthey DE. Emergency pericardiocentesis. N Engl J Med. 2012;366:e17.
8. Heffner A. Emergency pericardiocentesis. Up to Date (on-line). Disponível em: www.uptodate.com.
9. Tsang TS, Enriquez-Sarano M, Freeman WK, Barnes ME, Sinak LJ, Gersh BJ, et al. Consecutive 1127 therapeutic echocardiographically guided pericardiocenteses: clinical profile, practice patterns, and outcomes spanning 21 years. Mayo Clin Proc. 2002 May;77(5):429-36.

TABELA 4 Principais complicações da pericardiocentese

Arritmias cardíacas (ventricular ou supraventricular)	Punção ou laceração cardíaca
Punção da artéria mamária interna	Lesão de vasos intercostais
Pneumotórax, hemotórax	Punção de coronária
Lesão hepática	Reflexo vasovagal
Embolia aérea	Infecção secundária do cateter

CAPÍTULO 23

Cistostomia

Bruno Marques
Felipe Guimarães Pugliesi

INTRODUÇÃO

A cistostomia é o procedimento urológico mais realizado no departamento de emergência. Caracteriza-se por criar um pertuito de drenagem da urina contida na bexiga para o meio externo, através de um cateter. Esse procedimento tem inúmeras indicações, porém, em situações de emergência, costuma ser realizado quando a cateterização vesical por via uretral está contraindicada ou não foi possível.[1]

Existem basicamente duas formas de se realizar a cistostomia: por técnica aberta ou por técnica percutânea. A primeira técnica descrita foi a por via aberta (ou "a céu aberto"), realizando-se uma incisão suprapúbica, dissecção extraperitoneal até a parede anterior da bexiga e colocação do cateter sob visão direta. Apesar de efetivo e seguro, esse acesso traz uma dificuldade técnica maior, o que dificulta sua implementação em larga escala em situações de emergência.

Por conta desta dificuldade, e com a maior compreensão do acesso extraperitoneal suprapúbico até a bexiga, foram desenvolvidas as técnicas percutâneas. A primeira forma de acesso percutâneo desenvolvido foi através de um trocarte, o qual tem um mandril com ponta perfurante e uma camisa externa. Com o passar do tempo, a técnica de Seldinger, amplamente utilizada em diversos acessos percutâneos, também passou a ser utilizada para realizar a cistotomia, utilizando-se uma agulha para acessar a bexiga, o que garante menor agressão à parede abdominal.

Entretanto, por ser um órgão localizado na cavidade pélvica, a janela suprapúbica para o acesso extraperitoneal percutâneo é tão menor quanto menos repleta estiver a bexiga, ou seja, quanto mais vazia a bexiga estiver, maiores são os riscos de lesão de órgãos intraperitoneais durante esta técnica.

Por esse motivo, o desenvolvimento do acesso percutâneo guiado por ultrassonografia foi essencial para diminuir os riscos do acesso percutâneo e possibilitar realizá-lo mesmo em situações que a bexiga não esteja tão repleta de urina.

O uso da ultrassonografia durante a cistostomia vem sendo descrito na literatura nos últimos anos como uma ferramenta capaz de aumentar a segurança do procedimento, diminuindo assim complicações e aumentando taxas de sucesso em primeira tentativa. Trata-se de um exame amplamente disponível, que pode ser realizado à beira do leito e que não acarreta nenhum risco adicional ao paciente.[2]

Contudo, apesar de ter essas características, a visualização da bexiga pode ser complexa em alguns pacientes. Fatores como obesidade e manipulação cirúrgica abdominal prévia podem tornar a palpação abdominal pouco útil na localização da bexiga e no planejamento do procedimento. Além disso, pacientes com aderências intestinais (por cirurgias prévias ou radioterapia) podem apresentar uma janela de punção mais difícil, sendo fundamental a visualização do trajeto de punção.

A indicação de cistostomia se dá em situações de retenção urinária aguda (RUA), quando não é possível realizar cateterização vesical por via uretral. Outras situações, como infecções genitais/perineais graves como a síndrome de Fournier e lesões traumáticas de uretra também são indicações de cistostomia de emergência. Dentre as causas mais comuns de RUA, destacam-se aumentos de volume prostático, estenose uretral, litíase uretral e lesões uretrais.[1]

A principal contraindicação à cistostomia é a presença de neoplasia maligna de bexiga, pela possibilidade de disseminação da doença na parede vesical. Outras situações podem aumentar a dificuldade técnica para realização do procedimento, como: baixa capacidade vesical, bexiga pouco repleta, cirurgias pélvicas prévias, radioterapia prévia, discrasias sanguíneas, osteomielite púbica, próteses ortopédicas na sínfise púbica e infecção no sítio de punção. Apesar de serem situações mais complexas, o uso da ultrassonografia para guiar a punção possibilita diminuir os riscos de complicações nessas situações em mãos experientes.

ANATOMIA

A bexiga urinária é um órgão oco situado na cavidade pélvica, cuja função é armazenar e excretar urina, podendo conter, em situações normais, cerca de 300 a 500 mL. A bexiga pode ser dividida em parede anterior, fundo, paredes laterais e assoalho. Trata-se de um órgão extraperitoneal, porém o fundo vesical é recoberto pelo peritônio.

Anteriormente à bexiga, seguindo para o sentido mais superficial, temos: espaço pré-vesical (ou espaço de Retzius), fáscia transversalis, músculo reto abdominal, aponeurose (composta pelas bainhas dos músculos transverso do abdome, oblíquo interno e oblíquo externo), subcutâneo e pele. Essas são as estruturas que serão transpassadas para o acesso vesical.

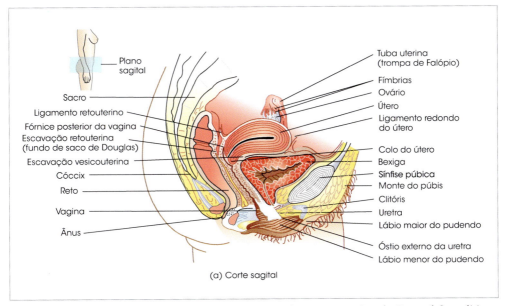

FIGURA 1 Bexiga em corte sagital e sua disposição em relação com outros órgãos e sínfise púbica.

TÉCNICA

O transdutor mais adequado para a visualização da bexiga é o curvilíneo ou abdominal, cujas frequências variam entre 3,5 e 5 MHz. Com o paciente em decúbito dorsal, coloca-se o transdutor inicialmente na posição transversal, com a marcação no transdutor voltada para a direita do paciente (esquerda do examinador), logo acima da sínfise púbica, como na Figura 2. A bexiga aparece como uma estrutura oval anecoica bem delimitada, como na Figura 3.

A partir dessa imagem, é possível demarcar seu limite superior ao arrastarmos o transdutor em direção cranial até que não visualizemos mais a estrutura anecoica. Neste ponto, consideramos o limite superior.

É possível também estimar o volume de urina presente na bexiga. Para isso, é necessário aferir o maior comprimento laterolateral (CLL), o maior comprimento craniocaudal (CCC) e a maior profundidade (h). O comprimento laterolateral pode ser obtido através do posiciona-

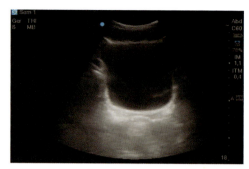

FIGURA 3 Visualização ultrassonográfica da bexiga em corte transversal. O comprimento laterolateral pode ser calculado medindo o maior eixo horizontal da bexiga nessa janela.

mento já citado. Já o comprimento craniocaudal deve ser obtido girando-se o transdutor 90° em sentido horário, de forma a posicioná-lo na linha sagital (Figuras 4 e 5). Essas três medidas são então utilizadas na seguinte fórmula:

$$\text{Volume da bexiga} = CLL \times CCC \times h \times 0{,}52$$

O volume geralmente é subestimado, porém é possível ter uma ideia do quanto há dentro da bexiga (Ver Capítulo "Rins e Vias Urinárias").

Uma vez confirmados os limites da bexiga urinária, verifica-se o local onde vai ser realizada a punção com o aparelho, de modo a assegurar que não há qualquer víscera no local da punção. Após esterilização do local, recomenda-se a visualização direta da bexiga enquanto a punção é

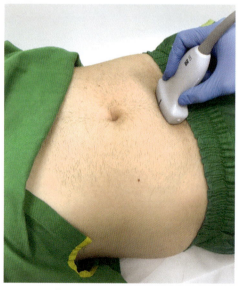

FIGURA 2 Posicionamento do transdutor logo acima da sínfise púbica, corte transversal, marcação do transdutor voltada para a esquerda do examinador (direita do paciente).

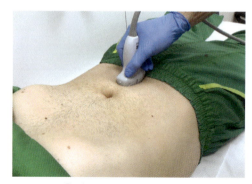

FIGURA 4 Posicionamento do transdutor para escaneamento do comprimento craniocaudal.

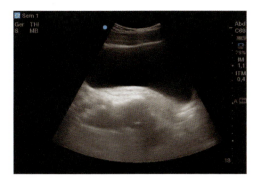

FIGURA 5 Visualização ultrassonográfica longitudinal da bexiga urinária. O comprimento craniocaudal pode ser calculado medindo o maior eixo horizontal da bexiga nessa janela, enquanto a medida de profundidade pode ser calculada medindo o maior eixo vertical.

feita. Para tal, é necessário que o aparelho seja revestido por uma capa estéril própria para procedimentos estéreis com ultrassonografia.

Como descrito anteriormente, a técnica percutânea pode ser realizada tanto pelo uso do trocarte quanto pela técnica de Seldinger. No primeiro caso, utiliza-se um kit de trocarte e no segundo utiliza-se uma agulha de grande calibre, fio-guia e um dilatador. A sonda de Foley é o cateter mais utilizado para este fim, no entanto existem outros tipos de cateteres que podem ser utilizados, como o *pigtail*.

Para facilitar o procedimento, devemos realizar tricotomia no local onde realizaremos a incisão. Posicionar o paciente em Trendelenburg ajuda a diminuir o risco de lesão de alças intestinais. Geralmente apenas anestesia local é utilizada nesse procedimento, no entanto, em alguns casos mais complexos, sedação leve pode ser necessária.

Antes de iniciar a punção, é necessário realizar antissepsia local e colocação de campos estéreis. Da mesma forma, luvas e avental estéreis são recomendados durante o procedimento.

A técnica com o uso do trocarte consiste em realizar uma incisão transversal, geralmente na linha média, 2 a 3 cm acima da sínfise púbica após anestesia local. O trocarte então é inserido com uma leve inclinação em direção caudal, cerca de 10 a 15°, realizando-se uma punção direta até a bexiga. Após atingir o órgão, urina deve começar a transbordar. Neste momento retira-se o mandril interno e o cateter é passado por dentro da camisa. É importante que o cateter esteja pronto e que tenha sido testado seu diâmetro por dentro da camisa antes da punção ser realizada, pois, após a retirada do madril, a urina contida dentro da bexiga começa a extravasar em grande quantidade, o que pode fazer com que a camisa saia de dentro da bexiga se o cateter não for locado com certa velocidade. Após inserção completa do cateter, insufla-se o balonete com 5 a 10 mL de água destilada. O trocarte pode então ser tracionado até ser totalmente retirado do abdome do paciente. Em seguida, tracionamos as duas extremidades da camisa, de forma a parti-la ao meio, permitindo assim sua retirada. Por fim, tracionamos a sonda até o balonete impactar na parede vesical. Depois, realiza-se uma ancoragem da sonda à pele no sítio adjacente à incisão.

Já a técnica de Seldinger se utiliza de punção com agulha no mesmo local descrito. A agulha utilizada é própria do kit de cateterização suprapúbica, sendo fina e longa o bastante para atingir a bexiga. Essa mesma agulha pode ser utilizada para aplicar o anestésico local, sendo a anestesia e a punção realizadas ao mesmo tempo. Conforme introduz-se a agulha, anestésico local deve ser injetado, sempre aspirando com a seringa durante a introdução. Ao se atingir a bexiga, urina deve retornar na seringa, momento no qual deve-se retirar a seringa e introduzir o fio-guia por dentro da agulha. Depois, retira-se a agulha para a introdução do trocarte pelo fio-guia. Uma incisão com uma lâmina 11 pode ser realizada no local, para facilitar a introdução. Após retirar o fio-guia, a sonda deve ser passada por dentro do trocarte. Após insuflação do balonete, o trocarte é finalmente retirado, como na primeira técnica descrita. A Figura 6 ilustra os passos a serem seguidos.

A técnica deve ser realizada com a visualização da bexiga em tempo real por meio da ultrassonografia. Essa visualização pode ser feita posicionando o transdutor no sentido longitudinal, lateralmente ao sítio de punção (Figuras 7 e 8), ou no sentido transversal, na linha mediana, logo acima do local de punção, com inclinação do transdutor cranialmente (Figura 9).[3]

Após posicionar o transdutor, prossegue-se com a cateterização, que pode então ser visualizada em tempo real. Após confirmação da punção, o procedimento pode ser concluído sem a visualização ultrassonográfica. Ao finalizar, uma segunda visualização pode ser realizada, para confirmação do cateter inserido.

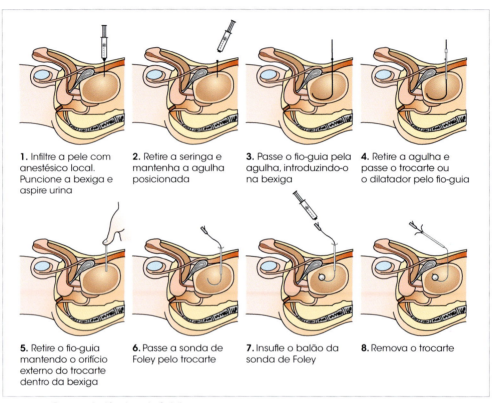

FIGURA 6   Passos da técnica de Seldinger.

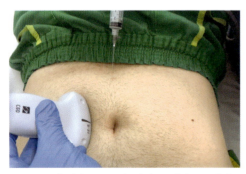

FIGURA 7   Posicionamento do transdutor em linha paramediana, com inclinação lateral e marcação do transdutor orientada cranialmente, de modo a visualizar a bexiga durante a punção.

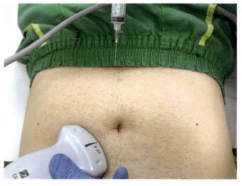

FIGURA 8   Posicionamento oblíquo do transdutor.

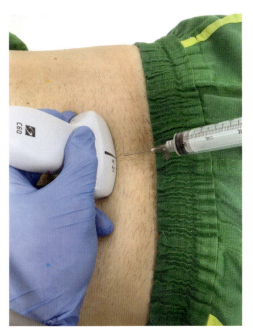

FIGURA 9 Posicionamento transversal do transdutor, marcação voltada para a esquerda do operador, inclinação leve cranialmente, de forma a direcionar o feixe em direção caudal.

DICAS

Para que o procedimento seja feito de forma segura, a bexiga deve estar distendida, pois dessa forma este órgão empurra as alças intestinais em direção cranial, retirando-as, assim, do campo onde ocorrerá a cistostomia. Portanto, o uso da ultrassonografia se inicia ao verificar a localização e o grau de distensão da bexiga, permitindo inclusive demarcar seus limites.

Apesar de pouco frequentes, algumas complicações podem ocorrer durante a realização da cistostomia, normalmente relacionadas com um enchimento vesical insuficiente, diminuindo assim a janela extraperitoneal para acesso à parede anterior da bexiga. Como complicações imediatas podemos citar: perfuração intestinal, sangramento, hematúria refratária, lesão vascular e falha no posicionamento do cateter. Complicações infecciosas mais tardias como infecção urinária e infecção do sítio de punção também podem ocorrer.

LEITURA ADICIONAL

1. Thurtle D, Biers S, Sut M, Armitage J. Emergency urology. TFM Publishing Ltd; 2016.
2. Dicuio M, Pomara G, Fabris FM, Ales V, Dahlstrand C, Morelli G. Measurements of urinary bladder volume: comparison of five ultrasound calculation methods in volunteers. Arch Ital Urol Androl. 2005;77:60-2.
3. Aguilera PA, Choi T, Durham BA. Ultrasound-guided suprapubic cystostomy catheter placement in the emergency department. J Emerg Med. 2004;26(3):319-21.

CAPÍTULO 24

Bloqueios regionais

Daniel Rodrigues Ribeiro
Layana Vieira Nobre

INTRODUÇÃO

Os primeiros bloqueios regionais foram descritos no final do século XIX, sendo realizados com cocaína como anestésico local.[1,2] As técnicas e drogas foram sendo desenvolvidas ao longo do século XX e foram introduzidas gradualmente no que chamamos hoje de anestesiologia, principalmente em cirurgias.[1,2] Até o fim do século XX, era mais comum a realização desses procedimentos às cegas, ou seja, por parâmetros anatômicos apenas, porém o uso do ultrassom para realização de tal técnica foi introduzido gradualmente conforme essa ferramenta foi sendo barateada e mais desenvolvida, provendo melhor imagem, maior taxa de sucesso na primeira tentativa e menor taxa de complicações, tornando-se assim uma técnica importante para os anestesiologistas.[2] O uso no departamento de emergência é mais recente, com um dos primeiros procedimentos datados no início dos anos 2000.[3] Desde então existe uma iniciativa de estabelecer o bloqueio regional como uma das habilidades do médico emergencista nos Estados Unidos.[3,4]

No Brasil, quando o assunto é bloqueio regional ainda se remete a um procedimento do profissional da anestesiologia, não existindo ainda artigos em relação à execução de bloqueios desse tipo nos departamentos de emergência brasileiros por emergencistas. Independente disso, o fato é que esse tipo de anestesia tem se mostrado muito útil onde se usa no controle álgico em um paciente com uma fratura ou ferida de grande extensão, permitindo a redução do uso de opioides endovenosos e evitando as complicações sistêmicas de medicação.[3,4] Além disso, pode ser uma alternativa à sedação para procedimentos, como no caso de redução de uma fratura, diminuindo o tempo de permanência no departamento de emergência para observação.[3,4]

Os bloqueios regionais de nervos mais usados no departamento de emergência são: do nervo ulnar, radial, mediano, femoral, isquiático e tibial posterior. Outros, como interescaleno, supraclavicular, infraclavicular e axilar também são utilizados, porém menos que os citados.[4] Assim, discorreremos a respeito da maioria desses bloqueios neste capítulo.

De forma geral, o paciente deve estar monitorizado para a realização do procedimento (cardioscopia contínua, frequência cardíaca, saturação de oxigênio, frequência respiratória e pressão arterial) e mantido por 10-30 minutos após o procedimento.[8,9]

Separar lidocaína 1-2% com ou sem vasoconstritor, de forma que a dose total não exceda 4,5 mg/kg na sem vasoconstritor e 7 mg/kg na que o contém.[10] O efeito geralmente leva de 5 a

7 minutos e a duração chega a uma hora e meia na solução de 1% sem vasoconstritor e três horas e meia na que contém.[10]

- Separar a agulha de bloqueio com 20-22G e no mínimo 5 cm de comprimento.[7] Caso não haja agulha própria para bloqueio, pode-se substituir por uma agulha de raquianestesia com ponta do tipo Quincke ou agulha com ponta o mais romba possível de mesmos gauges e com comprimento adequado.[7,9,10]
- Fazer a antissepsia local, selecionar o transdutor linear e o *preset* para nervos, posicionar a marcação do transdutor para a esquerda do médico que executa o bloqueio quando na transversal, cobrir o transdutor com adesivo estéril e usar gel estéril para a realização do bloqueio.[6,9]
- Posicionar o ultrassom de forma que possa realizar o procedimento sem necessidade de perder de vista o local da punção e a tela, posicionando o ultrassom no lado oposto do médico, mantendo-o no mesmo eixo de realização do procedimento.[5]

BLOQUEIO INTERESCALENO

Anatomia

Esse bloqueio provê anestesia do ombro e terço proximal do braço, tendo poucos efeitos distalmente, sendo realizada idealmente para procedimentos como redução de luxação glenoumeral e analgesia de fraturas de terço proximal e médio de úmero[5] (Figura 1).

A região para executar esse bloqueio é no nível da laringe, mais precisamente no nível da cartilagem cricoide, movendo seu transdutor linear em direção à borda posterior do músculo esternocleidomastóideo, posicionando o transdutor transversalmente à linha sagital, sobre a fenda interescalênica[6] (Figura 2). Se houver dificuldade em achar as raízes nervosas, pode-se procurar o plexo braquial no nível supraclavicular e subir até a região que as raízes estarão mais individualizadas.[6]

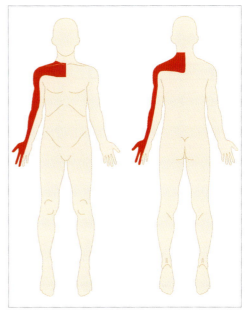

FIGURA 1 Região abrangida pelo bloqueio interescalênico.

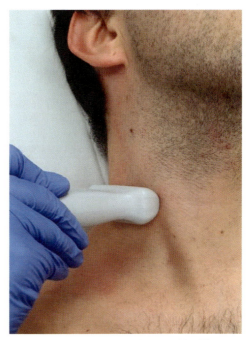

FIGURA 2 Região analisada para identificação das estruturas importantes para o bloqueio interescaleno.

Nessa região as estruturas vistas através do ultrassom são os músculos esternocleidomastóideo, escalenos anterior e médio, além das raízes nervosas C5, C6 e C7 que se apresentam como círculos hipoecoicos, lembrando um semáforo, entre os músculos escaleno anterior e médio e os vasos veia jugular interna e artéria carótida comum[5,7] (Figura 3).

Técnica

O paciente deve estar em decúbito dorsal ou sentado com inclinação por volta de 30 graus. O pescoço deve estar rodado em cerca de 45 graus para contralateral do local do procedimento e o membro ipsilateral posicionado em adução ao longo do tronco.[6]

Com todo o material já separado, posicione o transdutor linear na transversal à linha sagital, na região já citada, visualizando as raízes de C5, C6 e C7 entre os músculos escaleno anterior e médio.[5] Introduza sua agulha em plano logo lateral ao seu transdutor com direção anteromedial, aplique lidocaína para anestesiar a pele ao penetrá-la.[6] Visualize a entrada da agulha na tela posicionando a ponta da agulha lateral às raízes sem penetrá-las, a fim de evitar lesão neurológica, atravessando o músculo escaleno médio com a agulha se necessário.[6] Aplique 1-2 mL de anestésico para avaliar se está no local certo que deve se apresentar como um halo anecoico ao redor das raízes; caso esteja, continue até a aplicação de 10-15 mL de lidocaína, o que será suficiente para o bloqueio, lembrando sempre de aspirar antes de injetar o seu anestésico para evitar infusão endovenosa.[6]

Dicas

1. Usar o Power Doppler para identificação dos vasos, evitando assim assim punção inadvertida deles.[7]
2. Tentar evitar esse bloqueio em pacientes com comprometimento da função pulmonar, já que o nervo frênico pode ser paralisado temporariamente nesse procedimento.[7]
3. Não infundir anestésico se houver muita resistência, já que pode ser sinal de que está no nervo (injeção intraneural).[7]

BLOQUEIO SUPRACLAVICULAR

Anatomia

Esse bloqueio provê anestesia desde o terço médio do braço até a mão, sendo realizado idealmente para procedimentos como redução de fraturas de úmero distal e de luxação de cotovelo, além de analgesia e anestesia para outros procedimentos, como sutura de lesões e drenagem de abscessos[5] (Figura 4).

A região para executar esse bloqueio é na fossa supraclavicular à clavícula e lateral ao músculo esternocleidomastóideo com o transdutor linear de forma oblíqua seguindo a curvatura da clavícula[5] (Figura 5).

Nessa região, as estruturas vistas através do ultrassom são: primeira costela (linha hiperecoica com sombra acústica abaixo), linha pleural (linha hiperecoica sem sombra acústica abaixo e móvel durante os movimentos respiratórios), troncos ou conjunto de divisões do plexo braquial

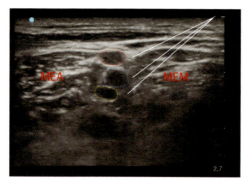

FIGURA 3 As raízes nervosas estão na vertical, lembrando um semáforo logo lateral ao músculo escaleno anterior. As raízes C5, C6 e C7 estão representadas respectivamente de superior para inferior em vermelho, azul e amarelo. A linha branca contínua representa a agulha para bloqueio de forma que circule as raízes. MEA: músculo escaleno anterior; MEM: músculo escaleno médio.

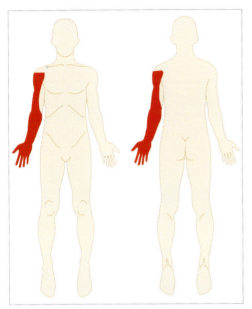

FIGURA 4 Região abrangida pelo bloqueio supraclavicular.

(conjunto de pequenos círculos hipoecoicos agrupados e circundados por estroma hiperecoico, semelhante a um cacho de uvas) e artéria subclávia (estrutura arredondada, hipoecoica e pulsátil), além de veias.[5] O plexo braquial fica situado logo em posição anterolateral à artéria subclávia (Figura 6).[5] Durante a execução desse bloqueio deve-se ter cautela na obtenção da imagem, de forma que a linha pleural fique o mais longe possível do local do bloqueio para evitar um pneumotórax. Isso pode ser feito com uma rotação para posterior da porção mais lateral do seu transdutor, de forma que a primeira costela fique como proteção antes da pleura.[5]

Técnica

O paciente deve estar em decúbito dorsal ou sentado com inclinação por volta de 30 graus. O pescoço deve estar rodado por volta de 45 graus para contralateral do local do procedimento e o membro ipsilateral em adução ao longo do tronco.[6]

Com todo o material já separado, posicione seu transdutor na posição já descrita, visualizando o plexo braquial. Introduza sua agulha em

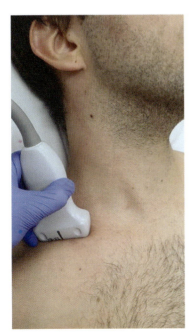

FIGURA 5 Transdutor logo superior à clavícula, orientado de acordo com curvatura dela, tendo como borda lateral o músculo esternocleidomastóideo.

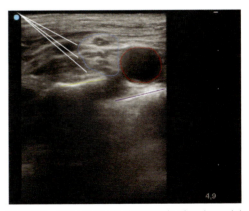

FIGURA 6 Disposição dos troncos do plexo braquial em azul logo laterais à artéria subclávia (a. subclávia à direita da imagem). O plexo braquial está à esquerda na imagem. A linha pleural está demarcada em roxo. A linha contínua branca representa a agulha de forma que circunde o plexo com o anestésico.

plano logo lateral ao seu transdutor com direção em plano lateral-medial e aplique lidocaína 1-2 mL para anestesiar a pele ao penetrá-la.[6] Visualize a entrada da agulha na tela e direcione até a região lateral do plexo braquial sem penetrá-lo, posicionando a ponta da agulha idealmente no ângulo formado entre a primeira costela e o plexo braquial, local conhecido como "*corner pocket*", onde a injeção de anestésico apresenta melhor dispersão ao redor do plexo.[6] Lembrar de infundir de forma que o plexo fique circundado pelo anestésico apresentando-se na imagem como um halo anecoico envolvendo o plexo, e em caso de não visualizar a dispersão do anestésico, deve-se suspeitar de injeção intravascular.[5] A aplicação de 15-20 mL de lidocaína é suficiente para realização de analgesia para procedimentos e, para um bloqueio total, por volta de 30 mL.[5] Lembrar sempre de aspirar antes de injetar o seu anestésico para evitar infusão endovenosa.[6]

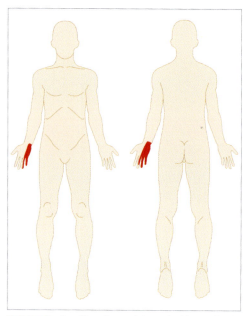

FIGURA 7 Região abrangida pelo bloqueio do nervo ulnar.

Dicas

Usar o Power Doppler para identificação dos vasos, para assim evitar punção inadvertida deles.[7]

Tentar evitar esse bloqueio em pacientes com comprometimento da função pulmonar, já que o nervo frênico pode ser paralisado temporariamente nesse procedimento.[7]

Não infundir anestésico se houver muita resistência, já que pode ser sinal de que está no nervo.[7]

BLOQUEIO DO NERVO ULNAR PROXIMAL (DISTAL À ARTICULAÇÃO COM ÚMERO)

Anatomia

Esse bloqueio provê anestesia principalmente da área da mão do bordo ulnar no dorso e na região palmar da mão, quarto e quinto dedos, sendo realizado idealmente para procedimentos como redução de fraturas de 5º dedo e suturas de lesões em áreas de cobertas por esse nervo (Figura 7).[9]

A região para executar esse bloqueio é a face ventral do antebraço próximo ao cotovelo. O local exato é definido ao executar a técnica de procura do nervo, tendo início na região do pulso e seguindo com o transdutor na tranversal proximalmente no membro até separação adequada da artéria ulnar, de forma que fique mais segura a execução do bloqueio[6] (Figura 8).

Nessa região, as estruturas mais importantes vistas através do ultrassom são: artéria ulnar e nervo ulnar, ulna e músculos flexores digitais superficial e profundo, além do flexor ulnar do carpo. O nervo ulnar fica situado medialmente à artéria ulnar[5,7] (Figura 9).

Técnica

O paciente deve estar sentado com inclinação por volta de 45 graus com o antebraço em posição supina, apoiado em uma superfície rígida.[5]

Com todo o material já separado, posicione seu transdutor linear na posição já descrita, visualizando a artéria ulnar e o nervo ulnar, pro-

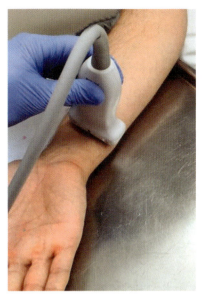

FIGURA 8 Posicionamento do transdutor no antebraço.

cione a ponta da agulha até a região ao redor do nervo.[7] Lembrar de infundir de forma que o nervo fique circundado pelo anestésico.[7] A aplicação de 3-4 mL de lidocaína é o suficiente para bloqueio, lembrando sempre de aspirar antes de injetar o seu anestésico para evitar infusão endovenosa.[7]

Dicas

Não infundir anestésico se houver muita resistência, já que pode ser sinal de que está no nervo.[7] O aumento do diâmetro do nervo é um sinal sensível de injeção intraneural e é facilmente observado na injeção de anestésico local, devendo-se reposicionar a ponta da agulha antes de continuar o procedimento.

BLOQUEIO DO NERVO MEDIANO (DISTAL À ARTICULAÇÃO COM ÚMERO)

Anatomia

Esse bloqueio provê anestesia principalmente da região palmar da mão e dedos, do primeiro ao terceiro e parte do quarto dedo, além da porção distal dos dedos indicador, médio e anular, sendo realizado idealmente para procedimentos como redução de fraturas, luxações e suturas de lesões em áreas de cobertas por esse nervo[9] (Figura 10).

gredindo em direção cefálica até separação adequada do nervo ulnar da artéria ulnar (afasta-se em direção ulnar).[5] Introduza sua agulha em plano na direção de medial para lateral na região da ulna em relação à marcação do transdutor, progredindo a agulha na direção do rádio e para posterior em relação ao paciente. Aplique lidocaína 1-2 mL para anestesiar a pele ao penetrá-la.[6] Visualize a entrada da agulha na tela do ultrassom e através do músculo flexor ulnar do carpo dire-

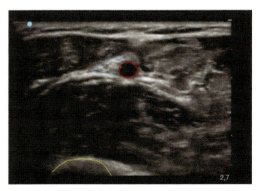
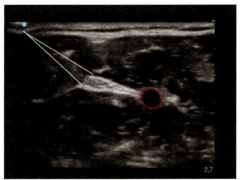

FIGURA 9 Disposição do nervo ulnar em azul logo medial à artéria ulnar em vermelho, que está circundada à direita na imagem. Nota-se o afastamento do nervo ulnar, conforme se progride proximalmente no antebraço. A linha contínua representa a agulha de forma que circunde o nervo com anestésico.

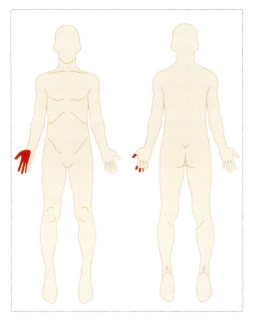

FIGURA 10 Região abrangida pelo bloqueio do nervo mediano.

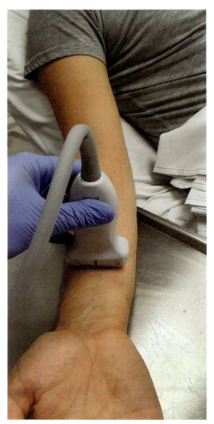

FIGURA 11 Posicionamento do transdutor no antebraço.

A região para executar esse bloqueio começa na região do pulso, seguindo com o transdutor linear na transversal proximalmente no membro até individualização do nervo entre os músculos flexores digitais e desaparecimento dos tendões flexores[7] (Figura 11).

Nessa região, as estruturas mais importantes vistas através do ultrassom são: artéria radial, nervo mediano (arredondado e hiperecoico), rádio e músculos flexores digitais superficial e profundo[6]. O nervo mediano fica situado entre os músculos flexores digitais superficial e profundo[6] (Figura 12).

Técnica

O paciente deve estar sentado com inclinação por volta de 45 graus com o antebraço em posição supina apoiado em uma superfície rígida.[5]

A posição do transdutor linear é na face anterior do punho, na perpendicular em relação ao eixo longo dos ossos do antebraço com a marcação do transdutor voltada para a esquerda do médico.[5]

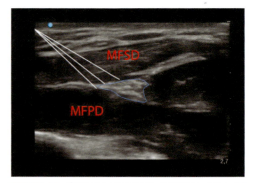

FIGURA 12 Posição do nervo mediano em azul entre os músculos flexores. O nervo mediano está circundado. A linha contínua representa a agulha de forma que circunde o nervo com anestésico. MFSD: músculo flexor superficial dos dedos; MFPD: músculo flexor profundo dos dedos.

Com todo o material já separado, posicione seu transdutor linear na posição já descrita, visualizando o nervo citado, dessa forma progredindo proximalmente no membro até desaparecimento dos tendões flexores.[7] Introduza sua agulha em plano na orientação de medial para lateral e aplique lidocaína 1-2 mL para anestesiar a pele ao penetrá-la.[6] Visualize a entrada da agulha na tela do ultrassom ajustando a inclinação e progrida a ponta da agulha até a região ao redor do nervo.[7] Lembrar de infundir de forma que o nervo fique circundado pelo anestésico.[5] A aplicação de 3-4 mL de lidocaína é o suficiente para bloqueio, lembrando sempre de aspirar antes de injetar o seu anestésico para evitar infusão endovenosa.[7]

Dicas

Não confundir nervo com tendão; para isso, peça movimentação ativa do paciente na flexão dos dedos, vendo a alteração de forma dos tendões e a permanência do formato do nervo mediano.[5]

O aumento do diâmetro do nervo é um sinal sensível de injeção intraneural e é facilmente observado na injeção de anestésico local, devendo-se reposicionar a ponta da agulha antes de continuar o procedimento.

NERVO RADIAL (DISTAL À ARTICULAÇÃO COM O ÚMERO)

Esse bloqueio provê anestesia principalmente do dorso da mão e do primeiro ao terceiro dedos, sendo realizado idealmente para procedimentos como redução de fraturas, luxações e suturas de lesões em áreas cobertas por esse nervo[9] (Figura 13).

A região para executar esse bloqueio é a face ventral e radial do antebraço no terço médio[7]. O local exato é definido ao executar a técnica de procura do nervo, tendo início na região do pulso, achando a artéria radial e seguindo com o transdutor na transversal proximalmente no membro até separação adequada da artéria e do

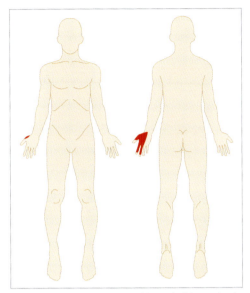

FIGURA 13 Região abrangida pelo bloqueio do nervo radial.

nervo radiais de forma que fique mais segura a execução do bloqueio[6] (Figura 14).

Nessa região, as estruturas mais importantes vistas através do ultrassom são: artéria (estrutura arredondada hipoecoica pulsátil) e nervo radial (estrutura ovalada hiperecoica) e rádio, além do músculo braquiorradial.[6] O nervo radial fica situado lateral à artéria radial e superficial ao rádio.[5] (Figura 15).

Técnica

O paciente deve estar sentado com inclinação por volta de 45 graus com o antebraço em posição que o polegar fique voltado para cima e apoiado em uma superfície rígida.[5]

Com todo o material já separado, posicione seu transdutor na posição já descrita, visualizando o nervo e artéria radiais, progredindo proximalmente até separação adequada entre eles para execução do bloqueio de forma mais segura.[6] Introduza sua agulha em plano na direção lateral para medial e aplique lidocaína 1-2 mL para anestesiar a pele ao penetrá-la.[6] Visualize a entrada da agulha na tela e, ajustando a

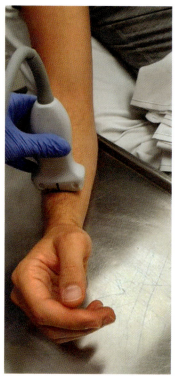

FIGURA 14 Posicionamento do transdutor no antebraço.

inclinação, direcione a ponta da agulha até a região ao redor do nervo. Lembrar de infundir de forma que o nervo fique circundado pelo anestésico. A aplicação de 3-4 mL de lidocaína é o suficiente para bloqueio, lembrando sempre de aspirar antes de injetar o anestésico para evitar infusão endovenosa.[7]

Dicas

Não infundir anestésico se houver muita resistência, já que pode ser sinal de que está no nervo.[7]

O nervo radial é o menor dos nervos nesse nível, portanto é mais difícil sua identificação em comparação aos nervos ulnar e mediano.[5]

O aumento do diâmetro do nervo é um sinal sensível de injeção intraneural e é facilmente observado na injeção de anestésico local, devendo-se reposicionar a ponta da agulha antes de continuar o procedimento.

BLOQUEIO DO NERVO FEMORAL

Anatomia

Esse bloqueio provê bloqueio do fêmur, articulação coxofemoral, região anteromedial da coxa até o joelho e a pele medial da perna e do pé.[5] É realizado para analgesia em fraturas de fêmur em geral, lesões patelares e outros procedimentos dolorosos na região que esse nervo cobre sensitivamente[5,7] (Figura 16).

A região para executar esse bloqueio é no nível da prega femoral[5-7] (Figura 17).

Nessa região, as estruturas vistas através do ultrassom são: o nervo femoral (estrutura ovalada ou triangular hiperecogênica), o músculo iliopsoas, as fáscias lata e ilíaca (estrutura ovalada ou triangular hiperecogênica), além da artéria (estrutura ovalada ou triangular hiperecogênica) e veia (estrutura arredondada hipoecoica compressível) femorais.[5-7] Vemos que o nervo femoral fica logo lateral à artéria femoral[6] (Figura 18).

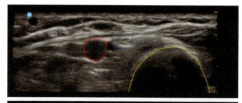

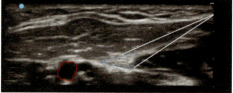

FIGURA 15 Posição do nervo radial em azul (à direita na imagem) em relação à artéria radial, que está circundada em vermelho na esquerda. Nota-se o afastamento do nervo radial ao progredir proximalmente no antebraço. Em amarelo, temos o rádio. A linha contínua representa a agulha de forma que circunde o nervo com anestésico.

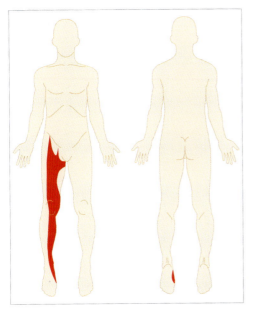

FIGURA 16 Região abrangida pelo bloqueio do nervo femoral.

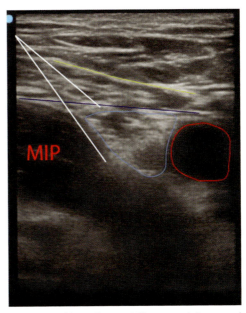

FIGURA 18 Nervo femoral (à esquerda) em azul claro logo lateral à artéria femoral (à direita) em vermelho. Temos as fáscias lata e ilíaca nas cores amarela e azul mais escuro, respectivamente. A linha contínua representa a agulha de forma que circunde o nervo com anestésico. MIP: músculo iliopsoas.

Técnica

O paciente deve estar em decúbito dorsal com pernas em extensão.[5] A posição do transdutor linear é oblíqua, seguindo a prega femoral, com a marcação do transdutor voltada para a esquerda do médico.[5]

Com todo o material já separado, posicione seu transdutor na posição já descrita, visualizando o nervo femoral.[5-7] Introduza sua agulha em plano com inclinação de 30 graus logo lateral ao seu transdutor com direção lateral para medial, e aplique lidocaína 1-2 mL para anestesiar a pele ao penetrá-la.[5-7] Siga com a agulha atravessando as duas fáscias e posicionando-a tanto abaixo quanto acima do nervo femoral, realizando aplicação de 10-15 mL de lidocaína dentro do compartimento delimitado pela fáscia ilíaca e ao redor do nervo, que é o suficiente para bloqueio, lem-

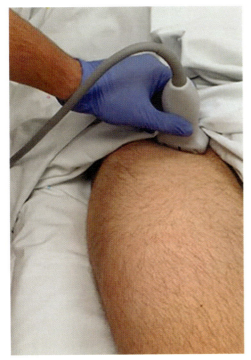

FIGURA 17 Posicionamento do transdutor na prega femoral.

brando sempre de aspirar antes de injetar o anestésico para evitar infusão endovenosa.[5,7]

Dicas

Realização de pressão no local ajuda a identificar melhor o nervo femoral, porém deve-se aliviar a pressão quando for realizar a infusão de anestésico no local.[7]

Orientar o paciente sobre o risco de quedas devido à fraqueza do quadríceps femoral.

BLOQUEIO DO NERVO ISQUIÁTICO (NÍVEL POPLÍTEO)

Anatomia

Esse bloqueio provê bloqueio desde abaixo do joelho até o pé, cobrindo a parte sensitiva exceto a face medial da perna e pequena parte medial do dorso do pé, sendo realizado idealmente para procedimentos como analgesia e suturas na região que esse nervo abrange e redução de fraturas de maléolo lateral[7,9] (Figura 19).

A região para executar esse bloqueio tem início na fossa poplítea. O transdutor deve ficar na transversal para identificação das estruturas[5,7,9] (Figura 20).

Nessa região, as estruturas vistas através do ultrassom são: artéria e veia poplítea e nervos tibial, fibular comum e isquiático, sendo que os nervos se encontram mais superficiais e laterais aos vasos poplíteos[5,7] (Figura 21).

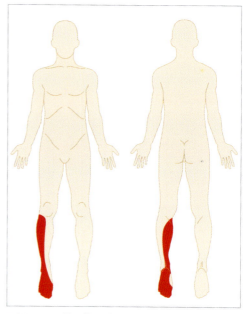

FIGURA 19 Região abrangida pelo bloqueio isquiático via poplítea.

Técnica

O paciente deve estar em decúbito lateral ou em posição supina com o joelho fletido e com pé

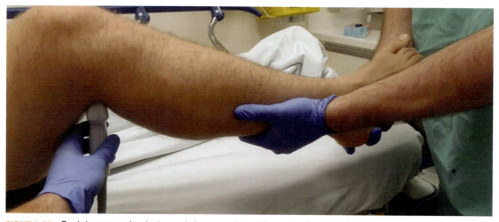

FIGURA 20 Posicionamento do transdutor para identificação das estruturas.

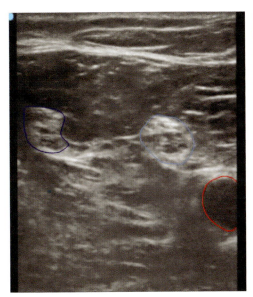
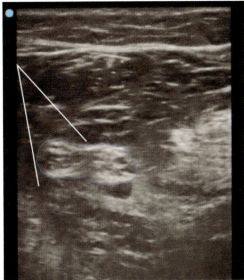

FIGURA 21 Artéria poplítea mais profunda (à direita, em vermelho) e os nervos mais laterais e superficiais. Veia femoral colabada por conta da compressão. Temos os nervos tibial em azul claro e fibular comum em azul escuro no meio e à esquerda, respectivamente. Na figura da direita vemos o nervo isquiático em azul claro no momento em que se bifurca nos nervos já citados, sendo que nesse local se deve realizar a aplicação do anestésico. A linha contínua representa a agulha de forma que circunde os nervos com anestésico.

apoiado em alguma superfície rígida ou com algum auxiliar mantendo o joelho fletido e apoiando o pé no leito.[7] Outra forma de se realizar é em decúbito ventral com a fossa poplítea exposta.[7]

Com todo o material já separado, posicione seu transdutor em um plano transversal à fossa poplítea, visualizando os vasos poplíteos e o nervo tibial (estrutura ovalada hiperecoica) logo superficial à veia poplítea (estrutura hipoecoica).[7] Siga proximalmente no membro de forma que veja a união do nervo fibular comum e tibial, formando o nervo isquiático (deslize o transdutor em direção proximal e distal para avaliar a anatomia do nervo e identificar o ponto em que o nervo isquiático se ramifica em seus componentes tibial e fibular).[5,7] Nesse ponto de união, introduza sua agulha em plano logo lateral ao seu transdutor com direção lateral para medial, e aplique lidocaína 1-2 mL para anestesiar a pele ao penetrá-la.[6] Visualize a entrada da agulha na tela e direcione a ponta da agulha até o ponto de união dos nervos, lembrando de infundir o anestésico dentro da bainha comum que envolve os nervos de forma que o nervo fique circundado por uma solução hipoecoica de anestésico[5]. A aplicação de 10-25 mL de lidocaína é o suficiente para bloqueio, lembrando sempre de aspirar antes de injetar o anestésico para evitar infusão endovenosa.[5]

Dicas

Não infundir anestésico se houver muita resistência, já que pode ser sinal de que está no nervo.[7]

Muitas vezes é necessária uma agulha de bloqueio de 100 mm.

LEITURA ADICIONAL

1. Reis Jr A. Anestesia regional intravenosa primeiro centenário (1908-2008): Início, desenvolvimento e estado atual. Revista Brasileira de Anestesiologia. 2008;58(3):299-322.
2. Angaramo G, Savage J, Arcella D, Desai MS. A comprehensive curriculum of the history of regional anesthesia. Journal of Clinical Anesthesia and Pain Medicine. 2019;3(1):1-7.
3. Herring A. Bringing ultrasound-guided regional anesthesia to emergency medicine. AEM Education and Training. 2017;1(2):165-8.
4. Wilson C. Feeling blocked? Another pain management tool in the emergency department. Annals of Emergency Medicine. 2018;72(2):120-6.
5. Dawson M, Mallin M. Introduction to bedside ultrasound: Volume 1 and 2. 2013.
6. Ma O, Mateer J, Reardon R, Joing S. Ma and Mateer's emergency ultrasound. 3. ed. Blacklick: McGraw-Hill Publishing; 2013.
7. NYSORA – Continuing Medical Education [Internet]. 2020 [cited 8 April 2020]. Disponível em: https://www.nysora.com/.
8. Ketelaars R, Stollman J, van Eeten E, Eikendal T, Bruhn J, van Geffen G. Emergency physician-performed ultrasound-guided nerve blocks in proximal femoral fractures provide safe and effective pain relief: a prospective observational study in The Netherlands. International Journal of Emergency Medicine. 2018;11(1).
9. ACEP Now [Internet]. How to implement ultrasound-guided nerve blocks in your ED. 2020 [cited 8 April 2020]. Disponível em: https://www.acepnow.com/article/how-to-implement-ultrasound-guided-nerve-blocks-in-your-ed/.
10. Crystal C, Blankenship R. Local anesthetics and peripheral nerve blocks in the emergency department. Emergency Medicine Clinics of North America. 2005;23(2):477-502.
11. Herring A. Local and regional anesthesia in the emergency room. Complications of Regional Anesthesia. 2017;359-67.ç
12. Binting LV. Ultrasound guided nerve block – overview [Internet]. 2020 [cited 8 April 2020]. Disponível em: https://www.acep.org/sonoguide/nerve_block.html.

CAPÍTULO 25

Procedimentos em pediatria

Adriano Silva

INTRODUÇÃO

O uso do ultrassom *point of care* (POCUS) como auxiliar para procedimentos em pediatria tem sido cada vez mais adotado pelos serviços hospitalares. Pode ser realizado em tempo real para localizar as estruturas de interesse, assim como para evitar lesões de órgãos adjacentes, e os procedimentos podem ser visualizados em tempo real, aumentando a sua segurança. As principais indicações estão resumidas na Tabela 1.

Em suma, há diversas aplicações do POCUS em pediatria, seja como meio de diagnóstico ou como instrumento auxiliar em procedimentos. Ressalta-se a importância do treinamento dos médicos não radiologistas para a manipulação dos aparelhos de ultrassonografia (USG), assim como para a obtenção e o reconhecimento de

TABELA 1 Principais aplicações potenciais da ultrassonografia (USG) no local de atendimento em emergência pediátrica, atenção primária e internação, destacando-se os achados ultrassonográficos mais frequentes

Contexto clínico	Aplicação	Transdutor/*preset*	Sinais ultrassonográficos
Procedimentos guiados e/ou assistidos por USG	Acesso vascular	Linear de alta resolução (7,5-15 mHz)/ não especificado	Acesso venoso central, periférico e acesso arterial
	Toracocentese	Linear de alta resolução (7,5-15 mHz). Em crianças maiores: convexo 3,0-5,5 mHz/não especificado	Punção assistida por ultrassom (identificação do local ideal da punção) Punção guiada por ultrassom (pequenos derrames próximos a órgãos sólidos)
	Punção lombar	Linear de alta resolução (7,5-15 mHz)/ não especificado	Localização do espaço interespinhoso para punção (p. ex., obesidade) Visualização dos espaços epidurais e subaracnoidais (recém-nascidos e lactentes)
	Redução de fraturas	Linear de alta resolução (7,5-15 mHz)/ não especificado, MSK	Alinhamento do osso cortical pós-redução
	Punção suprapúbica	Linear de alta resolução (7,5-15 mHz). Em crianças maiores: convexo 3,0-5,5 mHz/abdome pediátrico, intestino pediátrico	Verificação da presença de urina. Seleção do local da punção

(continua)

TABELA 1   Principais aplicações potenciais da ultrassonografia (USG) no local de atendimento em emergência pediátrica, atenção primária e internação, destacando-se os achados ultrassonográficos mais frequentes *(continuação)*

Contexto clínico	Aplicação	Transdutor/preset	Sinais ultrassonográficos
Procedimentos guiados e/ou assistidos por USG	Artrocentese	Linear de alta resolução (7,5-15 mHz)/ não especificado, MSK	Identificação do local ideal da punção
	Drenagem/remoção de abscesso e corpos estranhos	Linear de alta resolução (7,5-15 mHz)/ não especificado	Identificação do local ideal de drenagem
	Confirmação de acesso vascular intraósseo	Linear de alta resolução (7,5-15 mHz)/ não especificado, MSK	Agulha atravessando o córtex

Adaptada de: Mayordomo-Colunga J et al. Point-of-care ultrasound: Time to include it in specialist training? An Pediatr (Barc). 2019;91:208.
MSK: partes moles ou musculoesquelético.

imagens diagnósticas que possibilitem uma terapêutica segura e eficiente para os pacientes.

TÉCNICA

Seleção de transdutor e configurações do aparelho

De maneira geral, para as punções ou drenagem em pediatria, a que nos ateremos neste capítulo, são utilizados transdutores lineares de alta resolução (7,5-13 mHz). Em crianças maiores e adolescentes, a punção torácica pode ser guiada com transdutores convexos de 3,0-5,5 mHz. Não há *preset* específico, apenas com a condição de que se consiga visualizar a agulha. Alguns aparelhos apresentam um guia tracejado para indicar a direção de introdução da agulha ou mesmo suportes especiais para manter a agulha alinhada com o transdutor. A técnica de punção guiada por ultrassonografia geralmente segue um padrão definido: após a assepsia, antissepsia e anestesia local, a agulha é posicionada em uma das extremidades do transdutor, seguindo o eixo deste. A agulha é introduzida em um ângulo de cerca de 45° em direção ao centro do transdutor, até atingir o local estudado (Figura 1).

PROTOCOLOS

Punção lombar

A. **Técnica**: recém-nascidos e lactentes: decúbito lateral; crianças maiores: sentados; palpar

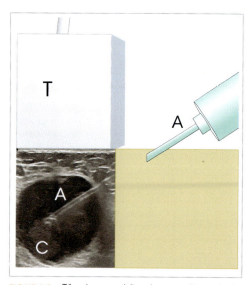

FIGURA 1   Técnica padrão de punção guiada por ultrassom. A agulha (A) é posicionada na extremidade do maior eixo do transdutor (T) em um ângulo de cerca de 45° em direção do centro deste. O exemplo mostra a punção de uma lesão cística (C).

as cristas ilíacas e determinar o ponto médio (geralmente entre L3-L4 ou L4-L5). Com o transdutor paralelo ao maior eixo da coluna, observam-se os processos espinhosos como colunas hiperecoicas com sombra acústica posterior. O espaço interespinhoso é a região ecogênica entre os processos espinhosos. Pode-se apenas guiar o local da punção, ou especialmente em recém-nascidos e lactentes, localizar o espaço subaracnoide e puncionar sob visão ultrassonográfica direta[4] (Figura 2).

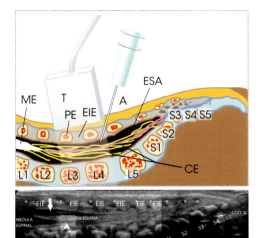

FIGURA 2 (A) Técnica padrão de punção lombar guiada por ultrassom (USG). Neste esquema, a agulha é posicionada no espaço interespinhoso entre as vértebras L4 e L5. A: agulha; CE: cauda equina; EIE: espaço (ligamento) interespinhoso; ESA: espaço subaracnoide; ME: medula espinal; PE: processo espinhoso; T: transdutor. (B) USG plano sagital. Cabeça de seta: *filum terminale*; seta: espaço subaracnoide; asteriscos: processos espinhosos; EIE: espaço (ligamento) interespinhoso; L1 a S5: corpos vertebrais.

B. **Dica:** em recém-nascidos, a USG da região lombossacra é também utilizada como meio de diagnóstico para avaliar defeitos do tubo neural como mielomeningoceles, medula ancorada (abaixo do nível L2-L3) e lipoma de *filum terminale*, entre outras (Figura 2).

Toracocentese

O uso do ultrassom no diagnóstico de derrame pleural, bem como na orientação da toracocentese, é a aplicação mais estabelecida do ultrassom pulmonar.

A. **Posicionamento e técnica:** a criança deve ser posicionada geralmente em decúbito lateral ou ventral, ou sentada, se for possível. Geralmente são explorados os campos pulmonares inferiores. Devem ser identificados o diafragma, o fígado (ou baço) e a presença ou ausência de derrame. A punção deve ser realizada em um espaço intercostal, preferencialmente sobre a margem superior do arco costal inferior do espaço (Figura 3).
B. **Imagem alterada:** o derrame pleural aparece como um espaço anecoico entre as pleuras parietais e viscerais. O pulmão dentro do derrame exibe diferentes graus de aeração. Embora efusão simples seja homogênea, efusões complexas, como hemotórax ou empiema, são heterogêneas (Figura 4).

DICA

Outras aplicações da USG pulmonar em POCUS são: a avaliação pulmonar em síndrome do desconforto respiratório (SRD), em especial a doença da membrana hialina e em pneumonias. Neste caso, o transdutor é colocado sobre a parede torácica bilateralmente, sendo observados os seguintes sinais: em um exame normal, notam-se a linha de interface com a pleura e as linhas A, horizontais, que indicam artefatos de reverberação normais da interface pleural. Em pacientes com SDR evidenciam-se as linhas B, ecogênicas e perpendiculares à pleura. São patológicas, correlacionam-se com o conteúdo de líquido intersticial pulmonar e seu número aumenta com a diminuição do conteúdo de ar, até atingirem um sinal chamado de "pulmão branco". Na pneumonia estabelecida, observa-se conso-

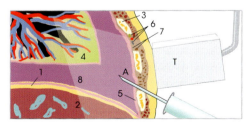

FIGURA 3 Técnica padrão de toracocentese guiada por ultrassom. A: agulha; T: transdutor. 1: Diafragma; 2: fígado (ou baço); 3: arco costal; 4: pulmão (consolidado ou atelectasiado, com broncogramas aéreos); 5: pleura parietal; 6: vasos e nervos intercostais; 7: músculos intercostais; 8: cavidade pleural com líquido.

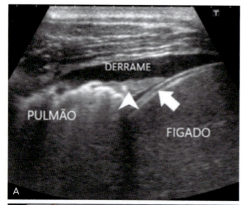

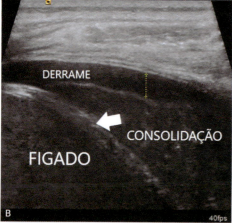

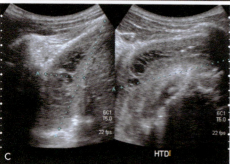

FIGURA 4 (A) Derrame pleural. Seta: diafragma; cabeça de seta: atelectasia pulmonar. (B) Seta: diafragma. (C) Derrame pleural septado e com conteúdo espesso (ecogênico) entre as linhas pontilhadas.

lidação pulmonar subpleural hipoecogênica ("hepatização") com broncogramas aéreos. No Doppler colorido, o fluxo no interior dos vasos no pulmão consolidado pode ser observado.[8]

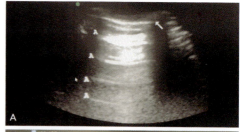

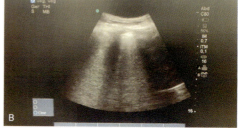

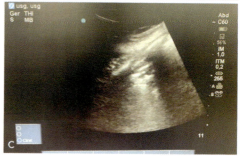

FIGURA 5 (A) Aspecto ultrassonográfico do parênquima pulmonar normal com linhas A. (B) Presença de várias linhas B patológicas. (C) Imagem ultrassonográfica de consolidação pulmonar.

LEITURA ADICIONAL

1. Babcock DS, Hernandez RJ, Kushner D.C. et al. Displasia do quadril. Critérios de adequação de exames de imagem e radioterapia. Volume II. Colégio Brasileiro de Radiologia (coordenação geral Aldemir Humberto Soares; tradutora Angela Caracik). 2005. p. 921-9. Disponível em: https://cbr.org.br/wp-content/uploads/2017/06/03_04v2.pdf.
2. Cunha FM, et al. Intussuscepção em crianças: avaliação por métodos de imagem e abordagem terapêutica. Radiol Bras. 2005;38(3):209-18.
3. El-Dib M, et al. Neuroimaging and neurodevelopmental outcome of premature infants. American Journal of Perinatology. 2010; 27(10):803-18.

4. Kim S, Adler DK. Ultrasound-assisted lumbar puncture in pediatric emergency medicine. The Journal of Emergency Medicine. 2014;47(1):59-64.
5. Marin JR, et al. Pediatric emergency medicine point-of-care ultrasound: summary of the evidence. Crit Ultrasound J. 2016;8:16.
6. Mayordomo-Colunga J, et al. Point-of-care ultrasound: Time to include it in specialist training? An Pediatr (Barc). 2019;91:208.
7. Merrow A. Carlson Jr. Diagnostic imaging. Pediatrics. 3. ed. Salt Lake City: Elsevier; 2016.
8. Rabiner et al. Accuracy of Point-of-Care ultrasound for diagnosis of skull fractures in children. Pediatrics. 2013;131(6):e1757.
9. Song I-K. Pediatric lung ultrasound: its role in the perioperative period. Anesth Pain Med. 2018;13:18-22.
10. Yusuf GT, Sidhu PS. A review of ultrasound imaging in scrotal emergencies. J Ultrasound. 2013;16:171-8.

Índice remissivo

A

Abdome ascítico 163
Abortamento 53
Abscesso 98, 171
Acesso venoso vascular 140
Acidente vascular isquêmico 45
Alterações tendíneas e musculares 102
Amplitude 3
Aneurisma de aorta abdominal 63
Aorta 128
  abdominal 59
Apendicite aguda 70, 114
Artérias ilíacas 61
Artrite 166
  séptica 100
Artrocentese 166
Avaliação da volemia 18
Avaliação ecocardiográfica do ventrículo direito 19

B

Bloqueio(s)
  do nervo femoral 200
  do nervo isquiático 202
  do nervo mediano 197
  do nervo ulnar proximal 196
  interescaleno 193
  regionais 192
  supraclavicular 194

Bursopatias 104

C

Cálculos vesicais 83
Cateterização vesical 186
Celulite 96, 172
Choque 125
Cistos renais 82
Cistostomia 186
Consolidação pulmonar 27
Coração 12
Corpo estranho 107
COVID-19 28
Cricotireoidostomia
  cirúrgica 153
  percutânea 152
  por punção 153

D

Débito cardíaco 16
Derrame
  articular 166
  pericárdico 17, 179
  pleural 27
Descolamento prematuro da placenta 57
Desvio de linha média (DLM) 48
Displasia do desenvolvimento 116
Dissecção da aorta 64
Doença trofoblástica gestacional 54
Doppler 9

transcraniano 39
Drenagem de abscesso 171

E

Ecocardiograma 11
  anatomia 11
  janela apical 14
  janela paraesternal esquerda – eixo curto 13
  janela paraesternal esquerda – eixo longo 13
  janela subcostal 13
  técnica 11
  transtorácico 179
  ventrículo direito 19
Efeitos biológicos 9
Espectro de frequências do som 3
Estenose hipertrófica de piloro 113
Esvaziamento gástrico 72

F

Fasciíte necrosante 98
FAST 32, 128
  anatomia 33
  imagens alteradas 33
  imagens normais 33
  limitações e dicas 33
  técnica 33
Fígado 67
Fratura óssea 106
Fraturas cranianas em recém-nascidos e lactentes 118
Frequência 3
Função cardíaca 14

G

Gás livre 66
Gestação ectópica 54
Gestação e puerpério 50

H

Hematomas intracranianos 48
Hemorragia
  intracraniana 121
  subaracnóidea 44

Hidrocefalia 48
Hidronefrose 80

I

Identificação do fio-guia 147
Impedância acústica 2
Infecção de partes moles 171
Instrumentação básica 6
Interação das ondas sonoras com o meio 4
Intubação endotraqueal 151
Intubação esofágica 136
Intussuscepção 114

L

Líquido livre 66

M

Membros inferiores 85
Método da compressão em três pontos 87
Modos de apresentação 7
Morte encefálica 46
Musculoesquelético 92
Músculos e tendões 94

N

Nervo radial 199
Nervos 95

O

Obstrução intestinal 71
Ossos e cartilagem 95
Osteomielite 105

P

Paracentese 162
Parada cardiorrespiratória 21, 131
Partes moles 92
  superficiais 94
Pediatria 111, 205
Pericardiocentese 179
Pioartrite 100
Piomiosite 98
Placenta prévia 55
Pleura 129

Pneumotórax hipertensivo 129
Posicionamento do cateter 147
Princípios físicos do ultrassom 2
Procedimentos em pediatria 205, 211
Propriedades acústicas 2
Protocolo CASA 137
Protocolo SHoC. 137
Pulmão 23
   anatomia 23
   protocolos 29
   técnica 23
Punção lombar 174, 206

R

Resolução 5
Rins 74

S

Síndrome do desconforto respiratório
    agudo 19
Síndrome intersticial 24
Sistema nervoso central 38
Sistema respiratório 23
Sistema venoso dos membros inferiores 85

T

Tamponamento cardíaco 17, 126, 179
Técnica de Seldinger. 190
Tendinopatias 102
Toracocentese 155, 207

Torção do funículo espermático (testicular)
    119
Transdutor 5
Trato gastrointestinal 65
Traumatismo cranioencefálico 46
   grave 48
Tromboembolismo pulmonar 19
Trombose venosa profunda 85

U

Ultrassom de nervo óptico 38
Ultrassonografia com imagem dúplex
      colorida transcraniana (IDCT) 47
Ureterolitíase 80

V

Veia cava inferior 128
Veia femoral 143
Veia jugular interna 143
Veia subclávia 143
Velocidade 3
Ventrículo direito 127
Ventrículo esquerdo
   hiperdinâmico 128
   hipodinâmico 127
Vesícula biliar 68
Via aérea 150
Vias urinárias 74
Volemia 19